脾胃理论发微

中医学特征与脾胃核心作用

牟重临 著

牟重临全国名老中医药专家传承工作室
陈 辰 吕 萍 陈震萍 鲍建敏
张 艳 刘艳丽 吴春华 钱 晓
整理

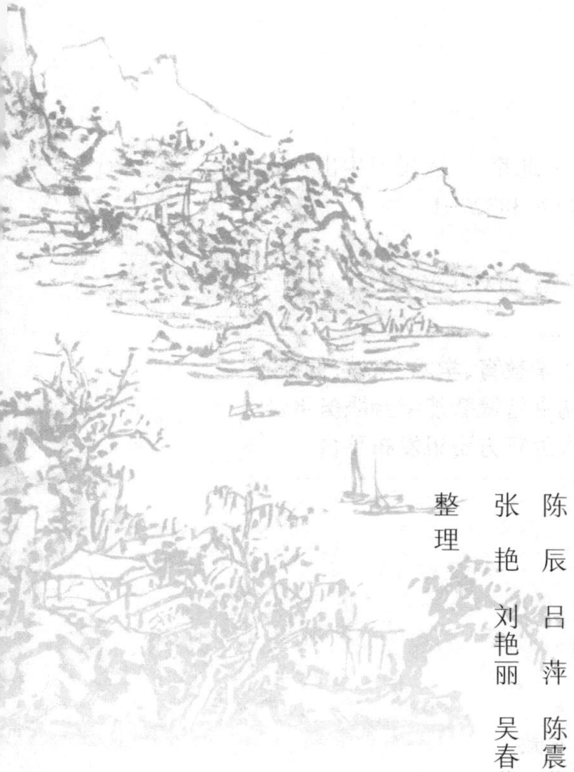

人民卫生出版社
·北 京·

图书在版编目（CIP）数据

脾胃理论发微 / 牟重临著 . -- 北京 ：人民卫生出版社，2025. 8. -- ISBN 978-7-117-38327-1

Ⅰ. R256. 3

中国国家版本馆 CIP 数据核字第 20254C8C43 号

人卫智网	www.ipmph.com	医学教育、学术、考试、健康，购书智慧智能综合服务平台
人卫官网	www.pmph.com	人卫官方资讯发布平台

脾胃理论发微

Piwei Lilun Fawei

著　　者：牟重临
出版发行：人民卫生出版社（中继线 010-59780011）
地　　址：北京市朝阳区潘家园南里 19 号
邮　　编：100021
E - mail：pmph @ pmph.com
购书热线：010-59787592　010-59787584　010-65264830
印　　刷：天津市光明印务有限公司
经　　销：新华书店
开　　本：710 × 1000　1/16　　印张：20
字　　数：307 千字
版　　次：2025 年 8 月第 1 版
印　　次：2025 年 9 月第 1 次印刷
标准书号：ISBN 978-7-117-38327-1
定　　价：75.00 元

打击盗版举报电话：010-59787491　E-mail：WQ @ pmph.com
质量问题联系电话：010-59787234　E-mail：zhiliang @ pmph.com
数字融合服务电话：4001118166　E-mail：zengzhi @ pmph.com

前　言

从医学起源来看，中西医具有惊人的相似性，由于受时代哲学思想、科学方法、社会文化特征等影响，产生了各自独特的认识方法、基础理论与诊疗模式，形成了不同的医学体系。两种医学从不同角度揭示人体生理、病理的变化规律，并呈现出网状的联系，在临床起着互补作用。钱学森指出：医学的前途是中医现代化。随着人类医学水平的逐步提高，以精准医疗和系统生物学为代表的现代生物医学，在认识人类生命的活动中，不断向中医的整体观和天人相应观靠拢。反观中医学自成体系，曾经在世界医学中处于领先水平，但随着16世纪科学技术革命的出现，西医取得突飞猛进的发展，而且大众的思维理念更能接受现代西医的概念、方法，这对中医学形成巨大的冲击，中医学遇到了必须突破的瓶颈，因此，实现中医学现代化是医学发展的必然选择。由于中医学的认知基于古代朴素的哲学思想，中医理论具有封闭性和独立性，这让中医学的发展之路充满了坎坷。好在现今世界许多先进国家、有识之士逐渐认同了中医，许多领域的中医研究取得可喜成果，相信不久的将来，两种医学会在巅峰会合。

中医学是一个独特的医学体系，形成于中国古代两千多年前。当时趋于成熟的古典哲学思想为中医学提供了生长土壤，中国特有的自然环境和相对稳定的社会条件促成了中医药的稳定向荣，中国丰富的药物资源及民间蕴藏的宝贵验方有力地支撑着中医药的发展，中医学在这些因素的相互作用下不断提升而逐步趋于成熟，成为世界上独一无二的、至今还有着强大生命力的古医学。中医学具有原始、自然两个特征，它的理论离不开中国古代哲学，比如中医经典理论与脏腑经络学说的形成，都与传统哲学思维有关。将脾胃中土比喻为原始太极，生两仪肝、肺，再生四象而出现心、肾，形成完整的脏腑。这也与现今生物进化及胚胎学所反映的现象颇为一致，使我们不得不惊叹祖先认识的超前。脾胃不仅是脏腑的核心和人体气血津液生化之源，而且在中医临床学的诊疗中占有重要地位，从古至今的著名中医药学家大都注重脾胃的临床效应。中医学历经几千年的发展，医籍浩如烟海，各家学说百花齐放，但也掺杂着一些糟粕，需要去伪存真，梳理出一套纯正的中医系统理论，有利于自身发展以及与现代科学的沟通。脾胃理论作为中医理论的重要组成部分，最为历代医家所看重，对中医学的研究与发展起着重要作用。笔者长期临床实践体会到，以脾胃理论为核心去思考、辨证组方，往往能事半功倍，减少失误，也可为许多疑难杂病的诊疗开启思路。

本书上篇主要论述中医学的源流，中西医学不同理论体系的形成及两者的互补关系，阐述了中医经典理论的产生和思维方式，以及学术流派的传承与发展，以现代思想解读中医学主要理论：气、阴阳、经络、脏腑等概念，着重溯源了中医脾胃理论，探讨了李东垣脾胃理论的形成轨迹、主要核心思想、组方特色、临床运用及其存在的缺陷和后世医家对该理论的补充与发展。

中篇是从脾胃的功能特点出发，结合古典自然观与现代生物进化论、胚胎学以及机体气血津液代谢等方面探讨脾胃在脏腑学说中的核心地位，同时对肾、肝、心、肺四脏的本质及现代医学解读作了探讨，并对各脏与脾胃的相关性作了主从分析，提出了脾胃为各脏腑之主的论点，试图拓展中医脏腑理论及临床运用内容。

下篇提出中医八纲辨证须作调整，临床最常用的燥湿辨证应列入其中，并对八纲辨证的临床运用与脾胃的重要作用作了阐析，提出“气-液学说”与脾胃相关理论的临床运用，以及和法的运用与脾胃的关系，认为临床辨别病证的真假关键在于脾胃的反应征象。表述了历代诸多名医对脾胃理论的尊崇和运用，并就临床运用脾胃理论治疗各种疑难病症及各系统多发疾病的诸家经验作了简述，最后论述了脾胃理论在“治未病”及养生保健方面的重要作用。从各个角度分析，阐明脾胃理论对中医学的发展有着重要的意义。

天地悠悠，中医绵延。薪火相传、守正创新是当今每个中医人的职责和使命。本书不少的学术思想传承于先父，本书的撰写也是为了完成先父的遗愿：中医要发展。余从事中医工作近 60 年，深感中医学的价值在于临床实战，并被其独特的理论思维所吸引而不断探究，更忧虑其遭遇到的一些窘境，进与病谋，退与心谋，执于笔下，希冀对中医学有一点微薄的贡献。现今中医学与西医学的发展日新月异，个人见识毕竟有限，本书的许多观点难免失之偏颇，恳请各位专家学者批评指正。

牟重临

2024 年 10 月 18 日

于浙江省台州市第一人民医院

目　录

上篇　中医学特征与脾胃理论形成

中篇　中医脏腑理论以脾胃为核心

上篇

中医学特征与脾胃理论形成

众所周知，现代科学的飞速发展与中医现状反差巨大，对中医的前景产生了不容小觑的压力。中医不得不探索如何与现代科学接轨，于是中医要现代化、科学化的声音，不绝于耳。中华人民共和国成立后，开始“中医科学化”探索，让中医学习西医，后来推行西医学习中医，促进中医现代化，现今是提倡中西医协同发展。这些举措虽然取得了许多成绩，但中医现代化始终没有完全成功，因为中医具有自身的特征，要认识这个特征，须从起源谈起。

第一章
中医学的起源

中医学是一门古老的医学，至今还存在原始的思维方法与临床技能，并且采用来自大自然的药物，中医学是古代朴素的哲理思想与丰富的医疗实践经验有机结合而形成的。

一、中医学源于人类自救本能

医学，是起源于人类的求生本能与自救行为，而形成的最基本的生活技能。人与动物都有保护自身和繁衍种族的本能，医学是人类出于自救本能在生产活动中积累经验而形成的。人类最原始的医学，正是这一特征的体现，中医的针灸、中药作用就是基于激发人类自身对病痛的救治能力而形成的。

1. 针灸的形成与中药的出现

人类在劳动中，出现伤痛时，出于自护的本能，会不自觉地在痛处进行按摩，或采用某些用具，在疼痛处按压，获得缓解，出现了针灸的雏形，逐渐形成现在仍然行之有效的“阿是穴”刺激治法。随着长期的实践操作，逐渐发现了“经络”现象。针刺疗法的前身是砭石，古代中西医学都使用过砭石，最初用于刺疮放脓、按摩与热熨，随着工具的改革，制作成针。医的古体字“醫”，上半部“医”与“殳”，医是为匚内的矢，矢原义为箭，在此指尖头的针具，即医生使用针刺来治病；“殳”是用兵器驱赶敌人，表示医生在驱赶病魔。针灸疗法是中医的前身，其起源早于药物。

中药的起源与“药食同源”有关，人类在寻找食物的时候，发现口尝某种“食物”会缓解某种痛楚，可以用来治病，于是逐渐形成药物(由此可证，药物的治病性能最初是通过脾胃反映出来的)。“口尝”是人类的本能，是人类出世后认识外部世界最为原始的行为之一。《史记》等记载“神农尝百草，始有医药”，“炎帝始味草本之滋，尝一日而遇七十毒”。实际上这是人们在长期的生活实践中不断积累的经验，而假托于某个关键历史人物的作用，这是医药起源之一说。随着社会发展，人们从盲目而偶然的发现，逐渐转为主动寻找药物与积累经验。所以中医药有大量的经验用方散落在民间，历代许多医家善于吸取民间运用草药的经验来丰富临床，如《本草纲目》所载内容不少是来自民间的单验方。从中医药史来看，药食不但同源，而且同步发展。如火的应用与陶器出现，食物烹调的同时带来中药汤液的产生，推进了中医药的发展。

2. 医巫的共通与分离

医巫是中西医过去共同的一段经历。最早出现的医生和医学知识传播是由巫师开始的。原始人类处在人类蒙昧时期，对许多自然现象认识不清，认为人之所以生病是一种看不见的事物造成的，病因常被想象为各种人类的灾星，因而，生病是神灵降灾，鬼魂附体，施以针药不行，只能责之鬼魅，于是采用崇拜和献祭的方式，祈求神灵保护，因而出现了请神降魔活动去驱除疾病，也产生了巫术。巫师的职责促使他们在医学上不断地探索，逐渐地，他们成了能够缓解病痛的智者，他们既用巫术，又用针砭、药物治疗，在经验的积累下，巫术医学逐渐形成。医学理论体系形成之前，巫师也是古代的医师，巫术是治病的一种手段，人们若有了病、闯了祸，都靠巫师施“法”，消灾解祸，去疾延年。《灵枢·贼风》载：“先巫者，因知百病之胜，先知其病之所从生者。”与外国巧合的是，英文 medicine 一词既指医学、医术、药物，又指巫术。“巫医”的英文书写是 medicine man，由同一词根合成，可见西医发展史上医与巫也有同源关系。巫在医学形成上是一个不可忽视的因素，中国、外国皆然，所以，原始社会的医生与巫师的作用很可能密不可分，比如对局部疼痛与脓肿采用局部的放血、排脓，谓之驱除祟邪，同时产生了治疗效果，这可能是针灸与外科学的起源。放血疗法一直有效地沿用至今，中医虽亦谓“逐邪”外出，但对“邪”认识不同了，不是“鬼邪”而是“致病原”。

医的古体“醫”的异体字“毉”，含“巫”。可见医的起源，与巫有一定关联。在上古氏族社会，凡是医生都姓巫，巫医是一个尊称。《山海经》记载当时医生有巫彭、巫阳、巫相等，晋代郭璞注曰他们都是神医。“巫”的意义与“工”相通，原意指人的行为举止合乎规范，引申为掌握某种技巧的人。《黄帝内经》(以下简称《内经》)中称医为“工”，好医生是“上工”。氏族社会后期，随着生产力的发展，出现体力和脑力劳动的分工，产生了人类历史上最早的知识分子——巫。巫几乎掌管氏族社会里所有重大活动，所以巫不仅是医，也是儒、艺、乐、礼等的渊源，所以，中国的医学起始，与“祝由”(能事降神者)相关，大都是巫、医结合，一方面通过祈祷对病人起到精神上的医疗作用，另一方面把劳动者从实践中总结出的医疗知识运用其中，逐步使用上砭、针、灸、汤药等治疗手段；发展到以哲理为指导使用，并摆脱了巫觋神学的羁绊，形成了一个独立体系的医学。《内经》谓“拘于鬼神者，不可与言至德”，《扁鹊传》言“信巫不信医，不治”，说明医从巫中分离出来。人类早期医学的认识难免披有“迷信”色彩，但随着时代进步，人类认识也逐步深入，理性的觉醒，使得医学也产生了飞跃。同样，以希波克拉底为奠基人的西方医学也与迷信产生了决裂。

由于“巫”在人类的历史上伴随了较长时期，它的影响深深地烙在人们的心里，人往往处在无助的境地时，这个“巫”影有时会悄然在心里萌生，并左右着某些行动，即便在非常文明的社会也时而隐现。那么“巫”与现代心理学或其他领域是否有交集之处，是否有值得研究的价值，有待探讨。

二、中医药只有在中国才能形成与发展

探索世界的奥秘是人类的本能，人类思维成熟到一定程度，哲学思维的开启是呈世界性的。几乎在相同时期，中国的古代哲学思想，印度的佛教，古希腊文明等相继出现。世界上许多古文明，包括传统医药，随着历史推移相继衰落而消失；唯独中国的传统医药历代相承，并显示出强大的生命力。而且只有在中国这块土壤，中医药这朵绚丽奇葩，才能开得如此灿烂芬芳。

1. 中国古代哲学为中医学提供特有的生长土壤

古代的中医原始经验的积累时期，没有理论体系，只是方药、针灸等治疗措施的简单汇集，医疗经验要升华至理论，必须找寻它的文化载体。恩格斯《自然辩证法》说：“不管自然科学家采取什么样的态度，他们还是得受哲学的支配。”世界上所有学科都曾经包含在哲学的母体中，然后经过发展而独立出去。中医学的形成，受当时哲学思想的影响，但却未与古代哲学分离而独立，反而结合得更加完美。中国从秦朝开始，有长达两千多年处于封建专制政治局面，加上相对封闭的地理环境，拥有以农耕为本的相对稳定的经济基础。人们只能借助工具——当时的哲学理论，来促进自身的认识。春

秋战国时期出现的“诸子蜂起”“百家争鸣”的学术氛围，为中医学奠定了理论基础。随着历史的发展，历代受传统文化熏陶的医家不断对中医学进行充实、完善。又因忠孝节义思想的束缚，对父母遗传的肉体不可动割，故对实体解剖相拒格，致使中医学无法走上实证道路。中国特有的医道与哲学一体的综合性思维方式，致使中医学必然着重关注整体结构、关系反馈、调节平衡，采取以人为中心的“天人相应”观，以系统思考为特征，用宏观的思维发展自己，不断地趋向实用。中医的顽强生命力，在于它植根于中国的哲学和文化。从《内经》内容看，中医不但汲取了道家、儒家思想，还吸纳了当时高度发展的各派哲学、文学、天文、气象、历法、物候、兵法等多学科知识，并与医学知识有机地结合在一起，丰富了学术内容。中医学的思维方式和核心观念，是汲取、移植了中国古代哲学、逻辑、科学方法等领域的认识成果，用来整理医学经验，将其升华为理论。例如移植哲学的阴阳、五行于医学之中，使之成为中医理论体系中的重要框架。中医学蕴含哲学的特质，以其舍事而言理的高度概括，如阴阳概念，落实到具体的医疗实践就是“寒者热之，热者寒之”“补泻，燥湿”等概念，简明易懂，贴近百姓生活，几乎家喻户晓。历代读书人精读四书五经，兼通医理，儒家以“仁慈，中庸”“不为良相，便为良医”的济世思想，贯于医行。中医与古代文化是同根同源，水乳交融，历代名中医都有深厚的文化功底。中医有如此深厚的社会根基在世界上绝无仅有。

2. 中国特有的自然环境和社会条件促成中医药稳定向荣

中药要适合千变万化的疾病防治需要，首先要品种众多，各种功效齐备。药材的生长地理环境、气候条件不同，所出现的药物性能也不同。中国具有中药所需的稳定而丰富的自然资源。中国是文明古国，几千年来疆土相对稳定，有特定的地理客观环境，是出产丰富多样中药的必备条件。中国地大物博，地跨热带、亚热带、温带及高寒地区等不同气候地域，且地貌复杂，构成了各种不同的生态环境，物竞天择，孕育了种类繁多、效果稳定的药材。通过漫长的自然选择和人工选择，形成了许多道地药材，如黑龙江五味子、防风，吉林人参、鹿茸，辽宁细辛、龙胆，内蒙古黄芪、甘草，新疆雪莲、秦艽，四川芎䓖、黄连，广东陈皮、藿香，广西肉桂、地龙，江苏苍术、薄荷，宁夏枸杞，湖北艾叶，湖南百合，陕西柴胡，青海大黄，甘肃当归，河北枣仁，山东阿胶，山西党参，安徽滁菊，贵州杜仲，西藏虫草，海南槟榔，台湾沙参，以及河南“四大怀药”，浙江“浙八味”，福建“福九味”，江西“赣十味”，云南“十大云药”等等，琳琅满目，成为中药宝库中一颗颗璀璨明珠。古代中国注重通商与外贸，通过两条丝绸之路与外国通商兴隆，引进了不少优良药材，丰富了中药的种类，如汉朝张骞出使西域，明朝郑和七次下南洋，都带回许多异国药材，为中华本草锦上添花，史书上记载许多中药材是由国外传入的。中药起源于民间医药，全国的通商发达与文化交流，不断推进了中医药的发展。国家强盛时，通过行政力量与充足的人力物力，医药著作颁行，内容不断丰富，使中医药逐步地形成了全国统一的规模。中国传统医药之所以能够历代相承，日渐繁荣，并形成一支光彩夺目的世界医药奇葩，数千年传承不衰，与棋布全国的民间医药及丰富多彩的药材资源支撑是分不开的，这也与中国历朝封建社会疆域和人口相对稳定，交通贸易发达，历代政府重视，各地名医不懈努力，收集和整理医药文献历代传承分不开。

可见，中医学的形成与发展，无论在理论体系、治病基本方法以及运用的药物方面，均来自“自然”，而且只有在中国才能成为现实。

第二章

医学的发展与中西医学的形成

世界上许多事物是由对立互补的层面组成,认识的方法与角度不同,导致认识的结果不同,从而形成不同的科学模型和不同的科学体系,这就是科学的多元性,医学也同样如此。

一、中西医学的形成

人类文明的主要起源地都孕育了自己的医学,后来随着发展,有的医学逐渐没落了,在不同历史条件下,发展相对较完整的是中医学与西医学。中西医两种医学体系是从不同的角度,用不同的方法揭示了人体生理病理变化的客观规律,也反映了人体生命活动规律并非单一的,而是多方面错综复杂的。从生物演化来看,人类生命活动肯定存在着原始的多层次的系统规律,中医所认识的规律可能是之一,即最贴近自然的原始认识。

1. 中西医从初始的相近转而各奔前程

追溯古医学,原始的西医与中医及其他古医学(如印度、古希腊)的医理没有多大差异,对世界本原的认识,中西医学在原始态上是基本一致。中医起始的秦汉医学与西医的前身古希腊医学几乎产生于相同的年代,东西方医学的初始结构与思维非常相近,古希腊西医学的鼻祖希波克拉底(公元前460—公元前377),与中医学的奠基著作《内经》学术思想形成的年代相近。从《希波克拉底文集》的内容来看,其观点与古代中医学论述亦很相似。当时两地的社会生产力水平和自然观可能大致相同,医学见解也颇为相似。如《内经》认为“阴阳者,天地之道也,万物之纲纪”“水为阴,火为阳”“水火者,阴阳之征兆也”。希波克拉底认为“水和火,上至极大,下至极小,赡足宇宙中的一切”。两者观点颇为一致。论治则,《内经》提出“补其不足,泻其有余”。希波克拉底言:“有余之病治以泻法,不足之病治以补法。”希波克拉底又言:“医生务须注意季节、年龄、地域、病情,治疗与环境相宜,方可奏效。”这与《内经》主张的因人、因地、因时制宜的治疗原则,可谓同出一辙。西医传统的诊病靠“望、触、叩、听”，最先发明听筒是“从外测内”；这与中医学的望、问、闻、切四诊及“司外揣内”的认知方法颇为一致。

东西方处在不同的地域，从历史的同时空观察，两者存在很多隐秘的联系与许多可对比之处。随着历史进程出现多元分叉之后，最初差之毫厘，后来形成则异之千里，中西医终于分道扬镳。到了公元200年，东西方医学分别出现了伟大的领军人物：西方盖伦（129—200），东方张仲景（150—219），在不同的文化背景与医疗历程影响下，传承了不同学术思想，创建了迥异的医学范式。两者初始的概念虽有些相通，但由于思维方式的根本差异，东西方医学开始向两个不同方向发展，逐步完善，形成了迥然不同的医学体系，并各自沿着自己的道路发展，形成当今的中医学与西医学。

2. 西方医学转向“实证”发展道路

后世西方医学的宗师盖伦，开始是继承希波克拉底的学术思想，在治疗上追求“燥、湿、寒、热”的平衡，使用“寒”药治“热”病，“热”药治“寒”病，其思维方式与中医学有相通之处。他主张微调病人整体的生理平衡，充分信任身体的自愈功能，这与中医的调节人体阴阳平衡不谋而合。然而西方医学发展主流，逐渐剥落古典医学的哲学思辨部分，转而以“实证、实验”为本的方法，追求客观证据严谨的逻辑，信服精密的方法。盖伦生活在罗马帝国繁荣时期，深受当时哲学思想影响，他倡导实证医学，他的科学方法论具有重视实验、疾病局部定位、重视形式逻辑等特点，对后世西医学的发展影响深远。西方哲学开启于希腊，首先形成了具有逻辑思维的理性自然观，创造了数学语言来把握自然界的规律，也奠定了西医学形成的基础。

3. 东方医学与哲学交融的独特发展

中医摆脱了巫的束缚后，由唯心转向唯物，朝着科学的方向发展。由于当时缺乏实验等其他科学技术的支持，中医学只有借助当时正处于繁荣发展时期的哲学思想，从思维、思辨、直觉、司外揣内上下功夫，在认识论上开辟了一条新路，这是人类医学上另类认识的道路，逐步形成了经验加哲理的医学体系。中医学从两千多年前《内经》开始至今，一直牢牢抓住思辨哲学与临床医学的结合。中医学以《内经》《难经》《神农本草经》《伤寒论》等学术著作为医学基础，东汉张仲景“勤求古训，博采众方”，总结和整理了汉代以前的医学成就与经验，结合自己的临床实践，著成《伤寒杂病论》，确立了中医学辨证论治的理论体系，提出独特的外感病“六经辨证”系统，杂病“脏腑辨证、辨病”系统，为后世中医学的发展，奠定了坚实的理论与临床基础。

二、中西医之间的关系与互补发展

世界是多层面的，规律和真理是多形态的。中西医学是受时代哲学思想、科学方法、社会文化特征等影响，产生了各自独特的认识方法、基础理论与诊疗模式，各有所长。西医具有单一自然科学属性，中医学有自然科学和人文科学双重属性。中医学不断完善“司外揣内”法，注重整体观与辨证施治的优势，不断获取“自然”资源来丰富治病内容。西医学越来越依靠现代科学技术，如生化检验、超声、放射及药理等，提高自身诊治水平。认识中西医的异同与关系，可以加深理解中医学的科学价值。

1. 中西医学的特点与差异

中西医学是由不同的思维而形成的不同医学体系。首先在认识上，西医重实体，中医重气化；西医重疾病定位、病理结构，中医重整体辨证、稳态平衡。中医是一种非对象性的思维方式，认为人体“有诸内必形诸外”，从观察外部现象而探求内部本质，从整体上把握事物，注重事物之间的联系，使得理论体系不重实证。这种思维方式对事物的认识是整体的、模糊的、形象的、不确定性的。其理论体系是通过直觉去领悟人与自然在运动过程中，各种现象的相互关系，使用原始思维与原始方法，观察到生物体的原始功能与本能表现。西医来自西方科学理论，是基于对象性的思维方式，强调对物质世界的结构分析，其理论体系是确定的、客观的、重实证的，其概念明确，推理符合逻辑。由于西方的思维方式，重视人主观能动性的发挥，追求对自然和社会的分析、理解和征服，有利于自然科学的发展。西医治病注重实证，相对中医来说不十分注重人与自然及人体的整体性。在本质上，中医学是时间医学，西医学是空间医学，两者是时间与空间关系，属共存关系。

中医与西医的区别，中医是智慧，西医是知识。西医的临床基础就是多多地借用或借助于各学科（生物、物理、化学等）的知识与技术，丰富与明确诊断，再根据药理知识来用药，而中医无法运用或驾驭各科的知识，主要是依靠自身的智慧、灵感、直觉来运用药物或非药物来治疗疾病。中医虽然也需要一定的知识，如药物、方剂、基础理论，但是具体的运用，主要依靠医者的智慧，经验的积累，感悟的水平与思辨的技巧。

在认识上，中医重宏观，重归纳，重辨证施治，其优势在宏观准确性；西医则重微观，重分析，其强项在微观精确性。中医通过辨证加减，解决个体的差异问题；西医依靠仪器，注重实验，保证结论的准确性。中医把握的是个性的整体，西医把握的是共性的整体。中医有着尊古、尊师的文化背景，思维易受局限；而西方文化特征颇有战胜自然、藐视权威的探索精神。

2. 中西医学之间的网状交叉关系

宇宙间万物是交错关系，呈网状联系。人体脏腑功能呈网状的交叉联系，中西医之间也是呈这种关系。通过中医的辨证论治与西医的辨病施治的结合（中医也有辨病，但概念没有西医明确），从同病异治与异病同治中可见两者的关系：西医的一种疾病，按中医辨证论治，可使用多种方剂进行治疗（中医是方证对应的）；中医一个证治用方，通过辨证施治可治疗西医的多种疾病。将这两种关系综合起来，不难看出，中医与西医的两套诊疗规律是呈相互交叉的网状联系。举临床常见的例子，西医诊断的支气管炎、神经衰弱、高血压、慢性肝炎等疾病，可用中医的辨证从肾虚、脾虚、肝火、痰湿等方面进行论治。这种关系组合如图 1 所示。

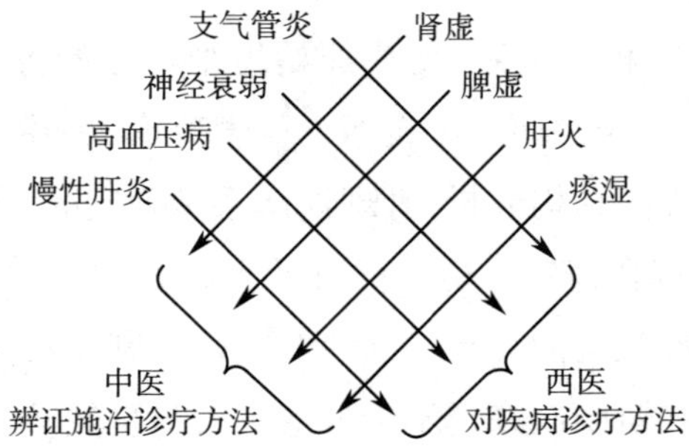

图 1　中西医诊疗疾病不同方法的相关图

从图 1 可以看出中西医之间的网状关系。图中的交叉点，是否就是中西医治疗疾病共通的作用机制，或调节点，这个问题值得研究。近现代，有志于中西医汇通的同道们试图将中医的一些概念用西医的生理、病理、药理来解释,研究这里面的作用实质,难度较大,需要从多学科作多角度的深层实验研究。这方面的工作,有过良好的开端,如上海姜春华等的《肾的研究》,广东邝安堃的《助阳药和滋阴药在内分泌和肾脏方面的实验研究》,使中医与西医能获得一定的共识。国医大师邓铁涛说:"学科交叉将使既古老又青春的中医药学更能发出21世纪的光辉。"人体存在多层次的组织结构、综合交叉的调节功能,中西医两种医学反映出了这个事实。

3. 中西医的互补发展

科学是逻辑建构的理论体系,并不是只有一种体系就是唯一和完备的,在数学、物理学、医学中都有并行相容互补的体系,如欧几里得几何学和非欧几何学,光的波粒二性学说,体液免疫和细胞免疫学说等。量子哲学的"互补原理"认为:事物具有两个不相容的侧面,要得到对该事物性质完整的认识,必须使用两个方面各自测量的结果进行互补的描述。任何科学的发展都会与同时代其他科学的发展相联系,互相影响,所以中医的发展不能光在经典上打转,要突破旧框架,通过中西医的互补,促使医学的完整与发展。

中西医的区别与东西方文化差异颇为相似,东西方哲学思想的互补,有利于社会发展。西方哲学家叔本华说过:"东方哲学中与人为善,互助互利思想工作,不仅仅是缓冲西方世界的某种精神危机的需要,更是科学发展的需要。"中西医学也同样,如果两者互相借鉴、补充,避免各自的片面性、局限性,有利于中西医学"和而不同",多元发展。西医运用结构功能关系模式认识生理病理过程,中医则运用信息功能关系模式对应之。中西医之间没有高低与落后先进之分,而是不同角度的认识。中西医不同的医学体系,两者按照各自的认知和思维方式发展,又互相借鉴、互相促进、互相补充,从而催生更加合理的新医学体系。

中西医之间取长补短大都采用西医辨病与中医辨证结合。中医虽然也有辨病,有些与西医概念相近,但大都比较笼统而内涵不清,如内科的头痛、腰痛、虚劳,妇科的癥瘕,儿科的惊风,外科的疝气等,其概念很难确切界定,辨证治疗用方,更难以标准化。采用西医辨病较有稳定性而规范,再结合中医辨证治疗,容易操作,且对中西医的治疗所长与所短显而易见,便于充分发挥其长。

笔者体会，如临床治疗肺心病急发伴心衰，西医的抗感染控制病灶与中医温阳化饮畅通呼吸道相配合，各取其长，能明显提高疗效。癌症的化疗副作用比较常见，严重者影响持续治疗，配合中药辨证治疗，多数能有效地控制副反应，对化疗有减毒增效作用。这样的例子临床屡见不鲜。

中西医属医学领域的不同学派，西医为结构 - 功能医学学科，中医为现象 - 状态医学学科。在临床上，西医的治疗法则是找出病原，重在消除病原。中医是从症状表现去辨识机体失衡状态之机制，重在改善病机。中西医之间难以融通，但临床各有优势，应形成互补相辅，而不是相互取代。张锡纯《医学衷中参西录》言："盖西医用药在局部，是重在病之标也；中医用药求原因，是重在病之本也，究之标本原宜相顾。"在中西医结合中，需要发挥中医优势。吴阶平说："人是生物学上的人，也是社会学上的人，纯粹的生物学上的人是不存在的，好的医生不是治人的病，而是治有病的人，这一点中医要优于西医。"屠呦呦青蒿素的发现，向世人展示了中医药蕴藏着巨大的发展潜力，中医具有西医不可替代的临床效果。

21 世纪初，笔者会诊病例：黄某，女，47 岁，心脏二尖瓣分离手术后 13 年，因反复胸闷、心悸、气促，加重 2 个月。经内科治疗无改善，诊断：重度风湿性心脏病（简称风心病），二尖瓣重度狭窄，三尖瓣重度关闭不全，肺动脉中重度高压，房颤。行人工二尖瓣置换术、三尖瓣成形术。术后出现胸闷气急，口唇发绀，发热，气管吸出大量脓性痰，诊为心力衰竭、呼吸衰竭，肺内双重感染，胸腔积液。曾 3 次停用人工呼吸机而病情反复。予支持加抗感染治疗，病情无明显改善。中医会诊：精神疲软，稍动则喘，虚汗淋漓，多痰腹胀，脉虚数，证属脾肾阳虚，痰瘀交阻。处方：别直参，西洋参，附子，黄芪，当归，五味子，瓜蒌实，桃仁，红花，白芍，桂枝，川朴，甘草。服 3 剂虚汗减少，乏力好转，自主呼吸尚可，痰鸣未已，难脱呼吸机。上方去桃仁、白芍、厚朴，加入茯苓，白术，细辛，葶苈子。再 3 剂，痰涎大减，停用呼吸机，能下床，食入腹胀，便结。上方加莱菔子，再 3 剂，精神转佳，独立行走，无胸闷气急，咳痰有力，遂出院。许多外科术后患者常因正虚邪恋，康复困难，中医扶正祛邪并施，注重元气与脾胃功能的恢复，与西医药治疗大有互补之功。

4. 中西医结合须立足于中医

中西医结合是中国医学发展的一个特色。中医的辨证用药，有些用西医的药理去解释不合情理。因为中药药理作用与中医的辨证用药概念不同，有参考意义但不可在中医诊疗中套用，中医注重有是证，用是方。如麻黄，现代药理认为有升压作用，但麻黄可用于高血压某些症状的治疗，经辨证配合运用能起双向调节作用。比如对瘀血证的研究，大都指向血液循环障碍，炎症所致的组织病理变化，代谢障碍引起的组织病理反应等，其实中医认为瘀血表现是呈多系统病变，远远超出这些范围。在中西医结合中，如用西医的思维模式指导，容易丢掉中医的精华。目前有些中医处方，常以西医的思路考虑，如清热消炎、平肝降压、利胆退黄等，即“中医的处方，西医的灵魂”，偏离了中医自身的理论特色，就会影响临床效果，因为认识事物要从整体去统一局部，中西医结合应立足于中医，要遵循中医的思维规律，而以西医为辅，在宏观、整体、动态、综合为主体的基础上，发展中西医结合，才会成功。近代名医章次公说中西医的结合：“欲求融合，必先求我之卓然自立。”是一语中的。近代出现新的认识思潮，就是“超越还原论，走向系统论”，西医学正在接纳系统论等中医传统思维方法，促进中西医学的相互沟通。真正的中西医结合，是要立足于中医整体观，从“系统”角度出发，通过合作、整合、融洽等不同层次的“结合”，逐渐发展成中西医合璧的系统医学。

系统论与中医的整体论有许多相同点，通过系统的整体观来认识中西医，可能更有利于两者的结合。中医可以说是一门边缘学科——哲学医学，所以研究中医必须多学科联合，如哲学、时间医学、化学、物理学、生物学、数学等。在《中国中医药报》2009 年 11 月 6 日 2 版，刊登了钱学森中医语录：“医学的方向是中医的现代化，而不存在什么其他途径。西医也要走到中医药的道路上来。”这是从整体观来看中西医结合的一个方向。钱学森认为中医的发展“最终会引起科学技术体系的改革——科学革命。这是人类历史上的再一次出现跟文艺复兴一样的大事”。中医注重人体的整体性思想和实用化方法，采用宏观的思维，可能会推动与加快人体研究的进程。

第三章
中医理论的形成与特征

不同的国度产生的科学，总带有特有文化的印记。中医学就承载着传统文化，二者不可分割。“科学和哲学是一个整体”，中医就是这个整体。先哲亚里士多德说：“哲学应该从医学开始，医学最终要归于哲学。”这正印证了中医学的特征，中医学具有强烈的民族特征与哲学特征。

一、中医经典理论的产生

中医经典理论源于秦汉时期。现今的中医理论，包括历代研究的经典著作，大都定格在两千年前的框架。现今所掀起的“经方热”，正是说明发展中医，需要从源头做起。中医理论始于原始思维，经数千年的发展与临床磨炼，形成比较成熟的中医学体系，有许多为现代科学所肯定的内容，也掺杂着一些糟粕，所以中医学需要去伪存真，梳理出一套纯正的中医系统理论，有利于自身的发展以及与现代科学的沟通。

1. 奠定中医学基础的古典哲学思想

人类在认识自然之初，所产生的概念，是一种原始态的自然哲理，看上去很粗浅，但有着整体和深刻的意义。如“气”“阴阳”及“天人相应”学说，对中医理论的构筑产生了重大影响，至今仍然有一定的价值。所以对古典的哲学思想不应当抛弃，而应当加以梳理、提高。儒、道、法、阴阳是秦汉时期建构新型意识形态的四大思潮。秦汉思想的形成与大一统帝国要求新的上层建筑相应。由战国到秦汉，逐步合并成为真正地域性的，以中央集权为标志的统一专制大帝国，绚烂多彩五花八门的各种思潮、学说、流派，正是在这个急剧动荡的过渡时期中产生和发展的。它们在长久相互抑制、颉颃和论辩中，出现相互吸收、融合的新趋势。这四家之间错综复杂和长期演化的历史过程中，尽管有许多曲折，儒家思想仍逐渐融合其他三家，占据主干地位，并企图综合百家，以求思想上的一统天下。以阴阳五行来建构系统论宇宙图式为其特色的秦汉思想，是中国哲学发展的重要新阶段。正如秦汉在事功、疆域和物质文明上为统一国家和中华民族奠定了稳固基础一样，秦汉思想在构成中国文化心理结构方面几乎起了同样的作用，特别是汉朝汉武帝主张“罢黜百家，独尊儒术”，使道、法、阴阳、儒家合流，确定了儒家为主流思想。

从《内经》的成书与内容上看，几乎容纳了当时各家的思想，如引入气、阴阳概念，将其认为是世界一切事物形成、变化的根本规律，以之解释人体生理病理变化，并用于疾病诊疗，如《素问·至真要大论》说“高者抑之，下者举之，有余折之，不足补之”，与老子《道德经》谓“高者抑之，下者举之，有余者损之，不足者补之”同出一辙。中医的医理起源于古代哲学，可见一斑。经典著作《内经》《难经》等构建了中医理论框架，经验医学见于《神农本草经》等，而《伤寒杂病论》是二者的有机结合体。这些中医经典著作，成为后世学习中医范本，开拓了中医学的发展与创新。

2. 易学与中医学

谈中医与哲学的关系，离不开《易经》。这是西周末年一部占筮的书，汇集了上至数千年的占筮成就而形成的占筮文化，也包含着中国最早的哲理思维。易学在发展中从占筮学中脱离出来，故言“善于易者不卜”。《易经》经过不少年代的修订和积累，逐渐符合客观规律，从人为的占筮、预言，发展到解释世界各种现象，含有一定的哲理与思维的魅力，渗透入中华文化的各领域，如哲学、历史、天文、数学、人文、伦理、文艺、医药、兵法、建筑、武术等。至今数千年间，《易经》有 3 000 多部研究著述，并走向世界。《易经》最大的价值是方法论上的科学性，蕴含宇宙的起源、自然界的演变、社会的变迁和生命的发生哲理，对多学科研究均有一定启迪作用。中国古代文化离不开《易经》思想。道家老庄学说、儒家孔孟思想乃至诸子百家思想的形成，都与《易经》有关。《易经》有些内容思想，含有萌芽的古代宇宙观，有些与现代科学思维及现代科学观颇相接近，如“乾”与“坤”的概念和现代“能”与“质”的关系有相似之处。对宇宙的起源，提出从无极“混沌”到太极再分阴阳，形成万物，这与现代宇宙形成的学说相仿。

《易经》理深意宏，是中国古代自然科学的胚基，多种学科的渊薮，是群经之首。古代习医者多数为文人，大都习过易学，具有传统文化修养，常将本专业联系易学内容，结合实际，得出新的体会，对之作出新的诠释，不断丰富《易经》理论，也有了“医易相通”之说。唐代孙思邈说“不知易，不足以言太医”，他是道家，观点难免有偏。实际上医源较《易经》渊源远古得多，医易关系，实质上医学是利用了“易学”中的哲理与智慧部分，并不等于医源于易。中医学是哲学医学，与古代哲学密切相关，中医与《易经》同为道之用。《周易》以论自然之道为主，而兼及社会与生命之道，《内经》以论生命之道为主，而兼及自然及社会之道。易道与医道有相同的认识领域，各自又有独特的概念范畴，两者同出于道，同属于中华文化，相与相随。《易经》为了适应各行业的应用，渗入不少辩证思想，而中医临床亦需要这种灵活、多角度的思辨手段，也吸取了其中有用的内容，医易在学术渊源、理论原则与思维方法上存在一定的关联。

中医学受易学的影响主要是“天人相应”及辩证灵活地看问题，吸取了变易思维与取象思维。中医学对人体脏腑形成的认知，运用了古典的“天人相应”思想，认为脏腑的生成，也是遵循太极生两仪、两仪生四象这个天地万物生化规律。中医的哲学思想主要与中国传统文化有关，《易经》毕竟是小范围的内容，而中医学是历代不断地渗入了中国文化内容加以充实。中医学强调整体思想，内容往往包罗万象，对各种学科知识常常兼收并蓄，对中医产生影响的哲理思想是多方面的，除了儒、道、佛等，还吸纳了当时高度发展的天文、气象、历法、物候、兵法等学科知识。

从中医经典著作《内经》《伤寒杂病论》中可见，易学的思想并非贯穿主线，不能认为医理源于易理。《易经》的作用有它的历史局限，随着时代的进步，就出现了弊端。《易经》的言辞有正确的也有不正确的，其中许多思想框架，不但对中医学没有帮助，反而束缚了发展，所以中医学越发展，越与《易经》拉开距离，摆脱了它的僵化思想，这是中医先进性的一面。中医在宏观思想的催化下，形成了独特的另类学科，成就了中医对人体另一个角度的深度认识。物理学家杨振宁说“和《易经》结合，中医没有前途”，他认为中医的经验在于中药的运用，而“中医理论直接沿袭了《易经》的思路，而非近代科学化”。他提出“要抛弃中医的理论，因为其中掺杂有几近迷信的成分，而代之以近代科学化的方法”。中医有些内容虽与《易经》有关，但在发展道路上，并未被《易经》所束缚。中医学史表明，中医在不断吸收先进的思想和有用的东西，不断地接受新事物来完善自己，摒弃对自身理论不利的文化内容，历代涌现的新的学术思想，使之持续健康地向前发展。

3.《黄帝内经》的成书与地位

《内经》是集体智慧的结晶，始著于先秦时期，成书于西汉（约公元前100年），经历数百年。《内经》托名黄帝著作，实为佚名的稷下先生所写。当时流行以道家思想为主兼纳各家学说而形成的一个哲学流派，该流派托名黄帝、老子为创始人，故称黄老学说。战国时代，齐宣王继祖业，在稷下扩置学宫，招揽有识之士，任其讲学议论，稷下学宫实行兼容百家的开放政策，使出自不同地区的道、法、儒、墨、名、阴阳等众家学派云集，名人毕至，展开了面对面的学术交流、百家争鸣，且长达150年之久。稷下学宫（位于今之山东省淄博市临淄区齐都镇小徐村西），被称为世界上第一所由官方举办的高等学府，东周时期"百家争鸣"的学术盛景就是以齐国稷下学宫为中心，多部史书上有过相关记载。稷下争鸣，进行了前所未有的学术大交流，使各家学说优势互补、融合趋同，形成了一些新颖的学派，其中以黄老思想占优势，也成就了《内经》。书中综合当时较为出名的老庄与儒家、墨家，并汲取阴阳家、名家、法家、农家等之长。黄老学说著作很多，如《经法》《道原》《十六经》等，大都失传，所以唯一流传的《内经》尤显珍贵。

《内经》是中医学的代表作，汲取了中国古代哲学、逻辑、科学方法等领域的成果，移植哲学的阴阳、五行于医学之中，用来作为整理医学经验，使之成为中医理论体系中的奠基。《内经》内容，还涉及哲学、人文、诸子、天文、地理、历法、数学、气象、物候、思维、生命、逻辑学等学科。因为中医学强调"天人相应"，故内容往往涉及各学科知识，优势互补，相互促进。《内经》提出的有些理念与现代科学极吻合，如《素问·阴阳应象大论》言："壮火食气，少火生气。"与现代物理学的"熵定律"的精神不谋而合。《内经》是中国文化建构的医学理论体系的奠基之作，它集道、法、儒、墨、名、阴阳、农、兵等各家思想精华，是中国至今保留较完整的自然科学理论体系。从中可看到养生学、阴阳学、藏象学、经络学、脉理学、病因病机学、诊断学、运气学等构筑完整的中医学。《内经》中较为突出的思想，有以"气"为核心的宇宙观、生命观，有以阳气为主导的阴阳学说；强调人体的内、外环境是一个整体，突出"以人为本"。整体系统观和辩证恒动观是《内经》思想精髓与学术核心，对脏腑学说，不受实体形态学束缚，而注重功能态的认识。经验和哲理是《内经》理论形成的两大渊源，理论联系着实际，应用于临床。

后世对《内经》验证与注释发挥者多，严谨批判者少。中医走的是“经典引申式”发展模式，经典著作为源，后世发展为流。历代著名医家大都从《内经》的思想精神得到启示，结合实践发展自己学术思想，在不同时代背景形成不同的学术流派，充实了医经，如仲景学说的产生，金元时期四大家的形成，后继温补派的出现，明清时期温病学派的兴起，都表明了这个现象。《内经》建构的中医学术体系框架，确定了基本概念、思维方式和诊疗原则，一直对中医理论与临床的发展，有着不可磨灭的影响。

直到21世纪，《内经》依然是中医最高权威，医学家们无不以之为自己的医理渊源，尽管后世各家学说在《内经》基础上进行了提炼和升华，演绎出各种流派思想，但本质上仍然尊崇着《内经》的理论原则。任应秋在研究各家学说时强调，尽管各家学说互相竞争，但都没有脱离《内经》的核心内容。中国古代伦理的核心是尊祖，原则是前人为本，后人为末。由于浓厚的尊祖思想，常以经解经，自圆其说，致使后人只是在枝节上发挥，虽然中医史上出现过许多学术争鸣，但几乎没有突破性学说形成主流趋势。

4.《伤寒杂病论》的价值

汉代张仲景《伤寒杂病论》是历代医家公认的理论与实践相结合的不朽著作，为中医学精髓，历代许多有成就的医家，无不重视对该书的学习与研究。张仲景为后人展示了中医理论临床运用的典范，创立了辨证施治的经典思想，特别是来自临床的宝贵经验，将玄奥的理论根植于实际。本书包含理、法、方、药，为中医临床学奠定了基础。

神农时代，祖先积累了用药治病的经验，集成了《神农本草经》，后来在实践中认识到复方治疗效果好，积累了复合组方治病，汇成了许多方书。《汤液经法》是其中的代表典籍，标志方剂发展到了一定水平。丰富的方证积累，促使了医药学发展，历来以“秘方”“验方”保存、相传。张仲景“博采众方”，总结并筛选了汉以前上千年的通治常见病的验方、方证经验，批判地继承了《汤液经法》的五脏辨证理论，摒弃五行五脏辨证陈式，采用了多种思维的综合，通过临床实践，整理出复杂的疾病症状和流传的众多方剂之间相应的使用规律，将原来处于经验的用方，提升到理论驾驭，把方证以八纲别类，归纳为三阳、三阴六类，增入了半表半里概念，将方证标准化，使后人能执简驭繁，临床运用大都应验。《伤寒论》形成了六经辨证论治的理论体系，并促成了八纲辨证的发展。

《伤寒论》为“医方之祖”，所载方剂不少为效验名方，其方证有一定科学性，颇有实用价值，治疗各种疑难杂病，功效卓著，阐述的六经辨证、辨病论治，许多来自临床经验总结，论述方式比较原始、直观，对六经病的诊治、用方，罗列非常简洁、明了，是反映我国早期医学高水平的著作。仲景在选用历代经验方过程中，通过临床实践，对有的方直接采用，对有些汤证不相应者，作了更改，力求将方证更具体化、标准化。仲景之论为非特异性，讲求疾病的通治法，适应证相当广泛。清代柯琴评说“仲景之道，至平至易；仲景之门，人人可入”。有些不甚懂医者，按条文使用，亦能获得效果。《伤寒论》最大价值，是将复杂的疾病变化归纳成规律，因为一般性临证思维解决不了临床疑难疾病，只有用变易思维、整体思维与反向思维等复杂性思维，才能处理复杂性疾病。《伤寒论》是阐述复杂性辨证施治思维的经典之作，其中六经辨证施治内容丰富，形式活泼，内涵深邃，是最能反映中医学特色的辨证论治纲领。如变易辨证思维，像太阳病有十余种变证用方，桂枝汤有十余条不同角度的变法运用。如反向辨证思维，《伤寒论》六经病存在阴阳变化，像少阴病有热化、寒化证之异。但由于该书传承年代久远，中间脱简、缺失，或错简，甚至相互矛盾，后世许多学者注解时，各抒己见，所以学习需要通读，结合临床印证。

《伤寒论》六经辨证是具体地体现八纲辨证，将辨证、辨病与方证联系一起，如太阳病即表证，太阳伤寒即表实证，太阳中风即表虚证，又以方证称之：称太阳病表实证为麻黄汤证，少阳病半表半里证为小柴胡汤证，阳明病里热证为白虎汤证，将治方与病证直接联系在一起。《伤寒论》辨病时又行辨证，如异病中辨同证：阳明病、少阴病、厥阴病都有吴茱萸汤证，同病中辨异证，阳明病中可出现桂枝汤证与麻黄汤证等。对《伤寒论》方证，要把握病机，灵活理解条文，如太阳病蓄水证、蓄血证，关键在气分与血分，不必拘于小便通利与否。《伤寒论》方证论述简洁实在，无空泛之谈，运用在宏观把握。如101条谓柴胡证“但见一证便是”，精要便捷，无论外感、内伤，均可行之。俞根初《通俗伤寒论》谓“以六经钤百病，为确定之总诀”，获得大多数医家赞同。仲景许多经方成为后世临床基础方，加以发挥、化裁出许多系列方剂，如桂枝汤系、四逆散系、泻心汤系、柴胡汤系等，大大扩展了应用范围。

后世诸多学派都可从经典中找到影子，《吴医汇讲》徐叶壎论“四大家辩”言:“试观《玉函金匮方》中,黄芩、白虎,已开河间之先也;建中、理中,已开东垣之先也;复脉、黄连阿胶,已开丹溪之先也。”后世许多著名医家是基于仲景学说,通过自身实践的领会而发展形成新的学派。

5. 学习经典为了深究理论推进临床

历代名医先贤,无不娴熟经典,通过临床实践而有新的建树。“自古医家出经典”,中医经典内容博大精深,对经典理解越透,临床越得心应手,经典著作蕴含着中国古典哲学思想和临床精华。孙思邈说“博极医源,精勤不倦”,医源即指医经与易经等,包含经验与哲理。“思求经旨,演其所知”,要思悟求真,推进临床。中医经典著作是中医理论的基本依据,它为后世的中医发展起到了基石作用。经典著作是经过相当长的年代和众多医家反复验证、总结、提高而形成,可谓一字千金。许多方证论述,来自实践总结,可以直接指导临床。如《伤寒论》厥阴病提纲有消渴,有人提出糖尿病可从厥阴治疗,《金匮要略》“胸痹病”的治疗用方对冠心病很有效果,“痰饮病”治疗用方对慢性阻塞性肺疾病(简称“慢阻肺”)颇有成效。历代医家学说的形成大都与经典相关,其学术思想大都在继承经典的基础上创新而形成,万变不离其宗。比如中医是棵大树,经典就是树的根本,各家学说是树的枝叶,根植于中国文化哲学的土壤上。学好中医经典,贯通历代各家学说,可把握中医学的整体性与实用性。

中医经典著作深奥难懂,其中还充斥着不同学说之间的解读差异,掌握其要领并非易事。有些医家,将经典奉为至高无上,解释经文,各抒己说,易产生偏见。中医学的发展,如何做好既尊崇经典,又与现代科学思想相沟通,需要掌握方法。学习经典内容,需要去伪存真,如果照本宣科,拘泥于字面,反而束缚自己的思想,因为中医许多概念存在模糊性,只有从宏观认识,贯通精神,才能了解整体概念,识得要领,还要敢于置疑,有些问题需要时间才能开悟,所谓温故知新,经典需要反复温习,才能提高。学习经典关键在领悟与联系临床,在使用中求发展,求创新。学习中医最大的障碍是理论难以与临床实践挂钩,所以研究中医经典必须结合临床,不可套用西医模式,立足自身特点,不可“以经解经”,要善于在实践中获得思悟。

二、中医学是纳百家之说而形成

初始形成的中医理论是脆弱的,中医学之所以在漫长的发展道路之中,能够不断地弥补、充实和壮大，就是建立在本身成长缺陷和对缺陷的无尽而积极的修补之上，中医史就是自我完善的历史。一代名医的成长历程往往是中医学发展史的一个缩影。中医是以“海纳百川”精神而发展的，中医学既有稳定性，又有胸襟与相对的包容。中医学几乎综合了历代文化各家、各族之长，汲取了传统的儒、道、释之精华，汲取了藏医藏药、蒙医蒙药和维医维药等许多适宜的内容。中医是在勤求古训的基础上扩展新知，吸收其他医学、学科的优秀成果来壮大自己，形成了独特的医学体系。

1. 中医学的不断充实与创新

中医在发展长河中，历代医药学家不断摄取时代的医药精华，结合自身的经验，为之锦上添花，逐步构筑成中医药学体系。历代中医药学名著，都是继承先人遗训，博采群贤验方，并结合临床经验而创新，兼收并蓄而撰成。中医史上的“伤寒学派”与“温病学派”之争，“补脾”与“补肾”之争，“阳常不足”与“阴常不足”之争，都是在不同角度，抒发了自己见解。无论何学派，都勇于在实践中发现问题，一边揭示缺陷，一边弥补缺陷，但都统一在中医整体的辨证论治基本精神之中。

中医学还不断汲取各行业的相关知识来充实自己。如李时珍《本草纲目》收集的资料相当丰富，除了收集了明代以前的历代诸家本草书籍，如《神农本草经》《名医别录》《唐本草》等有 41 种，引据历代医家书目，如《黄帝内经》《扁鹊方》《华佗方》等 361 家，还引据历代经史百家书目，如《诗经注疏》《史记》《抱朴子》等 591 家等，总计所引文献共有 993 种之多，实际上《本草纲目》引据书目中未收录的还有许多种，在浩瀚如海的中华文化典藏中尚未发现哪部著作超过李时珍《本草纲目》所参引的文献种类。在我国的诸子百家文献中，涉及与医药科学相关的内容并不多，但是李时珍却在浩瀚中华文化库中去搜录、探幽、采撷与自己编修本草最为相关的知识，去征集、总结、提炼，从而构建成一个庞大的医药学体系。李时珍“渔猎群书，搜罗百氏”，读遍子史经传，训诂注疏，金石农圃、医卜星相，以至诗词歌赋，博采众长。为了解决疑难，拜农民、渔人、车夫、樵夫、捕蛇者为师，不耻下问，“如藕皮散血，起自庖人；牵牛逐水，近出野老”。《本草纲目》系统总结了中国 16 世纪以前医药学的经验与成就，其蕴藏的医药学价值和传统文化价值，为中国乃至世界医药学的发展都做出了重大的贡献。

中医的发展，大都基于经典之论与前人经验，在临床实践中求创新、求发展。如清代王清任在探索半身不遂之治说："余少时遇此症，始遵《灵枢》《素问》、仲景之论，治之无功；继遵河间、东垣、丹溪之论，投药罔效。辗转踌躇，几至束手。伏思张仲景论伤寒，吴又可著瘟疫，皆独出心裁。"王清任深研各家治疗特色后谓"独张景岳有高人之见，论半身不遂，大体属气虚"，结合自身经验，提出"半身不遂本源""实因气亏"，创立补阳还五汤，重用黄芪五倍于诸活血通络药，成为后世治疗中风后遗症偏瘫经典用方，且可用治于诸多疑难重症。王清任的贡献不仅是经验名方，更是他探索的精神。

徐大椿的《医学源流论·用药如用兵论》也体现了中医学的智慧，吸取兵法来丰富治病之法，言"孙武子十三篇，治病之法尽矣"。治疗用药需要谋略与技巧，读兵法可以开启临床思路。笔者往昔曾治粘连性肠梗阻患者，年过古稀，一个月前因肠梗阻，经中药攻下剂解除。出院不到一个月，因伤食而复，出现呕吐，腹胀腹痛，无排气排便，当地医生予前用的泻下药 2 天，无效。急诊入院，诊患者神疲气急，双目塌陷，全腹膨隆，有压痛、反跳痛，肠鸣亢进，体温 37.8℃，口干唇燥，舌红苔剥，脉细数。如此正气衰败，不耐手术，但梗阻状态当须急解，兵法谓"无粮之师，利于速战"，即在输液营养支持下，急用双管齐下，以增液通腑方，每天 2 剂，煎汁候温，上从胃管频频灌入，下从肛门作保留灌肠。并配合针刺与穴位按摩，次日腹胀少减，再进，第 3 天大便伴矢气数行，腑气遂通。

2. 中医学派的承前启后发展

中医学自从《内经》时代开始，几乎是一脉相承。汉代前后，"医之经典"基本确立。随医学的发展，经典医方满足不了需要，到了金元时期，张元素提出"运气不齐，古今异轨，古方今病，不相能也"，在实践中抒发了自己见解，所以说"医之门户分于金元"。金元时期是中医理论发展的一个重要时期，称为"新学肇兴"时代。这个时期的医家没有囿于前人理论，勇于发出疑问进行探索，提出新的见解。较有代表性为金元四大家，由于所处时代背景与环境不同，研读经典各有其思悟，针对时弊，通过自身实践阐发己说，形成了不同的学术特色，创立了新的理论学派。诸学派虽然各有别具一格的学术特色，但并非各说各有理，其思想内涵却显示出承前启后，推动着中医学术的整体发展。金元四大家的出现，开启了批判时俗成规和敢于创新的风气,对后世中医学的发展及各学术流派的形成,产生了很大影响。

如金元四大家之首刘完素,字守真,居河间,时处战乱,疫病盛行,天气燥热,人处动乱,饮食厚味,易生火象。世俗风行《太平惠民和剂局方》,药多温燥,投之罔效。河间研读《内经》35年,一反当时流行习惯,提出“火热论”,首著《素问玄机原病式》,从学用《内经》病机十九条体会出疾病“以火热居多”。刘完素提出火热证病机以“怫郁”而成居多。谓热病之所以致不治,“皆是怫热郁结不能解散,以致危殆”。强调治则“法宜温药散之……怫热散而和也”,河间治火热非单纯“热者寒之”,而重“火郁发之”。河间对《内经》玄府概念作了新的发展,认为各脏腑玄府,可借开发腠理得以宣通,使解表风药的运用得到充分发挥,为许多疑难病的治疗开启新法。河间的独特见解,对李东垣、张从正、朱丹溪的学术思想有着很大的影响。河间之论也为后世的温热学说奠定了基础。

张从正,字子和。《金史》记载张子和“精于医,贯穿《素》《难》之学,其法宗刘守真”,张子和私淑河间,认为“《内经》一书,惟以气血流通为贵”,针对当时“崇补”之弊,提出“攻邪学派”观点,子和擅长用汗、吐、下三法治病,特别是汗法逐邪的观点,是宗河间玄府学说,将汗法发挥极致。子和的攻邪理念在于复正,使邪去而正气及早得到恢复,认为人体生理状态是血气流畅,治病原则在“血气流通”,认为经中言“其补非今之所谓补”,谓补法“乃所以发腠理,致津液,通血气”,强调以通为补,主张通过祛邪恢复血气流通,为其卓见,这与河间的“怫郁”致病,以宣通为治之理同出一辙。子和极推崇河间:“千古之下,得仲景之旨者,河间一人而已。”张子和论病机,认为诸脏病证以解郁为主,此观点上承河间,下启丹溪。

朱丹溪是刘完素的再传弟子,又尊朱子理学,从《内经》“阳道实,阴道虚”,悟出“阳有余阴不足论”,并针对社会“纵欲”弊端,尊经旨“积精全神,益其寿命”,提出“滋阴”保精主张。后世称之“滋阴派”,但要从整体认识丹溪思想。丹溪《格致余论》言:“因见河间、戴人、东垣、海藏诸书,始悟湿热相火为病甚多……仲景之书而详于外感,东垣之书而详于内伤,医之为书,至是始备;医之为道,至是始明。”丹溪吸取诸家之长,尤尊东垣脾胃学说,认为“伤寒”病“属内伤者十居八九”,治疗“从补中益气汤中加发散药”,治疗“内伤病”,注重扶养元气。丹溪法宗东垣之学,认为脏腑升降运动，脾胃为主导。朱丹溪在东垣“火与元气不两立，一胜则一负”的基础上，进一步提出“气有余便是火”。《丹溪心法·火》言“凡火盛者，不可骤用凉药，必兼温散”。是继承河间多有“怫郁”的火热论观点。丹溪尊《内经》“百病生于气”，提出“气血中和，万病不生，一有怫郁，诸病生焉”。在河间、子和、东垣学说思想影响下形成“郁论”。

历代各学派的形成，大都与医家所处时代背景、哲学理念、气候环境及流行疾病不同有关，显示出因时、因地、因人制宜的特色，但是万变不离其宗。各学术流派虽各具特色，其内涵却有着承前启后的联系。金元四大家中对后世影响最大的是李东垣，他宗《内经》之旨，在仲景学说基础上，结合实际体验，提出“内外伤辨惑”，确立“脾胃学说”，故后人有“治外感宗仲景，治内伤宗东垣”之说。各家学说的形成基本上是在补偏救弊，由此产生了鲜明的学术观点，尽管后世对之存在争论，但这并非完全否认旧说，而恰恰表明在不同方面取得了成就，充实了中医学内容。《吴医汇讲》中唐笠山谓历代医家发展：“盖以仲景首论伤寒，立法立方，实为医祖。守真复以春温夏热立言，补仲景之未备。东垣详辨脾胃内伤，与外感悬殊，又补张、刘之未备。丹溪又专论补阴，再补东垣之未备……明之薛立斋……又以风会不齐，今人虚薄，痛戒寒凉，多行温补，此又补丹溪之未备……复有喻嘉言，不独从仲景书中悟出冬温、春温、伏气为病……更悟出秋燥一门，指破《内经》‘秋伤于湿’之误……更有不关六气，而亦属外受之疫邪，诸书中虽有所阐发，而莫如吴又可直穷变态……补其未备者也。”可见中医学在长期的临床实践中，不断充实、完善。明代吴又可重识瘟疫的病因，提出六淫之邪不仅从皮毛入，还从口鼻而入，且“异气”“戾气”的传染性极高，断定瘟疫存在人与人相感染。明清兴起的温病学说，又使中医学走上新的台阶。清代温病学家叶天士、吴鞠通、薛生白、王孟英等针对当时温热病、湿热病流行的特点提出了新的见解与治疗法则，补充了伤寒内容之不足——外感热病，进一步完善了中医学体系。

3. 宗教对中医学发展的影响

医学作为一种认识活动，与原始宗教有着同源性。人们对疾病、衰老、死亡的认识活动导致自始医学和宗教就有着不解之缘，从许多历史记载的医学行为来看，原始医学与宗教有密不可分的关系。历代中医学的发展过程，不断受到宗教影响，但不归附于任何一个宗教，而是吸取其长。《内经》

的学术思想，就贯穿着儒家、道家、阴阳家的意识。道家崇尚自然，提出“天人相应”“万物负阴而抱阳”，都与《内经》思想相通；道家主张辩证看待事物变化，与中医诊疗法则颇相一致。中医临床学发展与儒家关联密切，医者和儒者的起源都与巫有些沾边。医和儒不仅同源，人生和社会理想也有很多相同，历代许多仕途失利的读书人，进入中医队伍。古代中医传承以世袭与师承为主，至宋代改革了医学教育，《宋会要辑稿·崇儒》言“使习儒术者通黄素，明诊疗，施于疾病，谓之儒医”。将医生职业从草泽铃医转到儒医，使中医素质发生了根本性改变。中医的发展中，逐渐以儒家占主要地位，在中医学里融入不少儒家思想，儒家伦理思想构成中医医德，强调“医乃仁术”，治病宗“中庸之道”，以调和与纠偏为治疗法则，平衡人体阴阳。历代许多名医常胸怀大志，谓“功同良相”，建功于医业。儒学在中医与哲学相互促进中起积极的作用。宋明理学是历史上影响较大的哲学流派，以儒家思想为基础，吸收释道思想形成新儒学，对自然科学与人文科学的发展起了重要作用，它联系着中医界与文化界，也为中医药学方法论的创新带来生机。

中医学善于纳百家学说之长来发展自己，但有个原则，就是与中医理论产生“共鸣”的，则被接纳，否则就排斥于外。佛教是外来宗教，能在中国生根，就是它的思想与儒家、道家思想，在许多理念上产生了共鸣，于是在中国得到了传播。如起源于印度佛教的中国禅宗，讲究梵我合一，认为人与自然是个整体，在直觉的观照中，“我”与“自然”融为一体，打破了时空物我的界限。佛教注重洞察宇宙人生，主张慈悲救世，所以从事宗教活动的同时，均研究医学，认为“疾病是人类最痛苦的”，许多高僧以医术高明而闻名，有许多医家为佛门弟子，佛学与中医学相互渗透。我国自古存在民族医学、宗教医学(道医、佛医、儒医)，中医学与这些医学之间表现出错综复杂的交融关系，中医学在发展过程中吸收了相关的医药精华。在魏晋时代，印度医学传入中国，到了唐代，印度医学与道家医学合流。唐代道家大医孙思邈，不但综合了印度的医学，还融会了阿拉伯的医学。唐代王焘编著的《外台秘要》，明代李时珍的《本草纲目》都收载了不少佛教的医药内容。中医善于摄取外来的医药经验，来充实和发展自己，正是这种可贵的精神，使中医学盛行几千年而不衰。

4. 中医理论的自我稳定

中医学是纳百川而成长，但又有自我稳定与排异性，否则就不能成为独特的理论体系。现今在西医学的强烈冲击下，中医学却丝毫无损。王清任《医林改错》是对传统脏腑理论“改错”的第一人，他从实体上验证，发现五官与脑的联系，认为眼所见、耳所听、鼻所闻，都通于脑，提出“脑髓说”，并根据李时珍“脑为元神之府”之说，与自己的观察“灵机记性，不在心在脑”，力图推翻《内经》“心主神明”的传统学说。王清任敢于冲破旧礼教束缚的行为，是近代实证医学解剖学的萌芽，他提出中医传统脏腑存在“错误”，需要改错，但却没有被中医学界所接受，因为中医理论来自临床提升，中医对神志疾病始终是从五脏论治，“脑主神明”对临床指导意义不大。王清任虽然对中医脏腑理论“改错”失败，但他敢于质疑前人之说，通过实践所创立的“活血化瘀”诸方，提供了新颖的治疗手段，为中医临床所传承。可见中医注重于临床实用，很少有人对王清任“脏腑”之说作出反思与实证研究，而是徜徉于固有之说，容不下另类思考，这也是传统思维笼罩下的遗憾。

两千多年来，中医学一直按照自身特点发展着。现今“经方”仍然在临床显示重要作用，表明中医理论历经千年，已经趋于成熟、框架稳定。西方医学传入中国后，医学界力图在中医学中融入西医学内容，但总是“中西医汇而不通”。中医的独特性，显示出强大的自我稳定性，中医将长期的知识积累变成智慧，形成更高层面的认知。近代出现过几次反中医与消灭中医的风潮，都没有打垮中医，现今相当发达的西医学，也没有扭曲与削弱了中医学理论，相反更激起了后起之秀学习传统经典的热潮，可见中医具有坚实的理论根基与临床生命力。

中医有着浓厚尊古、尊师，祖宗崇拜的思想，尽管经历了朝代更替，历史变迁，但是文化的基调一直没有改变。历代医家躬身钻研医经与前人论著，总结自身临床经验逐渐形成具有特色的学术思想，通过传承形成不同的学派。美国洛伊斯·玛洛纳《医学史》言：“和其他文化不同的是，中国不仅以民间药方的形式，而且以成熟和受人尊重的方式保存了它的传统医学。在某种程度上，这种独一无二的稳定性要归重于对过去的深深崇敬和可能有着6 000年历史的文字记录系统。”这种自我稳定的医学文化背景，也导致了故步自封的局面。中医的基石是临床疗效。现今新的疾病谱形成，中医仍然固守着传统理论与“经方”，少有深层的探讨与创新。要提高中医的临床疗效，打开新局面，不能止步于“经典”，需要新颖的思路与突破性发展。

三、中医特征在认知与思维方式上的体现

中医有三大支柱：理论、中药和方法。目前中医的研究大都注重理论与中药，对方法的研究，比较薄弱。有些初学中医者感到临诊打不开思路，这主要是方法问题。寻找中医的方法学，必须追溯其源头，就是中医的哲学思维。中医的认识方法与中国传统文化分不开，历代许多文人能轻易地掌握中医，主要是有深厚的哲学文化功底。东西方的哲学方法与形成完全不同，西方哲学大都是出于个人因素创立的，而中国的东方哲学大都是集体智慧的结晶，所以比较成熟，经得起历史的检验。中医是从一个较高的视角来观察整个世界，注重“天人相应”，以气和气化现象来解释万物变化。

1. 中医学的认识方法

中医是运用原始思维与原始方法来探究机体功能与病变的表现规律。中医是自然整体医学，将医学与哲学融会成一体。如阴阳与气，既是中国哲学的概念，又是中医学基础理论。中医学认识人体、研究生命、治疗疾病的切入点是人体表现于外的生理、病理现象，运用“司外揣内”，认识本质与规律。如脏腑学说，是基于活体活动现象观察，取象比类，“以象测脏”的方法，通过生命运动表现于外的迹象来推测内脏器官的功能本质。中医借鉴了哲学的认识方法，注重人体生命活动中的精神、功能和动态层面上的把握。在认识上，体现了对生命复杂现象的直觉观测、灵性感悟和整体认识。中医学揭示了人体存在的更深层的一些隐藏着的原始的功能系统，随着进化，这些系统得以保留，并逐渐潜隐下来，但是在病变及特殊情况下却显现出来，被我们的祖先认知。可见生命规律存在着未被揭示的一面。

有个很有意思的话题，中医的病位辨证。从病位辨识疾病的本质，是中医脏腑经络辨证与辨病的一个特点。表里辨证，也是病位辨证的内容之一。临床无论何种疾病，如果在同一身体部位出现，则存在着病机的共同性，比如胰腺炎与胆囊炎，同发于上腹部，急性发作往往出现相类的病机，均可采用大柴胡汤治疗，又如阑尾炎与附件炎，病灶均在下腹部，病机同属于湿热瘀结，均可以复方红藤汤与薏苡附子败酱散治疗。血府逐瘀汤的临床应用更为丰富，是治疗胸府血瘀之方，用于胸部的相关病变，如心血管系统的冠心病、风湿性心脏病、肺心病、心律不齐、心肌病，呼吸系统的胸膜炎、慢性

支气管炎、肺炎、支气管哮喘、支气管扩张、肺气肿、肺癌等，还用于病变发于胸间的呕吐、呃逆、肋间神经痛、乳腺小叶增生。更有意思的是，根据心居胸中“主神明，主汗液”理论，本方还能治失眠、自汗、盗汗。如根据其治疗血瘀的功效推理，则本方的适用病证更为广泛。临床上病位辨证的例子很多，为什么一个方能治疗许多“互不相干”的疾病，能否通过方剂的深层药理研究，揭示这些疾病的内在联系，这种内在联系是否与原始态功能有关？这种病位类证的研究，可能有助于认知中医整体辨证观的原理与原始系统（经络与脏腑）的本质。

中医采用传统的“哲理 + 经验 + 直觉 + 实践检验”认知方法，在反复实践中领悟道理。中医是将观察到的医学现象归结成普遍规律，对经验事实进行创造性思维，提升到理性认识而形成医学理论。中医学是多种思维之综合，不像数理的纯逻辑推理，也不像乐诗的纯形象思维。中医认识生命现象含有混沌、非线性的复杂科学思想，常将看似互不相干的事物联系在一起，加以探究，正如普里高津《从混沌到有序——人与自然的新对话》说：“就是把生物学与物理学重新装到一起，把必然性和偶然性重新装到一起，把自然科学和人文科学重新装到一起”。在中译本序言中提到：“中国文明具有了不起的技术实践，中国文明对人类、社会与自然之间的关系有着深刻理解。”这也是中医的认知方法。

2. 中医学的思维方法

中医的特色主要体现在思维方式上，中医理论是一种“哲理式”的思辨，实践是一种“经验式”的积累，所以对中医的研究，思维方法的突破很重要，要汲取现代科学思维方法，与中国传统思维方法相融合。认识中医必须先从中医哲学思维入手，体现出对生命复杂现象的整体把握。恩格斯说：“一个民族要想站在科学最高峰，不能没有理论思维。”中医学体系的诞生与发展，其根源来自中国传统特有的整体的动态思维，也是古代东方的特殊思维方式，以至今天仍然显示出一定的优势。探索中医理论的奥秘，并非轻而易举的事，因为中医的思维，大都属于形象思维与原始思维，从外象测内。中医还经常将各领域的思想理念，引入自身的临床思维，如温补派代表人物明代张景岳，他受《孙子兵法》“攻城之法，为不得已”的启示，认为治病应当以扶正为主，攻邪为次，他说：“攻之一法，实为古仁人所深忌，正恐其成之难，败之易耳。”景岳治病用药偏向温补。

思维方式分为哲学思维、科学思维和日常生活思维方式三个层次。三个不同层次的思维，既有差别，又往往交织在一起，很难完全区分，如阴阳五行学说，就包含着这三种思维方式。思维是多样性、多层次、多方式的，中医是将多种思维综合在一起，含有传统文化的整体思维、辩证思维、直觉思维、中和思维、变易思维、类比思维、功用思维、反向思维等特征。中医典籍《内经》《难经》大量运用了类比思维，《内经》是在类比思维基础上建立起的同类相推、异类不比的类比性质的理论体系。墨子明确提出“异类不比”的原则，即异类不能相推，如果不把握好这个原则，就会误入歧途。中医临床运用得最多的是整体直觉思维，许多老中医临证日诊病人上百，反应之敏捷而准确，不仅基于经验积累，更主要是凭借直觉思维。直觉思维是源于本能，虽然存在模糊性，但能把握对整体关系的理解，接近于系统论的思维。直觉思维以逻辑思维与形象思维为基础，又不同于两者的第三种思维方式。国医大师周仲瑛治疗疑难杂病，常使用逆向思维（先用相反的方法投石问路），即“久治不效反其治”。中医学不同于西医学的思维方式（借助于现代科技），只有努力采用多种的思维方式以弥补自身认识的不足。

在《伤寒论》方的运用中，可以看出中医多种思维的特点。如论中说“伤寒，医下之，续得下利，清谷不止，身疼痛者，急当救里；后身疼痛，清便自调者，急当救表，救里宜四逆汤，救表宜桂枝汤”。这是以辨证思维来辨别表里证而治之。又如论曰“呕而发热者，小柴胡主之”，从其表现特征来看“但见一证便是”柴胡证，此为直觉思维。再如论曰“渴欲饮水，水入则吐者，名曰水逆，五苓散主之”，这是形象思维，想象水道通利不畅而导致水饮停滞而格饮，须利水以治。中医谓“医者意也”，这是一种思维方式，要求医者灵活思考，见微知著。中医要得到上乘功夫，需要一定的思维与变通能力，如晨泄，又称五更泻，一般认为是肾阳虚所致，常规使用四神丸、养脏汤等，但临床所见不少由于脾虚湿滞，或因湿热下注、肝木乘脾，食伤积滞等引起，更有由肾阴不足者，须随证应变。

东西方的文化虽然是不同思维，但在东方的哲学思维中可以找到与西方文化思维的融汇点与对接点。因为中医的许多思想思维是属于原始思维，象思维就是其中一种，里面包含着现代西方才发现的思想。通过将耗散结构理论与传统中医热病理论对比分析，可以看到，这两种理论虽然产生于不同的时代背景，在认识与分析生命、疾病时有着惊人的相似。中医理论蕴涵着许多当代科学思维的要素，是中医学生命力之所在，这些要素也正是中医学在当今世界的立身之本。发展中医，就要将这些有价值的要素发掘出来，发扬光大。普里高津说："中国传统的学术思想是着重于研究整体性和自发性，研究协调和协和，现代新科学的发展，近十年物理和数学的研究，如托姆突变理论、重整化群、分支点理论等，都更符合中国的哲学思想。"临床要好好发扬中医哲学思维的价值。

3. 中医学是科学思维与艺术思维的结合

科学家善于逻辑思维，艺术家擅长形象思维，科学和艺术都是创造力，两者常互相交融、互相补充。历史上，许多大科学家同时又是艺术家，如伽利略、达·芬奇、爱因斯坦等，如中国跨界优才张衡、沈括、傅青主等。科学研究中潜藏着奇妙的艺术因素，如果科学家能充分调动直觉、想象等艺术思维方式，并有意识地利用艺术美感、节奏感，将更有创造力，其科学成果也会倍增。法国作家福楼拜曾预言："越往前走，艺术越要科学化，同时科学也要艺术化。两者在山麓分手，回头又在顶峰汇聚。"1991 年李政道提出"科艺相通"，认为科学或艺术达到炉火纯青，超越自我的境界，就能够融会贯通。美国著名科学家阿莫西夫说"科学与艺术两者本是一体"。文学家巴尔扎克言"艺术家的猜想与科学家的发现多么相似"。画家毕加索说"有时我也会翻翻讲相对论的书，我一点也不懂，但让我想起些别的东西来"。

老子"大道至简"，庄子"大美天成"。科学与艺术，在超越了专业的层次上，在某种高的境界中它们是彼此合一大同。中医也同样，如果没有艺术修养就达不到高境界。中医学看似枯燥刻板，却内含令人寻味的美感，需要苦苦追求，才能品尝出来。科学也像艺术一样需要形象思维，钱学森对科学与艺术的关系作过精辟的分析："从思维科学的角度看，科学工作总是从一个猜想开始的，然后才是科学的论证。换言之，科学工作是源于形象思维，终于逻辑思维。形象思维源于艺术，所以科学工作是先艺术，后才是科学。"温家宝看望钱学森，谈到科研创新，钱学森说："我们的大学教育为什么培养不出杰出的人才？应该让学科学的学点艺术。一个有科学创新能力的人，应该有艺术素养。"艺术素养，其核心蕴含着独立人格和自由思想，更能激发创造力。医生能够打破常规思路和逻辑规则的束缚,需要丰富的想象力。中医的发展,更需要形象思维与想象力,因为中医没有实证可依,大都建筑在想象的模式空间,如脏腑、经络、气血等,少有实据,是个功能态,一个脏器是多功能相互交织,渗透到全身。所以中医如果没有想象力,怕是举步维艰。

科学与艺术的共同追求是真和美,科学揭示宇宙物质的一切奥秘,艺术揭示情感的深层奥秘。科学与艺术都需要创造性的思维,需要联想、想象、观察,需要不断挑战传统,跨越原有的限制,不断创新。每种医学都应该是科学与艺术的结合体,中医更是如此,因为中医在诊疗中经常碰到许多不确定性,需要医生具有更多的经验与才能,运用科学与艺术双重思维来破解。

中医的特征,既有严谨的科学逻辑,又有形象的艺术意境。梁漱溟说"中医学与艺术具有相差无几的精神"。中医理论有科学性与艺术性兼具的特点,如脏腑理论,以取类比象的方法,将一些西医学认为是互不相干的器官功能联系在一起,与自然四时变化联系在一起。中医是一门自然科学,又具有艺术特征,中医这个特征比起其他学科,更显得突出。中医的许多概念来自"天人相应"的自然现象,如寒热、燥湿、升降,四时六气等,在诊疗中,缺乏实验依据,须依靠形象思维协助。在治法中,如釜底抽薪、提壶揭盖、逆流挽舟的运用,都体现出自然的艺术手法,所以中医又是一门艺术医学。中医有些医理常借自然变化、兵法、习俗、典故以说明。在治法用方上以逻辑思维去推理,而用药艺术,如同乐曲、书画的构思,方剂的君、臣、佐、使配伍如同舞台角色搭档。《苏沈良方》谓:"医诚艺也。"古代将医归为艺技类,历代名医家,不仅诊疗技术高超,所写医案医话亦极有艺术性。清初名医汪昂,中年弃儒攻医,说"诸艺之中,医为尤重"。培养好中医,必须同时提高他们的艺术素养,培养思悟的技巧,训练多角度观察世界,以拓宽思维空间。许多中医学者具有诗人气质,善书画,有良好的人文素养,思维活跃,想象力丰富,遇到复杂的病证,思路广阔,左右逢源。

4. 中医理论思维的缺陷与弥补

中医理论存在不确定性与模糊性,在实用上显示出脆弱性。所以中医临床依靠多种思维和大量的经验积累来弥补其不足。说中医是一门哲理加经验的医学,是有一定道理。钱学森说过:"我想中医理论还是有点简单化,所以中医名医还要靠临床经验。”又说：“老中医也知道，只阴阳五行也不够用，他们都根据自己临床经验和思维联想加以补充。”说得很有见地。苏联生理学家巴甫洛夫说过：“初期研究的障碍，乃在于缺乏研究方法。”中医理论一直停留在哲理思维加经验积累的层面上，两千年没有在研究方法上突破。中医认识人体疾病的发生与变化规律比较笼统，没有深刻的揭示，如对病症的诊断，缺乏量化与客观指标，论证比较困难，治疗是一种模糊的控制。如舌象与脉象的诊断很难定性，比如中医教科书所述，认为舌红主热，但临床亦有见于虚寒者；脉数主热，也有见于阳虚者，需要一定经验，透过假象看本质。20世纪有人曾研制过脉象仪，对脉图进行研究，终究因过不了临床这一关，而被放弃。

中医由于传统文化的影响，重于实用，缺乏追求理性，如对“天人相应”，只停留在表象观察，而没有深究其缘由。临床对许多概念的逻辑体系不严密，内容出现相互矛盾的现象，对一些病症的病因与病机常众说纷纭，令人无所适从，如对“眩晕”的病因病机，提出“无痰不作眩”“无虚不作眩”“诸风掉眩，皆属于肝”，还有瘀、热、湿均可为之病因，而且其间很难界定。各医家常按自己的认识去寻找理论根据，由此引申出来的观点成了难以统一的各家之说，临床上需要医生的经验积累与因人制宜的灵活判断，不易形成共识。中医对医学内容的表达常借用哲学术语，以致只停留在表面与虚化，不能深入发展。中医对人体疾病的分析主要靠思辨而不是靠实验，容易造成机理解释的随意性。

在以“象”为主要思维方式的古人眼中，大千世界，无不是象，药象与人象或病象本质是通过同气相感，而发生关联效应。中医学大量运用类比逻辑的推理方法，注意了事物之间的联系而忽视了差别，这样就难以进行深入探索。如《侣山堂类辨》解释中药性能谓：“皮以治皮，节以治骨，核以治丸，子能明目，藤蔓者治筋脉……各从其类也。”意象思维在当时对思维开拓有一定作用，如水蛭能活血化瘀，桑叶清肺，核桃补脑等，解释鹿角性能，谓鹿善奔，鹿角长在阳中之阳的头顶，故其性温热壮阳，但推理于羚羊角却截然相反，是凉性的，可见意象思维是不确定性的，有些会给人带来启示，如果以此为准则，便会导致思路僵化，易误入歧途。有一则名医医案：治疗子宫脱垂用“补中益气汤加鳖头骨一个，醋炙，焙干研末为引”。这里鳖头骨的作用是取自意象思维，如果从鳖头骨的成分分析，对子宫脱垂的治疗效果值得质疑，主要起药效的是补中益气汤。有许多不加选择地运用类比推理，牵强附会而陷入自圆其说，如常用五行属性类比，将中药的性能以五味、五色与五脏相对应类推，例如味酸入肝、苦入心，色白入肺、黑入肾等，大多数是与临床实际不符合的，容易引起误导。国医大师邓铁涛曾就二版及五版教材《中药学》的五味专入五脏的情况对照，其符合率为0~11.76%，平均为6.87%。可见五味、五色解释药性的脏腑趋向是没有临床意义的。有些顶级名医也运用过这种“类比”思维，不足为奇，因为这并不影响主流思维。历史上许多名医弃五行之说。目前五行学说主要用于五脏相关的解释，尚存一定的意义。

中医认识、研究疾病，防治疾病的手段和方法等都比较原始。“技术手段是人类认识世界的终极环节”，而世界几次技术革命成果都没有引入中医学。主要是中医被传统哲理思维所束缚，崇古、尊圣而排他，一定程度上限制了突破意识，导致两千多年的理论框架基本没有改变。中医的传统哲理思维的难以精准把握，造成了中医临床的弊端，注重用药经验，较少从医理上深层思考；再者重病轻证，重视经验用方，轻视了辨证立法。这种现象也使中医学止步于经验论的理性水平，不求超越的反思或更深的本质探求。西方物理学家伽利略说：“科学是在不断改变思维角度的探索中前进的。”所以中医要创新，要发展，必须突破固有思维的束缚，改变思维角度而探索前进。

中医对自身的认知和思维缺陷的弥补，方法是多样性的，利用多种思维的交织与互补，综合整体思维，反向思维，辨证思维等来弥补临床上自身认知的不足。中医的进步还需要东西方思维的优势互补，发掘原创思维，发展创新理论，特别需要借助现代科学的实证逻辑思维，来稳定中医理论中的不确定性。

四、中医学的临床特色

中医理论的脆弱性，也造就了中医很强的实战性，强调经验的积累与临床的磨炼，借助于前人的经验，师承的指点及自身的感悟。中医的生命力在于疗效，优势在临床。中医学的发展落后于西医学（世界几乎所有的民族医学都落后于西医学），但对许多疾病的治疗仍有一定优势，有西医理论难以解释的效果。修炼了几千年的中医，所结下的成果，存在着当今科学还未被认知的内容。

1. 中医治疗学的特点

中医常被认为擅长看慢性病，俗称“慢郎中”，并非见效慢，因为中医遇见急危重症，无辅助检查仪器，全凭思考，处方需要深思熟虑，如激战前作决策。从中医发展史来看，临床离不开急诊，且有许多治急病的功能，历代方书记载不少急救方法，如《肘后备急方》《伤寒论》就有不少此类记述。在没有西医的年代，中医同样要对付急危重症，而且形成了一套独特的办法，在古医案中有许多精彩的记载。现今中医临床能力退步，与逐渐离开对急重症的诊治与研究有关，诊疗范围不断缩小。中医要发展，需要在急危重症、疑难病治疗上挺身而出，到抢救病人的第一线与重症医学病房（intensive care unit，ICU）中去。处理急危重症能力，能够体现出中医的真才实学，《李可老中医急危重症疑难病经验专辑》记载，有许多命悬一线，被西医下了病危通知的患者，凭李可的胆识，力挽狂澜，起死回生，树起了中医治疗急危重病的现代典范。

中医临床治疗学主要有三个特点：一是“天人相应”观念，二是整体观念，三是从“证”的角度去认识和治疗疾病。辨证的方法很多，以八纲为总纲。当代人类的疾病谱发生了变化，如代谢综合征、医药源性疾病、心身疾病、肿瘤及老年病在不断增多，它们的致病因素复杂，个体差异大，用单一方法难以奏效，中医在整体辨证思想指导下，以扶正强本和整体调治为核心，采用个体化诊疗，针对性强，为攻克这类疾病带来了希望。人们对于预防保健需求的日益增长，面对日益显露的化学药品的毒副作用，目前世界许多地方兴起“回归自然”潮流，把目光转向中医药。医学模式正从单纯的“生物医学”模式，转向“生物 - 心理 - 社会 - 自然”模式，中医药大有发挥优势的空间。

2. 中医学的整体观念

中医学理论体系基于长期的临床实践，运用中国系统思维和整体论，对人类生命活动及其调控原理作出理性认识。相对论认为，时间与空间是一个不可分割的整体，物质和能量与时空是一个不可分割的整体。世界是多元化的，生物具有多样性，人类文化具有多元性，宇宙也是多层次和复杂的，因而不可能用单一的还原论描述它。在寻找新的科学思想的过程中，整体论是个重要的观念。整体观来自人类的原始思维，西医之初始也注重人的整体性，西医鼻祖希波克拉底就强调病人比疾病更为重要，疾病总是全身性的，如果不认识整体，就无法认识局部。只是后来的医学发展道路不同，西医朝着纵深实体观察，中医精于现象类比推理，强调疾病诊疗的整体性。

中医的整体观获得西方科学家们的认同。耗散结构理论创始者，曾获诺贝尔奖的普里高津在1986年《探索复杂性》中说"中国文化具有一种远非消极的整体和谐。这种整体和谐是各种对抗过程间的复杂平衡造成的"。协同学建立者、德国物理学家哈肯说"中医却成功地应用了整体性思维来研究人体和防治疾病"，并说"协同学和中国古代思想在整体性观念上有深刻的联系"。他创立的协同学是受中医的东方思维启发。英国《自然》杂志主编菲利普·坎贝尔博士2001年10月28日在接受新华通讯社记者姜岩采访时说："从原则上说，未来对生命科学的研究方法应当是西方科学方法与中国古代科学方法的结合，中国古代科学方法重视宏观、整体、系统角度研究问题，其代表是中医的研究方法，这种方法值得进一步研究和学习。"肯定了中医整体观的价值。

中医学认为人是一个整体，整体状态往往比局部结构更能反映人体健康情况。中医以整体观认识人体生理病理、病因病机及疾病的防治，中医的整体观念指导着临床实践，如岳美中治疗输尿管结石，常用清热利湿法，如八正散、石韦散、猪苓汤等方，久病肾虚加补肾药；遇到广泛视网膜脱离患者在住院期间，突发输尿管结石，视力下降，从整体论治，使用济生肾气丸加减治疗获效。这样的整体观治病在中医病案中很多，如急性淋证，西医谓尿路感染，用药离不开抗生素，中医按整体辨证论治，如热淋，伴大便秘结，大都属下焦湿热，用八正散之类；如伴口苦呕恶、寒热交作，为热陷少阳，用小柴胡汤加减；如伴口腔溃疡，是心火旺盛，移热于小肠，用导赤散为主方；如尿色红赤为血热，以小蓟饮子。这是中医对局部疾病，以整体辨证治疗的特点。随着还原论方法的局限性逐渐地显露，整体观的重要性被科学界所重新认识。

中医认为人与社会、自然是个整体。人类是群居动物，人类社会的活动变化影响着个人的各种行为。社会人际交往维系着人体健康，如果一个人的人际交往衰减，其机体的抗病力也会削弱。古称医术为仁术，将对待病人要诚心的医德归于医术的内容，古代医者将行医当作济世救民，体现忠孝的行为，所以中医临证时常体现出人文关怀。人与自然是个整体，自然环境改变会影响人的体质，不同的自然环境与生活习惯会导致人的体质差异。最近国外学者研究发现：不同的居住环境可使人体白细胞基因出现改变，多发性硬化受遗传和环境因素影响。人类是依靠自然界生物圈而生存的，所谓“药食同源”，人类的生命，需要在自然界动植物中获取食物来支撑，那么人类的疾病，同样可以采用自然界动植物中的天然药物来治疗，这是大自然存在的整体自我调控的现象。中医采用的药物古称“本草”，大都来自大自然，内中蕴藏着非常丰富的、能够解除人类病痛的有效成分，只是有许多还未被人们发现而已，青蒿素的发现就是一个例子。人体本身具有自愈能力，生物圈本身就存在着自我解救功能，中医药理论就体现了自然界这个现象。

中医的全息医学也是整体观念的体现，即人体的一个局部可以表示一个人体整体。中医学的诊断大都体现了这个思想，如望诊，一个眼睛可以示意五脏六腑，从舌头可观察到五脏六腑的病变，按寸口的脉搏可以推测出五脏六腑的大致变化。针灸学的全息论也很突出，如耳针疗法、手针疗法、鼻针、面针、足底按摩等都体现了全息思想。国外的面部望诊，如哥伦比亚学者将头部视为倒人形；国外有专著《虹膜诊断法》，也都属于此类内容。

中医本身就是一个整体医学，历代名医虽然有所专长，但基本上属于全科医生，因为各科疾病不可分割。《史记》记载扁鹊行医，或为带下医，或为耳目痹医（老年科），或为小儿医，随俗而变，这是全科中医的本色。现今许多医院将中医分专科、专病，可能提高了专业水平，但轻视了横向联系，淡化了整体辨证思维。还有中医与针灸的分科，丢失了传统的针药并施有机结合，也是件憾事。

3. 中医学的“天人相应”观念

有生命的人体是宇宙间最复杂的结构体，集宇宙间物质与运动规律之大成，包含了物理、化学、数学、生物、心理、社会等性质。人有本身的特殊性，也有天人相应的共性。中医的“天人相应”与“整体观”是一个概念，两者互有联系，始终贯穿于中医理论体系之中。人本身就是大自然的组成部分，天地间的变化，都给人类带来影响。《内经》言“阴阳四时者，万物之终始也，死生之本也，逆之则灾害生，从之则苛疾不起”。人应该与自然保持着平衡、协调、统一、和谐的关系，维系着天地万物共生共长。在生物圈里，物种间的竞争、互利、协调发展等关系是不为人类所改变的，人类只能顺应自然，与生命之网求平衡。有一个有趣的“巧合”现象：人的每分钟呼吸是18次，24小时的呼吸是25 920次；太阳经过25 920年，完成一次周期轮转。这也说明人体是一个小宇宙，将一昼夜的周期扩大就是太阳的运行周期。当然“天人相应”的联系究竟到什么程度，还是个未知数。

中医的天人相应观念来自中国哲学，这与中国的农耕文化有关。因为当时的农业经济与天时有密切相关，形成了人与天和谐的理念。人类在认识的初始阶段，很自然地将人与自然联系在一起。《内经》言：“人能应四时者，天地为之父母。”人的生理活动有日节律、月节律与四季节律，任何人都摆脱不了“天人相应”规律的支配。人们随着冬寒夏热而调节自己的生活，根据春萌秋实的规律去耕种收获。中医将天人相应的哲理观念，运用到临床之中，认为人体的生理变化与大自然的变化相应，而疾病的发生也与天地四季变化有关。中医通过“人与天地相参”的思维方法，发现了许多天地自然规律与人体生命规律之间的内在联系，进而积累了许多根据四时变化规律来诊断和治疗疾病的经验，通过验证升华为中医基本理论。

中医治则纲领，《素问·八正神明论》谓“法天则地”，是运用“援物比类”“别异比类”方法，如使用天地间中草药的阴阳偏性来纠正（治疗）人体疾病的“阴阳偏胜偏衰”。针灸学的“子午流注法”就是运用人体气血运行与时辰相应的“法则”进行选穴治病。中医理论的许多思路，常受“天人相应”思想的影响，对人体疾病的发生特征与诊疗，也都取法于自然。许多术语是运用自然语言，如对“六淫之邪”表现的特征：“风性主动”“湿性黏滞”“寒性收引”等；对脉象描写：“洪脉状如洪水”“滑脉如珠走盘”等；如论治法，运用“培土益木”“增水行舟”等，都是法自然现象。中医理论的基本概念，如寒热、燥湿、虚实等均取类于大自然的现象，对于置身于大自然的人们，很容易明白。中医常利用“天人相应”的原理，提高临床诊治效果，如好发于春季的眩晕病，采用平肝息风法有良效；每于秋季发作的咳嗽，运用养肺润燥法能控制。吴瑭《温病条辨》认为温病的发生有季节特点：春温、暑温、伏暑、秋燥、冬温等，其表现与治疗有共性又有差别。“天人相应”在临床最常用的是因地而异的辨证用药，中国地域辽阔，南北、东西的气温与湿度差异大，人们体质与得病的病因病机亦有差异。笔者所居地区的东部沿海与西部山区人群得同样的病，其病机就有明显差异，东部沿海人多湿热，西部山区人多寒湿。所以地域环境对医学流派形成产生一定的影响，朱丹溪发现湿热除了与饮食习惯有关，还与地域相关，而饮食与地域两者又有密切关系。如岭南医学流派的形成与地域气候特征有关，岭南气候多湿热，故人群体质在脾虚湿困的基础上常见：气虚痰热、寒湿化热、阴虚湿热三种体质类型，治疗以调脾胃、理气机为主旨。

4. 避免对“天人相应”的曲解

远古的人常将世上的事物理解为互相感应的，这种感应认知，是原始的思考方式，有人称之“野性思维”，并不随着文明的发生而消失，我们对之要有理性认识。对于“天人相应”要有正确的理解，避免曲解，如所谓“天有日月，人有两目”，这是不合理的类比。相应并非一种结构与功能上的对应，而是一种状态上的相应，具有比表面上的“类似”更深层次的内涵。如寒热、燥湿等概念，不但与环境有关，更与内在病变状态有关。如《医原》谓“天地有旱涝，故人体有燥湿”，是一种状态的比拟。中国哲学史的“天人感应”是另外一种观念，认为天人之间存在着一种神秘联系，天主宰人事，人的行为也能感动天，自然界的灾异和祥瑞表示着上天对人们的谴责和嘉奖，这种“天人感应”与中医理论的“天人相应”是有根本不同的。

古代有许多“天人合一”神秘感应思想，如《吕氏春秋·应同》中有不少天地万物“同类”“同气”“同声”感应的说法。这是依据宇宙全息论，把“人”放大成“人化的天”，用认识人的方法认识天，又把“天”缩小成“天化的人”，用认识天的方法认识人。无限度运用这种类比，就会陷入窘境，如将天气变化与人情变化联系起来，又将人的祸福联系到天气的变化。像元代杂剧作家关汉卿写《窦娥冤》出现六月下雪现象，是谓“天人感应”，许多文学作家常用这种描写，以增强情节的感染力，若是剧情的艺术夸张需要尚可理解，如出现在医疗的情节上就会闹笑话。如民间传用至今的现象：若碰见妇人难产，家属就赶忙将家里所有的抽屉与厨门打开，借此有助于产妇的产道开畅，这是将产妇的生理之“开”与生活环境所谓的“开门”联系起来，这种做法，近乎荒唐。“天人相应”的应用是有一定界限的，如超越了界定，便成了伪科学。

第四章
中医理论的核心思想

中医理论原始而朴素,与任何学科一样是不完善的,尽管经历漫长的发展历史,但基本框架仍然是两千年前的格局。中医理论从不同于西医学的角度揭示了生命规律,体现了生命现象的多层次结构,尽管现今对中医理论作过不少研究,始终未解开这个谜,中医发现了许多医学现象,如阴阳应象、脏气法时、经络现象、生命全息律等。中医理论内容很多,核心思想主要是气、阴阳学说,经络、脏腑学说及气血津液学说等,其动态观是清浊代谢与升降出入。这些理论学说交织在一起,形成以脾胃为核心的一个整体,构成中医学独特的理论体系。要厘清中医理论的科学内涵,须多学科合作,还需要现代语言的解读。

一、气的概念与意义

在古典哲学与中医中,气是重要的概念。气的意义很广泛,主要分有形之气与无形之气。前者指气态物质,后者指宇宙本原之气,是构成天地万物的本原,也是生命之源。古代哲学认为整个世界的本体,就是气,气聚则有形,气散则无形。中医继承古典哲学的元气论,认为精神与有形之物皆为实在的一种存在形式,那就是"气"。气的功能主要体现在气化上,认为天地万物都是"化"成的,生命是由变化而来,宇宙一切都是变化的,生、老、死,循环往复,物化而已。古代谓气的概念,内涵意义与现代物理学能与质的观念很相近。中医临床贯穿着气的理念。

1. 古代对"气"的认识

中国古代的"气"是中国文化最为重要的基本范畴,哲学讲气,占卜讲气,命数讲气,文学讲气,谓"文以气为主",艺术也讲气,谓"气韵生动"。认为"气"蕴含着内在巨大的生命力量,常谓"浩然之气""气贯长虹""阳刚之气"。气也是一个中国哲学的重要概念,古代哲学著作,无不提及气的意义,认为气是宇宙万物之本元。《易传》提出"精气为物",《管子》认为“一气能变曰精”,《淮南子》称气为精,是宇宙万物构成的物质基础。《道德经》言:“万物生于有,有生于无。”谓有与无,即“气”的概念。中医对人的本体观念,就是元气论,认为宇宙、万物、人的本元是气,天人不可分。“气”是古代哲学表示物质存在的基本概念,又指一切独立于人类意识外的客观实在的规律。宋代张载《正蒙·乾称》:“凡可状皆有也,凡有皆象也,凡象皆气也。”认为一切可表述的都是存在,一切存在都是可见之象,一切可见之象都是气。庄子说:“通天下一气耳。”荀子说:“天地合而万物生,阴阳接而变化起。”荀子是我国古代第一个用气的观点阐明整个物质世界统一性的,指出自然界的水火、草木、禽兽、人都是由气构成,但隶属的物质层次不同。《庄子》言:“人之生,气之聚也,聚则为生,散则为死。”《二程全书》谓:“凡人类禽兽草木,莫非乾元一气所生。”《论衡》说:“天地气合,万物自生。”诸说一致,天地万物皆一气耳,“细无内、大无外”,是对气最好的诠释。中国古代对“气”的理解,不仅是在于物质与能量不可区分的思想,还蕴藏“自组织”的神秘运动能力,传递信息,妙化万物,与“有形之物”相互转化。

《易经》言宇宙之始在阳动之气的“乾”,称“乾卦”表现四个现象:元、亨、利、贞。元是宇宙的本能,是万物的开始,如启元;亨是亨通,到处通达无阻;利是无往而不利;贞者正也,是完整、没有受破坏的意思。乾卦是代表宇宙万物的根源、生命的功能,宇宙万物都是它化生出来的。故谓“大哉乾元,万物资始,乃统天”。物质是属于坤卦,坤是顺乾卦而行,即顺阳而行,故言“至哉坤元,万物资生,乃顺承天”。“乾”是原始的“气”及其变化的现象,出现产物是“坤”,坤是乾变化出来的一种现象。

气,过去曾写作“炁”,这是很有意义的字;《关尹子·六化》:“以神存炁,以炁存形。”其意义与气同,但造这个字别有一番意思,道家称为无火是气,以区别于空气之气;丹溪言“气有余便是火”,可见气含有未发之火,即微微不息之火,即阳气的功能。根据道家理论:一切皆生于“无”,即看不见的气。道家的气的含义是指生命力,即生命的一种潜能(为负熵)。宇宙唯一气耳,此气与老子言“道生一,一生二,二生三,三生万物”观念同出一辙。道是万物之原质,一是阴阳未分的混沌之气,然后分阴阳二气,由二气的交冲而成适匀和谐状态,产生万物。

2.“气”的现代科学解读

读美国劳伦斯·克劳斯著的《无中生有的宇宙：万物起源于空，空又从何而来？》，其论述与中国古代对大千世界的本源认识，具有异曲同工之妙。道家说是无中生有，医家说的万物生于气，都是一个道理。所谓“万物负阴而抱阳”，就是说气具有阴阳二性，即物质与能量二性，这与爱因斯坦之说极相吻合。美国加布里埃尔·韦内齐亚诺（Gabriele Veneziano）提出的弦理论，整个宇宙的本源就是不同振荡的波。所谓“波”含义也与“气”的概念相通，就是说世界一切组成是同一的，是“虚无”的，可表现出千姿百态。美国玛丽·琼斯与拉里·弗拉克斯曼著的《极简宇宙：除了频率，宇宙什么也不是》说的“除了频率，宇宙什么也不是”，也与中国古代说的“气”概念相似，只是提法角度不同。

中国古典哲学称“气”为万物之本源，这并不是简单的符号，而是真实的存在，最为人们体现到的是来自太阳的光能。“气”在人体表现出生命力，即阳气，《素问·生气通天论》言“阳气者，若天与日”，古人将人体的阳气比作太阳。气在人体转化过程中表现多样，如脏腑活动表现出“气化”作用，显示为化学能；表现出肌肉的力量，为机械能；发挥温煦作用，给人体以恒温，表现为热能。古人对能源加氧气，经氧化后产生能量的原理并不清楚，但已认识到来自天空的清气与水谷精微之气结合，形成宗气，产生出特殊“动力”，能司呼吸而贯心脉。自然界植物吸收太阳能，除供给自身生长、繁殖需要外，大部分储藏在植物组织内，即生物利用太阳能的第一级能库。草食动物为储存太阳能的第二级能库，肉食动物则为第三级能库。人类吃食物消化后吸收的营养物质，除构成人体最基本的结构细胞，其部分经过“化生”成能量，以化学能形式贮藏在体内，中医称之营阴，在人体正常活动中，转化为人体所需要的能量，这种能力与能量，中医叫阳气。《内经》谓“阳化气，阴成形”，生命就是阳气活动，人体靠阳气吸收营养物质，既能形成组织，又可产生能动。

中国哲学认为气既是“能”，又可以是“质”，质与能可以转变，这与现代科学观点是相通的。阳气可由不同的脏腑活动，表现出多种多样功能，这是气的不同表现形式。“气”在生命体中变化是“光能”→“化学能”（含电能、机械能等）→“热能”的衰变过程，一切都遵循“熵”定律。中国文化一直崇尚的“天人相应”，是否可以理解成这个现象：正像太阳能为了延缓衰减速度而“创造”了生物体——将光能转化成化学能（还有成为煤、石油及放射性物质的形式）而缓缓地释放，以负熵来延缓熵的不可逆，地球上出现的众多生物都有企图延长自身生存的本能。气是一切生命的活力，所以不仅在于能动，还体现出心智，这是气最高级而神秘的一种现象，对这种现象形成机制的探究，非常令人神往。

西方的原始哲学中也有关于“气”的学说。古希腊科学家、哲学家泰勒斯的学生阿那克西曼德（约公元前610—前545）认为：“世界是由一种被称为‘无限’的不可察觉的物质形成的，这个不可察觉的物质阶段是处于分离成诸如热与冷、干与湿等对立的性质之前，它体现了一切现象的最初的统一。”这与东方哲学对气的认识有些相似，但西方是实体构成主义，为后来的原子论打下了基础。就是现代物理学的量子力学，虽然看起来与中国的古代的“气”有些相通，但在根本理念上是不同的。现代物理认为可以测量其存在，中国哲学抽象思维认为气是无形不可测的，认为气是无限的存在，有明幽不同。东方哲学的“气”具有动态的不定型，有能动的意义，气的原始意义可以用现代的一些概念加以诠释，古今有相通之处。《内经》言“在天为气，在地成形，形气相感而化生万物”。在天为气，从表面看，是指自然天气变化，如风、寒、暑、湿、燥、火等，实质是光能及天体的运动。在地成形，“物生谓之化”，天之气与地之条件相感应则化生出各种生命现象。凡生命之体，无不由光能来维持，最后转换成热能而耗散。这个过程，就是气的变化，由于光能与天体运行这两个因素的相互作用，而至地球上万象变化及万物生成。

《内经》言：“人以天地之气生，四时之法成”，人的生成是来自天的“光能”与地的“四时”运动的相互作用的结果。“气化论”描绘了一幅由天、地、万物、人组成的，运动有序，变化着的宇宙整体的动态模型。气是既有能量又有质量，且带有信息的综合体。世界万物是由物质、能量、信息三者构成，三者相互统一从而形成一多元世界。在人体的体现是精（物质）气（能量）神（信息），三者是一体，不能割裂。每个人都有特异的“生物场”，可能就是人的“气场”，其本质是否涉及心灵感应、特异功能、“再生人”及濒死体验中的“灵魂”现象，值得探讨。

气具有能与质的表现，并且是动态，大千世界，宇宙万物都是气的变化状态。气为什么会这般的性质，有序与无序地交替，其操作之手在哪儿？其实人们对气的内涵与真正的本质了解很少。

3. 中医学对“气”的认识

“气”是中国哲学与医学最本质的结合，常被称为“元气”，即元始、本源的意思。气是中医学解释人和自然关系、人体生理病理变化规律的核心概念，《内经》言“善言气者，必彰于物”，谓懂得气的人，必能对世界有深刻了解。《内经》言“天地合气……万物并至，不可胜量”，认为万物由气构成，人也不例外，“天地合气，命之曰人”。天人关系存在气的统一与气的运动规律，它可以是宇宙间的天体运行，也可以是人的生命现象表现。《内经》从自然到人，从生理到病理，贯穿着“气一元论”。认为“气”对人体脏腑经络功能起着重要作用，气在人体内无处不在。人体的所谓元气、精气、脏腑之气、水谷之气、卫气、营气，都是“气”显示出的不同功能和不同形式。《内经》言：“夫精者，身之本也。”精是生命的物质基础，靠气供养与充实，又言“精化为气”，认为物质又可转化为功能。

中医秉承了古代哲学思想，认为“气”是万物的本原，在人身上是生命力，故称元气，亦称原气，认为生命的隐现，就是气的聚散。《素问·宝命全形论》言：“夫人生于地，悬命于天……人能应四时者，天地为之父母。”中医主张元气本体论，《难经》说：“气者人身之根本也。”中医认为气即生命物质的“活力”，是相对生命这个大系统而言的物质运动状态和物质成分自身，气具有物质与能量的双重性质。人体之气来源于饮食及其体内储备，故气的古体为“氣”，意即源于饮食之营养精微。所谓“气化”，即气的运动变化。人体保持生命的有序，就是依靠“气”的自我调节。中医治病，是针对整体的调节，保证“气”的协调运转，使机体保持有序状态。生命的能力，表现于脏腑功能的完善、修复的能力及自身的延续，这是先天与后天之气结合而成的元气，是生命之本。

元气可分自主的与不自主的。不能自主的气，是不受意志支配的，系遍布周身，无处不到，内从脏腑，外达皮毛，全身的脏腑、经络均为其活动场所，包括饮食的运化，津液、精、血的化生皆为气的功能。自主之气就是大脑中的一种意念，人体某些生理活动可随心理意念所支配，所谓以意领气，这需要通过一定的训练才能实现，常用于自我健身，常称“气功”，训练有素，能增强自身元气功能。

4. 中医学对“气”的临床运用

中医学认为气是人体的活力，具有动力、激发、温煦、布津、卫外、协调、转化等生理功能。张景岳言：“天之大宝，只此一丸红日；人之大宝，只此一息真阳。”认为人体的气好比太阳的作用，是机体能质的来源及其各种功能的表现。所谓“气聚则生，气散则亡”，人的生命，就是气从聚集到逐渐耗散的过程。《内经》说“百病生于气”，这个理念一直影响着中医临床及后世各家学说的观点。《内经》言：“真气（元气）者，所受于天，与谷气并而充身也。”李东垣从《内经》的研究中，认识到元气来自脾胃水谷化生和滋养。东垣在战乱与饥馑的年代，深深体会到饮食劳倦，损伤脾胃以致元气伤残的致病原因，在《脾胃论》说：“元气之充，皆由脾胃之气无所伤……脾胃之气既病，而元气不能充，而诸病之所由生也。”说明脾胃是元气之本，脾胃受伤则元气衰，于是疾病丛生。东垣又言“气乃神之祖，精乃气之子，气者，精神之根蒂也”，强调气为人体精、神之根。

气的病变主要有虚实两途，即气虚与气机失调（气机郁滞，升降失司），气在人体内不可虚，更不可滞，气贵在流通。《素问·至真要大论》言：“疏其血气，令其调达而致和平。”对疾病的治疗，应注重疏通脏腑气血，使无壅滞，则病体易于康复。金代张子和言：“《内经》一书，惟以血气流通为贵。”提出治病旨在流通气血。朱丹溪《丹溪心法·六郁》提出：“气血冲和，万病不生，一有怫郁，诸病生矣。故人身诸病，多生于郁。”创“六郁”之说，立治方越鞠丸。《医宗金鉴·删补名医方论》论此方：“夫人以气为本，气和则上下不失其度，运行不停其机，病从何生。若饮食不节，寒温不适，喜怒无常，忧思无度，使冲和之气升降失常，以致……百病丛生。”认为气机郁滞，则诸郁随之而起。《成方便读》中言：“而治郁者，必先理气，以气行则郁行，气阻则郁结耳。”气郁是疾病发生的重要病机，气机通畅则诸病皆解。临床病变，纯气虚者少见，而气机郁滞者多见，十居八九，亦有虚实夹杂者，表现呈千变万化。《王孟英医案》言：“人身气贵流行，百病皆由愆滞。”王孟英认为五脏为病各异，气失和通则一，临证以疏瀹气机为诊治总原则。《医宗金鉴·脏腑经络先后病脉证》言：“五脏真元之气，若通畅相生，虽有客气邪风，勿之能害，人自安和；如不通畅，则客气邪风，乘隙而入，中人多死。”掌握好气机郁滞的治疗，能够解决临床许多复杂问题。

历代医家对气的论述很多，各有侧重。张仲景论气，着重在人体正气和发病邪气，如《伤寒论》言：“血弱气尽，腠理开，邪气因入，与正气相搏，结于胁下。正邪分争……小柴胡汤主之。”这是少阳病的正气与邪气之相争。仲景谓“胃气”“卫气”是属正气，谓“风气”“湿气”是属邪气之类。清代喻嘉言《医门法律·大气论》言“惟气以成形”，谓气有营气、卫气、宗气、脏腑之气、经络之气等区分，是不同作用的名称；喻嘉言强调大气作用：“五脏六腑，大经小络，昼夜循环不息，必赖胸中大气斡旋其中。”近代名医张锡纯十分推崇此说，创立升陷汤，在临床拓展使用较广。大气即宗气，是来自脾胃的中气与来于自然的清气的结合体。《四圣心源》言：“脾升胃降，则在中气，中气者，脾胃旋转之枢。”清代李用粹强调《内经》之说“百病皆生于气”，提出诸气病不同的表现及治法。林珮琴《类证治裁》言：“一身之宝，惟精气神，神生于气。”认为诸病与气关系密切，治病十分注重从气治疗。以“气”为基础的思维方式，至今仍然有力地左右着中医临床的思维，可见“气论”具有实用的意义。

二、关于阴阳学说

阴阳是哲学思维方法，用来认识自然、解释自然、揭示自然界万事万物发生、发展与运动变化的规律。阴阳学说是中医学的重要概念，阴阳内容，最早记载于《诗经》。《诗经·公刘》中说：“既景乃冈，相其阴阳，观其流泉。”这是阴阳最原始的概念，前人接触阴阳最初是指日光的向背，所谓阳者明也，阴者暗也，对立统一分阴阳。《易经》的爻画，分相对立的两类，吸取了阴阳来解释。后来发展到天为阳，地为阴；昼为阳而夜为阴；四季的春夏为阳，秋冬为阴，阴阳是气的运动变化属性，气的阴阳变化产生了万物。阴阳概念进而推演成阴阳学说，是古人运用取象比类的思维来概括人与自然的共同特性，自然界虽千姿百态，阴阳是其普遍存在的对立统一共同法则。

1. 阴阳为一气的动静

阴阳的概念是与气紧密地联系在一起的，阴阳就是气的变化表现。《易经》说：“阳健阴厚。”后世宗之，悉以阳为动能，阴为物质，其实阴阳是一体，朱熹说:“天之生物,不能独阴必有阳,不能独阳必有阴。”张景岳说:“无阳则阴无以生,无阴则阳无以化。”阴阳互根是不能分割的,即一气,气有阴阳之性,提示质与能的统一。爱因斯坦的相对论指出物质与能量是一体的,就是说自然界没有无运动的物质,也没有无物质依附的能量,两者不能单独存在,而能量是主导。阴阳一体是阳气为主导,这一体《易经》叫太极,阴阳就是太极一体。朱熹说:“阴阳只是一气,阴气流行为阳,阳气凝聚为阴,非直有二物相对也。”(《答杨元范》)可见一气的动静不同表现,称为阴阳。阴阳有动与静的属性,动胜者为阳,静胜者为阴。前人从对立统一的基础上探讨阴阳实质,于是出现阳动阴静的阴阳含义,这是阴阳真正的意义。

《内经》说“阳动阴静”,阴阳便是动静。张景岳说:“天地只此动静。动静便是阴阳。”事物的运动是绝对的,是物质的根本属性,静是相对的,只是相对的静止状态。现代科学认为,运动便会生热,朱丹溪说“凡动皆属火”,热与动是不可分割的一体。热也是绝对的,寒是相对的,寒与热只是在热的程度上高低的差别,没有确定界限,所以阴阳落实到人体主要就是寒热。

物质的能量与质量,在一定条件下可以互相转换,它的表达形式是爱因斯坦方程 $E= mc^2$,即质能互换方程,这向世人证明了世界上一切有形物质都可以由无形的能量变化而来。中国古代对能质的认识虽然没有这样具体,但是在哲学概念上已经了解到两者的关系,即阴阳关系,所谓“阳化气,阴成形”。中国的阴阳概念与现代物理学的质能意义是相近的,《易经》认为阴阳,阳是主导,是不灭的;阴是从属,可成形,可消散,质与能也同样,质可以变成能而消失,能量却是不灭的,永恒的。道家认为世界上一切“有生于无”,认为世界的形成,来自混沌之一气,即无极,然后转化成太极而分阴阳,这与现代物理学所说的宇宙起源颇为相似。《易经》以乾坤论阴阳,《系辞》言“乾知大始,坤作成物”,乾坤代表了宇宙的形成,宇宙万物都是从乾的功能发生而来,乾是指物质世界尚未形成的阶段,等到有了宇宙万物的这个世界形成,谓之“坤作成物”。

2. 阴阳是“力”的吸引与排斥

现代物理学认为,现代任何科学问题都可以还原为物理问题得到解释。德国物理学家赫尔姆霍兹曾说:“自然科学的最终目的是要发现所有变化下面的运动,以及他们的动力;那就是说,把全部自然科学分解为力学。”那么阴阳的本质是否可用力学来解释呢？

阴阳既属一气，气又是何物？这里从物理学角度去认识。《论衡·儒增》说："人之精乃气，气乃力也。"谓气即是"力"。牛顿说"力"的含义：是改变物体运动状态的原因，是物体间的相互作用，为物理学的基础。《易经》主要内容为八卦，其中最基本的乾坤二卦，乾开而坤合，开合便是力学。宋明理学继承《易经》阐扬力学，朱熹说："辟阖往来，更无休息。"（《朱子语类》）阖者闭合，就是吸引力；辟者开启，就是排斥力。梁启超《饮冰室文集》言："两种力的互相吸引与互相排斥，一切事物和现象都以此生。"相互吸引则凝聚成形为阴；互相排斥则运动流散为阳，是两种力与阴阳的关系。用现代方法，审视"阴阳"的本质，不难发现阴阳学说与物理学的吸引力、排斥力的理论，两者非常一致。两种力的普遍存在，这是《易经》的基本思想，如果把《易经》看成是探讨"力"学的著作更能理解它对世界的解释。恩格斯《自然辩证法》说："一切运动都存在于吸引与排斥的相互作用之中。"就是说自然界一切事物都在两种力交互作用的运动中。从物理学来看，由于原子有正负粒子互相吸引与排斥的存在，则原子集合组成分子。从化学来看，由于吸引使原子相互凝集而化合，由于排斥使原子隔离扩大而化分，化分与化合，是一切化学的基本过程。在宇宙中存在的黑洞的力是吸引力，与之相反，白洞是力的排斥力。物极必反，"反者道之动"，正是一阴一阳的运动特征，形成了宇宙中彼此消长的无穷变化。

阴阳就是力的吸引与排斥，吸引和排斥是最基本简单的运动形态。研究运动的性质，应当从运动的最低级、最简单的形态开始，然后对更高的、更复杂的形态进行阐明。阴阳是宇宙间最基本的运动形态，阴阳是物质运动变化的基础，是物质世界中吸引与排斥的对立统一矛盾运动。万物皆含阴阳之道，故言"万物负阴而抱阳"，任何一物，均有阴阳两个方面。牛顿的"万有引力"定律，即是指物体的阴的性质，而离心力是处于运动状态产生的，是指阳的性质，这两种力相互作用交织成宇宙间的无穷之象。

自然界千姿百态，尽是能量状态，中国古人谓之一气。物质是能量的一种运动状态，也就是吸引力与排斥力交互作用的表现。宇宙一切事物，都处于不同的能量状态（包括动能、势能、化学能、电能、光能等）的质点（包括分子、质子、中子、光子、电子等）的运动变化。由于吸引力与排斥力有偏胜偏衰，出现物质运动的能量有偏高偏低，于是产生了“阴阳”现象，如排斥力偏胜，则表现为辐射、传导、发出光子等，出现火热、明亮、向外、上升等属于高能量状态的为阳；与此相反，吸引力偏胜的，便出现寒冷、暗黑、向内、下降等属于低能量状态的为阴。高能态与低能态不是绝对的，是相对的，低能态通过吸引能量可转变为高能态，高能态通过耗散能量而转变为低能态。例如生命分子高能态的三磷酸腺苷（adenosine triphosphate，ATP），由于排放能量则转变为低能态的腺苷二磷酸（adenosine diphosphate，ADP），低能态的 ADP 吸取能量可复转变为高能态的 ATP。可见生命就是吸引力与排斥力一气的交互往复，来维持不断代谢的生命活动，这和阴阳学说阴阳消长和转化的说法相一致。自然界的物质可由构成的质点（分子、原子或离子），经吸力与斥力的交互作用，而形成气态、液态与固态。在固态中质点的相互吸引间隔距离小，有规则地排列，仅在平衡位置上振动，而气态中质点的相互排斥距离疏远，质点运动的自由度扩大，质点运动活跃，运动越剧烈而热度越高，质点的距离越大，若脱离吸引力的约束，便成蒸发向上、向外逸散。生物体的生命运动处于液态中，液态的水是生命的泉源，为维持生命运动的主要物质。在水液中的生命物质，由于物质质点运动的自由度和速率是介于固体与气体之间，于是产生阳热与阴寒不同的表现。这个区别便要凭人体自身为参照系来确定，质点由于相互吸引而运动速率接近固态者为寒，若质点的互相排斥而运动速率靠近气态为热，热则阳化气，寒则阴成形，就是质点的吸引力与排斥力的阴阳不同表现。

3. 阴阳示意“天地相应”的一个现象

阴阳也表征为“天地相应”的一个现象，如阴阳的古太极图，俗称“阴阳鱼”，中间所表示的一条曲线，其实就是正午太阳光直射在地球上，一年当中四季变化的曲线，中国在北半球呈夏暖冬凉，与中国的二十四节气变化规律呈正相符合。其中阴阳的两个鱼眼，正是夏至日与冬至日的太阳光在正午直射在北回归线与南回归线上的位置垂直于赤道的对应点。所以中医称这两天为“夏至一阴生”，“冬至一阳生”，是示意大自然阴阳消长变化的轮回规律。中医的“天人相应”，认为人体生理活动与大自然气候变化相应，春分时天地阴阳平衡，起始阳气萌发，大地回春，万物复苏；至夏至阳气鼎盛时，随之则阳气始衰而阴气始生，故谓“一阴生”，到了秋分为阴阳平衡之时，所谓平分秋色，至冬至日是阴气极盛时，随着阴气始衰则阳气始生，故谓之“一阳生”，到了春分则又开始阳气风发，周而复始，如图 2 所示。

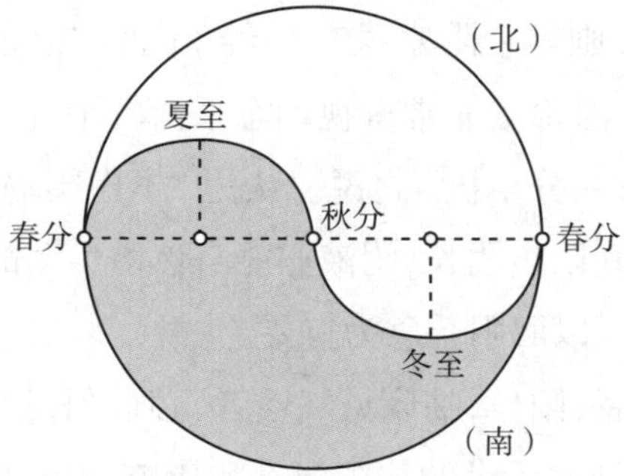

图 2　阴阳鱼图与太阳光直射在地球上周年的曲线变化示意图

中医的临床与养生提出“春夏养阳，秋冬养阴”，就是根据人体生理活动与自然气候环境需要阴阳相应这个道理，提出的阴阳养护的原则，这是中医临床学与养生学的一个专门话题。

4. 中医学对“阴阳学说”的运用

中医的理论与临床，始终贯穿着阴阳学说。《内经》言“阴阳者，天地之道也，万物之纲纪，变化之父母，生杀之本始”。认为人受自然界的阴阳规律所支配，“生之本，本于阴阳”。阴阳在人体表现为功能与形质。朱丹溪说：“阴阳二字，固可以相对而言，然所指无定在，或言寒热，或言气血，或言脏腑，或言表里，或言上下，或言内外……”阴阳是中医的基本概念，张景岳说：“医道虽繁，一言蔽之，阴阳而已。”阴阳学说成为中医主要理论体系之一，阴阳学说推之于中医基本理论，如寒热、虚实、表里、燥湿、升降等，以及对药物性能的认识，形成指导临床的基础理论。《内经》言“治病必求其本，本于阴阳”，治疗法则主要在于调整阴阳的偏盛偏衰，促使阴阳平衡。

阴阳在宇宙之中阳刚占主导地位，比如地球上的一切生命和自然变化，均基于太阳的光能，人体生命活动也同样，阳气始终是处于主导地位。中医学认为人体的阴阳关系，是阳主阴从，《内经》言“凡阴阳之要，阳密乃固……阳强不能密，阴气乃绝”，“阳气者，若天与日，失其气则折寿而不彰，故天运当以日光明”。人体受自然界阴阳规律支配，人体的阳气是生命的主导，阴处于从属地位。张景岳说“人生阳为贵”，具体说：“凡通体之温者，阳气也。一生之活者，阳气也。五官五脏之神明不测者，阳气也。”可见阳气是生命活力。但阳气的生理活动有一定阈值，既不能过亢，过亢则阳盛而阴衰，又不可不及，不及则阳衰阴盛，如《内经》说的“以平为期”，使阳气与阴精归于动态平衡。中医诊治非常重视动态平衡的阳气，遇危重病证治疗，有“留得一分阳气，便有一分生机”之说。认为“不虑阴竭而怕阳亡，阳亡无阳而阴亦不继，阳不亡则阳生阴长，阴液亦能自然滋生”，故救治将临阴阳离决之际的重危病证，无不以回阳救急为首要。

气者生之本，气者，阳也，临床见气绝者，必亡阳，救逆者，必回阳。历代医家大都尊此说，特别对后世的扶阳温补派影响深远，张元素言“以扶护元气为主，谓类王道”。李东垣言“阳主生，故寿；阴主杀，故夭”，薛己亦重温补，且特加意于“火”之一字，张介宾对“贵阳贱阴，阳先阴后”思想作发挥，谓“得阳则生，失阳则死；阳惟畏其衰，阴惟畏其盛”。一直影响到现今“火神派”。火神派脱胎于伤寒派，为因时因地而创，产生于滥用寒凉之时，川蜀湿冷之地。火神派重视阳气，擅用附子，但治病以阴阳为总纲，并非嫉凉而崇温，在于求真，只是突出“阳气”的重要性。人体应保持“阳阴相互依存”的状态，维护两者的平衡。张景岳说得很有道理：“阳气难得而易失，易损而难复。”并言“人而无阳，犹天之无日，欲保天年，其可得乎？”当然，“孤阳不生”，阳虽主事，但不能离开阴。张景岳所著的《类经附翼·大宝论》是讨论真阳之气的重要性，其后的《类经附翼·真阴论》讨论真阴之气的重要性，综合起来是“阳非有余，阴常不足”，实质是阴阳互根，阴阳平衡理论的应用。黄元御《四圣心源·阴阳变化》言“气含阴阳，则有清浊”，清阳升而浊阴降，“清浊之间，是谓中气，中气者，阴阳升降之枢轴，所谓土也”。概括了气、阴阳及中土胃气联成一体的中医基本法道。

三、经络学说

探讨中医理论，无不涉及经络问题。经络学说是中国古人在长期医疗实践中，总结体验而逐步形成。经络是古人对自身认识最早的生理结构与功能。关于经络学说，现代的国内外研究不少，始终找不到实质，所以暂且称之为经络现象，这是一个令人瞩目的复杂现象。

1. 经络学说的形成与作用

古人对经络的认识，初始是从形态与功能入手，如《灵枢·本脏》言："经脉者，所以行血气而营阴阳，濡筋骨，利关节者也。"《灵枢·海论》言："夫十二经脉者，内属于腑脏，外络于肢节。"所论与现今的循环、神经系统相似。由于缺乏解剖的支撑，只是通过长期的临床实践，主要是针灸与气功的体悟，得出以十二经络为主的系统认识。经络系统基本上脱离了解剖组织学，而是从功能态上感知而获得，所以对经络的认识，有一说是从"内视"获得，如明代李时珍《奇经八脉考》言："内景隧道，唯返观者能照察之。"意思是脏腑内景和经络隧道，能为修炼有素的人，体察感知。经络现象的察觉与道家养生修炼有关，道家进行"致静极，守静笃"修炼，通过意念内守，使人处于无欲状态，使人体潜在意识萌发，通过"内观"，觉察到自身"内气"运行情况，使得人体原始的潜在生理功能，即经络现象显现出来。现代有人用诱导入静法，可使常人变为经络敏感人，成功率达88%。

经络学说把人体的脏腑、气血、表里与自然环境联络起来，形成了网络系统，它有感应、传导、调节等功能。《灵枢·经脉》言："经脉为始，营其所行，制其度量，内次五脏，外别六腑。"在经络学说指导下，形成了中医针灸、推拿及气功治疗学。历代针灸学家在实践中不断对"经络学说"加以补充和完善。如现存最早的针灸著作晋代皇甫谧的《针灸甲乙经》对经络认识，是总结自身的体验所获，这是中医学独特的认识方法之一。经络在体内的循行，"经气无处不到"，中医对经络的认识，是通过医疗实践的"体验"获得，现代解剖学还找不到相应的实质，故称为经络现象。

在古代，东西方的针刺疗法有共通点，有些治疗运用亦相似，如希腊医学取腘窝放血治腰背痛，与中国针灸学"腰背委中求"针法颇相一致，但发展结果不一样，希腊罗马医学的放血疗法，被滥用数百年，最后被淘汰，而中国将放血发展成各种针法，并在实践中摸索出经络学说，指导取穴施治，形成一门独特疗法。针灸治疗有着内服药所起不到的效果，所以古代医家治病推崇针药并施，如《伤寒论》治疗三阳经病，有些配合针刺，治疗三阴经病，配合灸法，增强临床效果。

2. 经络的现代研究

经络的实质，一直是个谜。经络研究，由最初的血管、神经逐步转向分子水平,并涉及信息、能量、生物场等方面。经络是生命活动的重要现象,它建筑在人体自我“调节”的功能上,说明“循经感传”的功能现象存在,这是人体多层次的组织结构综合作用的结果。人体是个自控系统,经络作为信息通道但可能没有特异的结构组织,针灸的作用在于激发经络系统的调节功能。

现代经络研究发现,人体上可能存在某种具有三维结构的(原始态)热通道。天津中医药大学的循行离子动态研究,上海同济大学有关光的循经传导研究,中国中医科学院的 CO_2 循经传导等研究,都说明经脉是一个极其复杂活跃的空间,有各种能量、信息和物质的运行,也论证了《内经》所论述的正确性与科学性。从生物物理学测量入手,通过声、光、热、电、核等方面测量,发现经络存在着循经的体表生物物理特异性(低阻抗、高导声、高振动声、高温带等),从客观上说明了经脉线的存在。经络可能是包括已知结构与未知结构的综合功能调节系统。从生命的进化进程来看,物理过程远较化学过程来得漫长,所以生物最为敏感最原始的反应,应是物理反应。“经络敏感人”的存在表明,经络是活体才能表现出来的现象,死后经络现象就消失,因为中医学理论是研究活体的生理病理活动而获得的,所以在组织解剖上总是找不到依据。

生物早期,在没有形成神经系统之前的低级动物,就有这种原始的自我调节与自我保护机制。经络可能是原始的低等动物传输通道,原始物理传导现象,是原始的复杂的生物反应系统,涉及多脏器、多系统。这种原始功能随着生物的进化,组织器官被各自系统化,逐渐代之以神经、血管、神经-体液、介质等多种功能。由于生物的进化,高级神经中枢出现,原始的反应机制逐渐隐退,趋于潜伏的状态,但现今还有残存的实体痕迹与原始态功能。生物固有而具特异性的经络反应状态还存在,而且贯穿在各种组织器官之间,在一定的条件(病态、敏感态或刺激)下就会重新出现反应。

中国工程院院刊《中国工程科学》2005 年第 4 期刊载了张人骥的《经络科学对生命调节现象的理论概括及数学表达》,认为经络是纳米级的“低阻通路网络”,经络的功能是通过“低阻贯通调节”实现的。人体经络通路现象是由于机械刺激体表,引起人脑跨体节双向调节循行的神经生物学现象。认为细胞间质与细胞质内进行物质、能量、信息的交换、整合与传送的贯通系统为经络通路的实质，其所表现出有规律的循行现象称为经络现象，经络循行贯通能力与生命同生共存。张人骥后续研究认为双向反馈是人体反应、维护和调节平衡与对称的独特系统。

王玉玲博士认为“经络是生物电在体内流动的轨迹”，并分析得出生物电是经络的实质，流动和传导是经络的特征，既然是轨迹，就不可能有一个独立的、固定的解剖结构；生物体内所有物质都有可能成为经络的载体，生物电在生物体内根据位置和空间电阻的大小而流动着，体现着生命的本质。黄英武《经络实质初探》也认为经络现象是生物电，认为人体在新陈代谢的过程中，产生了复杂的生物电。生物电有规律流动，构成了全身的经络系统，这一系统广泛参与机体各系统的生命活动，经络应当是人体生物电的循环系统。

哈佛大学医学院的商成博士认为，经络起源于生物调控系统，由胚胎发育的组织中心网络演变而来。生长调控系统是形成、维持和调节所有生理系统的基础，包括神经、免疫、循环等系统。生长调控模型涵盖了针灸的神经生理学模型，该模型的多项预言，已在现代生物学及针灸研究中得到证实。

综合中外经络本质的研究，基本上认为经络是一种生物反应现象。动物在没有大脑神经形成之前，这种反应现象就存在了，植物也存在着经络现象。生物体确实存在着一个原始的、极其古老的反应系统，像热、电、场一样。从生物进化的源头去研究“经络”的本质，可能是个捷径。

3. 经络学说与针灸治病原理

任何治疗的效果都是通过人体的自愈力实现的，人体内存在一个与血液循环、免疫系统、消化系统、骨髓造血干细胞功能等密切相关的自愈系统，针灸疗法就是唤起与促进这个“自愈”系统的最好的治疗方法之一。针灸是通过对人体的良性刺激，人为造成对人体无害的、物理性的轻微损伤，促使人体发生应激反应，调动机体抗炎、激发产生修复能力及更有效的抗病功能。针灸治病是通过自身调节完成的，刺激体表穴位，通过经络作用于脏腑器官，调节生命活动，其影响是双向的。针刺的烧山火、透天凉补泻法，就是双向调节现象。

有许多研究成果与临床报道，针灸能治好不少疑难重症及一些中西医药所不能解决的病症。英国《卫报》2008 年 2 月 8 日报道，美国马里兰大学医学院助理研究员埃里克·曼海默和同事们收集所有相关研究的结果表明，针灸可以刺激人体产生神经递质，从而影响月经周期排卵和生育力，针灸疗法可使接受生育治疗的女性怀孕机会提高 65%，他们在《英国医学杂志》上公布了结论。

据《科学时报》报道，德国科学家的一项研究显示，治疗偏头痛，发现传统的针灸疗法与“随机针灸”两种针灸疗法都比其他疗法具有更好的治疗效果。德国慕尼黑技术大学的临床流行病学家 Klaus Linde 对针灸治疗偏头痛的效果进行研究，选取 302 例 18 岁至 65 岁的偏头痛者治疗。“研究表明针灸疗法确实对德国偏头痛患者相当有效，而针灸位置是否准确似乎并不是非常重要”，他在 2005 年 5 月 4 日的《美国医学会杂志》报告了这一发现。

十二经脉所主所生病证并没有特异性，穴位的治疗功用与所系脏腑也无直接关系，如手厥阴心包经的内关穴，可治心神不宁、肺病、胃肠病、妇女月经病、男子性功能障碍等，与五脏都有相关，又如合谷、足三里，对多脏腑的多种病症都有治疗作用，如背部的足太阳膀胱经“脏腑俞穴”能治五脏病变。可见穴位的效应是广谱的，有一经多脏和一脏多经联系，说明经络穴位功用的特异性是相对的。非特异性作用具有双向调节，内关对心动过缓或过速，大肠俞对腹泻或便秘都有效果。经穴也有特异性的作用，如刺照海、阴谷可利尿，肾俞、京门可抗利尿，光明、内关可降血压。穴位对疾病的特异性作用，存在着未被探知的内容，具有令人瞩目的研究价值。

4. 经络与针灸研究的前景

人和动植物都有经络，其所存在的生物场，与天地能够互相感应。从子午流注的针法原理来看，天人相应的生物钟理论、时辰节律变化，影响着人体生物场。根据统一场论，场之间互相作用、互相联系。所以研究经络，不单是医学，还涉及物理学、化学、生物学及天文学等多学科。经络研究的前途宽广，能提高治病水平，还涉及延缓衰老等。要提高针灸治病效果，需要把握好医患相应的问题。针灸治疗原理在促使机体自愈力，施术是关键，与患者神气变化相应，医者运针时须体察到患者经气之强弱变化，随时调整，使效果得以提升。《灵枢·九针十二原》谓：“小针之要，易陈而难入，粗守形，上守神。”医者必须守神，集中意念，贯注指力，针灸医生能掌握这点，疗效就特别好。现代针灸名家承淡安认为针刺获效有三大要点：一是精神的感应，二是心理的专注，三是物理的刺激。三者配合，才显奇功。穴位并非一个固定的位置，腧穴是一种气的聚集，所以有时会发生偏移，最好找到酸痛麻等异常感觉，或者是有缝隙、塌陷处，或者是医生觉得有气感，找准穴位的（反应点）位置，施针效果才好。

针灸研究最有前景的是穴位的特异性，这方面的研究有不少报道，如合谷，对头面疾患，大都有效。临床有病例证实：①1974年上海第二医科大学附属第九人民医院（现为上海交通大学医学院附属第九人民医院）口腔颌面外科正在进行一台针刺麻醉下颞颌关节成形术。当行合谷穴针刺麻醉时，病人的嘴可以张开了。于是手术取消，后病人经针灸治疗痊愈。[新医药学杂志，1974(12)]②日本某医院一位老妇人因不明原因不能张口，多种治疗无效。尝试针刺右合谷穴，治疗一次病人口开[医道つ日本，1986(4)]。类似病例，临床报道很多。1994年，美国科学家研究发现：合谷穴区传入信息与同侧口面部的传入信息竟然重合在同一皮层相互毗邻的神经元上[Science，1994(5)：265]。这给"经络穴位"的研究提出了新思路。针灸创新，最大突破是揭示经络蕴藏的人体体表与内脏特定部位的联系，这一联系的揭示，将打通中西医之间隔阂。

目前关于穴位的特异研究较多，如针刺足三里对胃蠕动有明显影响，针刺内关穴可使心率由不正常转为正常，针刺三阴交可使子宫收缩等。现在有了大数据，拥有大量的文献资料，寻找穴位特异的临床效果就便捷多了，根据相关资料统计，通过找出穴位敏化的规律，可探求出特异作用的穴位。

四、脏腑理论

中医脏腑理论是独特的一套体系，是来自解剖实体与日常功能态观察的综合认识。西方哲学家叔本华说："我们从虫豸走过，我们身上就有虫豸。"人类体内处处保留着进化的痕迹。中医的脏腑理论出于原始思维，所以存在着古代哲学原始认识的迹象。既然世界上有暗物质、暗能量的存在，鲜活的生命体一定有尚未被发现的暗调控的系统存在，中医所认识的脏腑活动的功能态是否属于这个现象？古今对脏腑理论虽有争论，但在临床作用不容轻视，李振华提出：藏象理论是中医学的核心内容。我们需要正确认识。

1. 脏腑理论的形成

中医的脏腑理论，起始于古代解剖直观知识，经长期的生活观察，在古代哲学与文化的影响下，以“司外揣内”方法，通过漫长的医疗实践，从复杂的表现概括而成。中医脏腑理论渐离了解剖学概念，着重于藏象与功能上的论述。所以发生学是中医脏腑理论研究的重点，回归本源，探索本质。

脏腑理论始于《内经》与《难经》的记载。如《灵枢·经水》谓：“夫八尺之士，皮肉在此，外可度量切循而得之，其死可解剖而视之。”在《灵枢·平人绝谷》对“胃肠”解剖有具体描述。《难经·四十二难》言：“胃大一尺五寸，径五寸，长二尺六寸……脾重二斤三两，扁广三寸，长五寸……肾有两枚，重一斤一两。”中医的脏腑理论，源于原始的解剖观察，形成五脏概念的初始含义，如心脏与血脉相连，肺主司气的出入，胃受纳饮食，膀胱贮藏水液与排尿。随着医学的发展，需要深入认识脏腑功能，然而限于历史条件与特殊文化背景，不能进行血肉之躯的解剖而直观认识内脏功能，加上受象思维意识所左右，于是开启了另一条认识之路，即通过“司外揣内”及取类比象去认识功能，以现象为基，加上意象和法象的内容，把脏腑加上了藏象的概念，由实际解剖发展到对功能为主的认识，意义就不同了。仿象臆测，促使五脏概念的演变，如肺主气与心主血相邻，成气血关系；肺与脾胃上下相邻，具“敷布”作用；逐渐地脱离了原解剖脏器的功能作用。认为生命活动本质是“气”的升降出入运动，而形体是次要的，《内经》谓“人有精、气、津、液、血、脉，余意以为一气耳”，“出入废，则神机化灭；升降息，则气立孤危”。认为活人有形有气，而死人有形无气。所以对脏腑功能认识，不是从具体的形态出发，而注重于功能动态观察，将五脏概念系统整体化，如《难经·三十六难》言：“肾两者，非皆肾也。其左者为肾，右者为命门。命门者，诸神精之所舍，原气之所系也；故男子以藏精，女子以系胞。”谓肾主水，藏精，主生长、生殖，论脏腑功能从解剖脏器出发，而精神即在功能态上拓展。《内经》言“五脏相通，移皆有次”。认为五脏是个截然不可分割的整体，把脏腑和象的思维方式结合起来，脏腑由初始的实体延伸出了“藏象”概念，厚实了脏腑理论的内涵精神。

藏象学说是中医脏腑理论中的重要内容，是通过外象的反复观察研究，找出联系。《内经》言“视其外应，以知其藏，则知所病矣。”藏象的藏有两个含义，一是“脏”字的古字“藏”通“臟”（先秦时代无“臟”字）；二是“隐藏”的意思，认为“有诸内必形于外”，即《内经》言“以表知里”，《灵枢·外揣》言：“司外揣内”。张景岳说“象，形象也，藏居于内，形见于外，故曰藏象。”中医脏腑理论是以藏象学说为主，并有解剖因素参与的结合体。这一套脏腑经络体系，不能在解剖上找到实体，但在临床显示出重要意义。中医以系统方法获得了大量生理、病理信息，并与药物效用结合，通过大量临床的检验，从而形成了一套另辟蹊径的脏腑经络理论体系，在西医学相当发达的今天仍很有实际意义。藏象学说是中医认识脏腑的主要方法之一，不能涵盖中医的脏腑理论。因为临床上脏腑辨证，许多证据需要从“实体”中获取，并非皆归结于“藏象”。

在《内经》中没有具体提出脏腑的形成，说是“人以天地之气生，四时之法成”，可见中医脏腑形成的理念，与古代哲学思想“天人相应”有关。后世许多医易著作遵循此“道”，提出脏腑形成之说。《易经》提出万物形成规律：太极生两仪，两仪生四象，四象生八卦形成了整体系统。认为人体脏腑形成亦遵此规律，生命体形成之初是太极状态，以脾为太极，生两仪出现肝、肺，再成四象出现心、肾，演化成五脏整体系统。五脏由于相互制约与生化的关系而组成一个整体，五脏之间的相关规律，一般运用《内经》脏腑理论及五行学说来解释。

2. 中医脏腑概念是实体与功能态认识的交织

中医的脏腑理论，起始是以解剖学为基础，但论其功能却大都超越了解剖脏器，许多含义寓于“意象”之中。在脏腑理论中出现“藏象”概念，意为从外象表现揣测其功能。藏象的认识，以五脏为主，从整体观念出发取类比象，将人体的脏器功能，归纳为五大类，以五行学说诠解五脏相关。中医的五脏并不是以独立的形体结构存在，而是以与功能动态相结合成的单元存在，五脏实质上是人体五大功能系统，这种系统已超越了某个单一的形体结构，是多个形体结构相互协作的结果。古代认识是强调实体的功能和变化过程，而非实体的物理性质。例如《内经》谓肺的功能：主一身之气，宗气积胸中，司呼吸而贯心脉，肺朝百脉，这分明说肺有解剖上的呼吸系统功能，又具有循环系统的功能态。中医所说的人体脏腑，完全是一个不同于实体，又不同于抽象的概念，既有实体可验证，又有功能态的认识，而且是两者联系在一起，很难区分开来，这是中医脏腑理论的特征。

中医脏腑理论是将解剖器官与功能态认识交织在一起，形成了另一角度去认识人体功能的概念。脏腑理论展示了作为一种程序系统的人体功能系统，不同于解剖学结构系统的根本特征，这对从本质把握人体功能系统有十分重要的意义。科学发展显示，机体的功能活动是超越结构单位的。单以物质结构来认识和理解机体功能活动的方法，有很大的局限性，缺乏全面认识，所以把握中医脏腑理论，对整体认识机体各种功能活动的实质和规律是很有意义的。

近代名医恽铁樵说："《内经》之五脏非血肉的五脏。"问题是如何探索隐藏着的本质。中医的五脏学说以"宏观功能"为特点。五脏是多脏器、多系统功能的组合，是一种模型论科学，这是中医学重用轻体的特征。脏腑的概念由实物观察，不断扩充发展，抽象化、理论化，虚实结合，逐渐脱离了实体的内脏器官的本义。脏腑理论既然能够指导临床实践，是否存在结构基础，是否存在原始态的超现实结构的系统？许多的事实表明，机体的功能态与结构存在不对称，暗示有一种超结构的功能态存在，中医的脏腑理论正是揭示这个现象。

中医的脏腑理论，说明人体各个系统、各个部分的高度协调机制不是单一的，而是多层面的，有些是基于原始的电、磁、波等生物反应，逐渐发展成多层次的调控系统。现在的实验研究，大都是现存的、显见的调控现象，而潜在的、已趋于隐蔽、退化状态的还没有发现，有些人特殊功能的显现，正是证明了这一点，所以研究中医的层次需要再深入下去。

3. 五脏实质的现代研究问题

在《灵枢》中对脏腑的论述，近似现代黑箱的描述："脏腑之在胸胁腹里之内也，若匣匮之藏禁器也，各有次舍，异名而同处，一域之中，其气各异。"通过大量的现象观察，找出内在联系，所以脏腑理论与现代解剖是两个概念，如心主"神明"，肾主"生长、生殖"，是出自原始的概念认识。中医脏腑理论的确立，主要通过临床实践，比如肺与大肠相表里，若肺失宣降，表现咳嗽、气喘，伴见大便秘结者，泻大肠能够改善肺部病变，比如"三焦"，目前根本无法从解剖上找到一个相当的实质器官，只是意识到该功能的存在。脏腑理论形成后，脏腑只是一个代名词，对于解剖的要求就不重要了。明清以后西医传入，其生理解剖对中医的脏腑学说多少产生了影响，但没有动摇根本。那么如何将中医脏腑的黑箱打开，逐步与现代科学拉近，这并非易事，需要多学科的切入研究。

现代对中医脏腑理论的研究内容较丰富，如从血液循环、气体呼吸、饮食消化、水液代谢及精神思维等方面探索五脏调节理论，即多系统之间的相互作用。研究从中医理论特征出发，才能显示出价值，必须剔除偶然性的联系，避免一些五行相关上的牵强附会。现代对中医脏腑的许多研究，有成功的，有未成功的，主要是研究设计的思路问题。早年上海姜春华、沈自尹对"肾的研究"比较成功，说明了中医理论的一些实质。数十年来对五脏研究的主要成果：如认为脾与消化系统、自主神经、垂体-肾上腺皮质、内分泌系统、血液系统、免疫系统及三大物质代谢有关，脾虚者胃泌素分泌功能明显下降，小肠吸收功能紊乱，胃肠道运动功能降低，还有肌力减弱，微量元素代谢异常及微循环、血液流变改变等。肾与神经、内分泌、免疫、泌尿系统有密切联系，"肾阳虚"证具有下丘脑-垂体-肾上腺轴紊乱的特征，肾还与下丘脑-垂体-甲状腺轴及下丘脑-垂体-性腺轴功能有关。肝与神经系统、"神经-体液"调节有密切关系，肝病与自主神经功能失调有关，肝气郁滞会出现神经及内分泌功能紊乱，血液流变及微循环的变化。肺与血液循环密切相关，肺气虚，微循环血液流变量值及全血比黏度、血浆比黏度等改变，肺还与呼吸、免疫、泌尿系统相关。心脏可以决定性地影响大脑功能，心气虚，是心功能减退，是细胞免疫功能低下的机制之一，还做了血流动力学、血液生化、自由基代谢方面的相关研究；心阴虚，表现为自主神经功能、内分泌功能及血液流变学变化。这些研究成果，揭示了一些脏腑功能的实质，对中医脏腑理论作了一些局部的西医学佐证。

五脏是人体功能结构调控模式的主体，调节人体生命活动的基本运动。清代哲学家王夫之谓："天下之用，皆其有者也，吾从其用而知其体之有，岂疑待哉？"（《周易外传》）中医谓"体"不拘泥于解剖实体，而是跨组织、跨器官、跨系统的稳定的功能结构，并且强调其用，根据系统整体调控之说，其生物学基础不能从特异结构去寻找，而应当从机体基本生理物质的时空分布趋势及规律来探索。运用多学科知识，包括声、光、电、波、场等去研究中医的"气化理论"，进而揭示"脏腑"系统的生命运动规律，脏腑理论的现实意义才会逐步显见。

中医的脏腑理论出于原始思维，中医经典所建构的脏腑概念具有元模型的性质；法国著名系统论专家莫兰说过“处理复杂性问题的唯一途径就是开发元视觉”，中医经典曾经成功地开发出了有效的元视觉，并对当时有限的医疗经验进行了成功的演绎和整合。中西医有不同的视阈范围。中医理论的许多概念：气血、藏象、营卫、经络等，在中医理论架构中具有元模型的性质，元模型是最基本的模型，是比普通模型更高的层次。可利用这种元模型对中医理论进行诠释，进一步整合与沟通西医学与中医学。研究中医理论结构、本质特征、运用规律等，必须从中医理论概念形成的源头进行思考和设计。对中医的原始态（脏腑）的认识，如果能够从生物演化与胚胎发育过程获得启示，可能会打开研究的一个突破口。

4. 从中医理论特征去认识脏腑概念

由于中医发展过程中历史条件所限，中医理论难免存在争论的问题。如王孟英论脏腑说“身中之事，乃身外揣测，虽圣人亦不免有未尽然处。故拙案论证，但以气血论之，固多弇陋，实不敢以己所未信者欺人也。今春与杨素园太令言及，从来脏腑之论殊多可疑。杨侯叹曰：君可谓读书得间，不受古人欺者矣”（《沈氏女科辑要》）。王孟英认为脏腑之论可疑，殊与事实相违，故临证轻脏腑而重辨证。临床诊治若辨证无误，施治虽能获效，但脏腑是医学的基础，辨证不能远离脏腑。须知中医脏腑的含义，大都凭身外揣测与主观推断，以取类比象形成，以致脏腑概念模糊，有些概念亟待澄清。中医的脏腑理论与现代解剖是两个概念。如果对中医脏腑概念不清，就会导致许多脏腑研究设计上的错误，而陷入西医解剖的误区，失去了研究价值。例如将胚胎时期，肾脏与睾丸贴近一起，看作是肾主藏精的一个根据。又如“肾开窍于耳”，从肾脏与听神经的关系作研究。又如有人将骨髓间质细胞与肝细胞的某些联系作研究，证明《内经》谓“肾生骨髓，髓生肝”的科学内涵。还如对“肝肾同源”的研究，以“乙型肝炎病毒相关性肾炎（HBVGN）和临床常见的肝肾综合征”“作为肝肾同源病理学层面的例证”等。是混淆了中医与西医不同的概念，对于中医的理论研究与临床发展，没有多大意义。

研究中医脏腑必须着眼于临床，因为中医脏腑概念是出自临床观察，有许多论述需要从实际出发。如五脏与六腑的表里关系，这是说明脏腑的整体关系，并不是固定的对应关系，主要的是从临床实际思考，常常是一脏与多腑相关。如心合小肠，并非特异关系，临床可用“清心火”来清“小肠火”，亦可用清肝火、清肾火来清小肠火。心又可与胆相关，《医学入门·脏腑》言：“心与胆相通，心病怔忡宜温胆为主；胆病战栗癫狂宜补心为主。”从临床上看心与胆均与神志疾病相关，在治疗上互有联系。又如肺、脾、肝、肾的脏腑关系都有不确定性，《医学入门》说“肺与膀胱相通，肺病宜清利膀胱水，膀胱病宜清肺气”，“脾与小肠相通，脾病宜泻小肠火，小肠病宜润脾土”，“肝与大肠相通，肝病宜疏通大肠，大肠病宜平肝经”，“肾与三焦相通，肾病宜调和三焦，三焦病宜补肾”。打破了脏腑表里的对应关系，注重临床实用。又如五脏与五官的联系，认为“肾开窍于耳”，但《内经》谓“心开窍于耳”，又有“心开窍于舌”、目为心窍之说。五官与五脏的关系，并没有特异的相关性。脏腑理论所指的五脏与五官、形体、五液、五志的关系，都是动态的整体关系，非固定的对应关系。如《灵枢·五阅五使》言：“目者，肝之官也……肝病者，眦青。”是通过表象观察来推测肝病，若将“肝、胆、筋、目”固定为一个肝系统，则会陷入机械论，失去了中医的灵活思维。五脏各自具有不同的功能，在生理活动中又相互联系。五脏呈网状交互关系，动一脏则涉及余四脏，比如呼吸之气由肺所主，发生“咳喘”病变，主要在肺，但临床论治则牵涉五脏，所以说“五脏六腑皆能令人咳”。又如遗精一病，病位虽在肾，病机则涉及五脏，《景岳全书·遗精》言：“然心主神，肺主气，脾主湿，肝主疏泄，肾主闭藏，则凡此诸病，五脏皆有所主，故治此者，亦当各求所因也。”可见中医的脏腑辨证，灵活应变，这是整体辨证观。国医大师邓铁涛说：“中医药学必须走自己的道路，走按照自身发展规律的道路。”

在脏腑理论中，对脾胃的研究，容易贴近实际，因为脾胃以消化系统为生理病理的基础，相对比较直观，容易从最常见的饮食与二便变化观察获得认识，并结合临床口服给药得出的反应结果，容易把握。临床上药物的治疗作用和疗效也首先应验于脾胃反应，相对比较符合客观。围绕脾胃功能，开展西医学的各种检测，相对容易掌握，也容易联系其他脏腑，打开思路。因此，脾胃理论可作为中医脏腑理论的核心，研究脾胃理论可作为探讨中医现代化的一个切入点。

第五章

脾胃理论的形成及发展概况

中医脾胃理论源于《内经》，张仲景《伤寒论》将其运用于临床，至金元时期，李东垣确立了脾胃理论，明代张景岳等温补派丰富了脾胃理论，清代叶天士提出胃阴学说，经历代诸家发扬，不断完善了脾胃理论体系。李东垣《脾胃论》开篇提出“脾胃为元气之本”，发扬了《内经》以脾胃为核心的脏腑理论，突出了仲景重“胃气”的学术思想，促进了后世临床的长足发展。脾胃功能是生命存在的基本特征，一旦发病，无不牵涉脾胃。《内外伤辨惑论》言：“既脾胃有病，则中气不足；中气不足，则六腑阳气皆绝于外……故营卫失守，诸病生焉。”疾病的治疗转归，关键在脾胃。东垣提出“内伤脾胃，百病由生”的论点，形成了独特的系统性脾胃理论，成为防治疾病的核心，是中医学史一个重要里程碑。

一、脾胃理论是东垣继承《内经》与仲景学说而发展形成的

中医学在发展的历史长河中，出现了不同的学术流派，各学派万变不离其宗，其内涵大都一脉相承。中医史上典型的学术流派是金元四大家，其中较突出的李东垣，受老师张元素“古方不能治今病”观点的影响，在继承《内经》与《伤寒论》学术思想上，结合实践体会，确立了脾胃理论。现从东垣的代表著作探讨东垣学术思想的形成轨迹，及其在临床上承前启后的作用。

1.《黄帝内经》确立人以胃气为本

脾胃是脏腑的核心，在《内经》中已经明确提出。《素问·太阴阳明论》言：“脾脏者，常著胃土之精也，土者，生万物而法天地。”张景岳在《类经》注曰：“土为万物之本，脾胃为脏腑之本。”五脏的活动，是以脾胃为中心。从五行分属方位来看，东南西北分主于四脏，脾土居中。从春夏秋冬四时来看，以肝心肺肾分主，“脾者土也，治中央，常以四时长四脏”。历代医家大都宗此概念。脾主四时，脾土健旺，运化功能强，正气不衰则外邪不侵，脏腑

经络安定,故仲景言:“四季脾旺不受邪。”

五脏功能的能源,皆由脾胃所供养。《素问·经脉别论》言,“食气入胃,散精于肝,淫气于筋;食气入胃,浊气归心,淫精于脉。脉气流经,经气归于肺”,“饮入于胃,游溢精气,上输于脾,脾气散精,上归于肺……水精四布,五经并行,合于四时,五脏阴阳,揆度以为常也”。《素问·玉机真脏论》言:“五脏者,皆禀气于胃。胃者,五脏之本也。”《灵枢·五味》言:“胃者,五脏六腑之海也,水谷皆入于胃,五脏六腑皆禀气于胃。”《灵枢·玉版》言:“人所受气者,谷也。谷之所注者胃也。胃者,水谷气血之海也。”脾胃同居中焦,主升清降浊,阴阳协调,燥湿相济,运化气血,荣养全身,故“脾胃为气血化生之源”,谓后天之本。《素问·平人气象论》言:“平人之常气禀于胃……人无胃气曰逆,逆者死。”论中又言:“人以水谷为本,故人绝水谷则死,脉无胃气亦死。”五脏之气生于脾胃,从脉诊来看,五脏四时之脉,皆以胃气为本。胃气是生命活动之本,论中提出:有胃气的脉为平脉,胃气少的脉为病脉,绝无胃气的脉为死脉。

东垣在《脾胃论》开篇论述,是从《内经》诸篇研讨入手,认为“历观诸篇而参考之,则元气之充足,皆由脾胃之气无所伤,而后能滋养元气;若胃气之本弱,饮食自倍,则脾胃之气既伤,而元气亦不能充,而诸病之所由生也”。确立了“内伤脾胃,百病由生”的观点。

2. 易水学派对东垣学说产生的影响

中医学派的形成与流传常与师承有关,论东垣学说的产生,必然要追溯其师张元素。张元素是易水学派的创始人,几乎与河间是同时代人。元素代表作《医学启源》《脏腑虚实标本用药式》,探讨疾病的病机不同于河间从病机十九条出发,而是从脏腑病机出发。元素脏腑议病的主导思想,是继承《内经》理论与仲景学说而发挥,对于脾胃虚实病证的治疗,提出了比较系统、完整的方法,如土实泻之,土虚补之,本湿除之,标湿渗之。张元素深知脾胃功能特点,确定了治脾宜守、宜补、宜升:治胃宜和、宜攻、宜降的治则,给东垣的创制脾胃治方,有很大的启示。元素治病不泥古方,反对不知变通的风气,提出“古方今病不相能也”的见解,主张方药应用,要根据时令变化及患者体质的不同而变动,元素以善制新方和化裁古方而闻名。

《此事难知》作者王好古与李东垣同师张元素,张师去世,继从学长李东垣学习。李东垣、好古称老师张元素为易老，在《此事难知》载“易老解利法”谓：“经云：有汗不得服麻黄，无汗不得服桂枝。若差服，则其变不可胜数，故立此法，使不犯三阳禁忌。”解利神方即九味羌活汤，“不独解利伤寒，治杂病有神”，如中风、痹病等，可见易老解利法，不仅是发展了伤寒的汗法，并将外感与内伤之治联系一起。李时珍赞元素：“大扬医理，灵素之下，一人而已。”

弟子东垣传承元素之学及敢于创新的精神，摆脱了宋代《太平惠民和剂局方》的束缚，受老师脏腑辨证和重温补的影响，在“脏腑议病”观点的启示下，突破陈规，别开蹊径，阐发《内经》“土者生万物”与仲景护胃气的理论，结合自身的临证经验，创立了“脾胃论”，重视调治脾胃而自成一体。东垣弥补了河间、元素学说之不足，完善了理论系统，后人称之为“补土派”，私淑者众，因张元素是易水人，故后世称此派为易水学派。

3. 东垣基于《内经》与仲景护“胃气”思想确立脾胃理论

仲景尊崇《内经》以胃气为五脏六腑根本的学术思想，“胃气”即脾胃功能，关系到疾病治疗效果、转归及预后。《伤寒论》多处提及“和胃气”，“无犯胃气，必自愈”，“胃气和则愈”，“胃气尚在，必愈”，认为治病宗旨在护“胃气”，这个思想在六经辨治与杂病论治中无不体现出来，贯穿于临床的理法方药与预防调护，开拓了脾胃理论的临床应用。

金元时期李东垣对之作了充分的发挥。李东垣在《脾胃论》开篇言“历观《内经》诸篇而参考之”，悟出脾胃与元气的关系，元气由脾胃之气滋养。东垣在论中的“《内经》仲景所说脾胃”提出：“仲景云：人受气于水谷以养神，水谷尽而神去，故云安谷则昌，绝谷则亡。”重申了脾胃之气的重要意义。东垣在《内外伤辨惑论》言：“仲景云：水入于经，其血乃成，谷入于胃，脉道乃行。”强调“胃气岂可不养，复明养胃之理”，在临床上推进了脾胃理论的应用。元好问在《脾胃论·序》中言此书“上发二书（指《内经》与《伤寒论》）之微，下祛千载之惑”，其意博大。

清代名医叶天士《临证指南医案》言：“太阴湿土，得阳始运，阳明燥土，得阴始安。以脾喜刚燥，胃喜柔润也。仲景急下存津，其治在胃；东垣大升阳气，其治在脾。”可见李东垣继承发展了仲景学说，并完善了脾胃理论。《吴医汇讲·升降出入说》中蒋星墀说：“观东垣《脾胃论》浮沉补泻之图……考其所订诸方，用升、柴、苓、泽等法；实即发源于长沙论中葛根、柴胡、五苓之意以引而伸之。”东垣《脾胃论》中对脾胃损伤的治疗用方，常尊崇仲景的法则，如在《脾胃损在调饮食适寒温》文中，认为六气之中，一气偏胜，亦能伤脾损胃。脾胃损（右关脉缓），如得弦脉，风邪所伤，用甘草芍药汤、黄芪建中汤；如得洪脉，热邪所伤，可用调胃承气汤；得缓脉，湿邪所伤，用五苓散等；得沉细脉，寒邪所伤，用理中丸、汤等。东垣将仲景的用方，结合脉象而融入六气辨证之中，拓展了经方的临床运用。

4. 东垣的甘温除热法启发于《内经》与仲景之说

对内伤所致发热的治疗，李东垣在《内外伤辨惑论》中提出甘温除大热法，后世大都认为此法创于东垣，其实此法源出《内经》与仲景。《素问·生气通天论》谓“阳气者，烦劳则张”，《素问·调经论》谓：“有所劳倦，形气衰少，谷气不盛，上焦不行，下脘不通，胃气热，热气熏胸中，故内热。”在《素问·刺志论》谓：“谷虚气虚……气虚身热。”指出劳倦过度会导致气虚而发热。在《素问·至真要大论》谓“劳者温之”“损者益之”，提出虚劳的治疗法则。

《伤寒论》谓：“病人脏无他病，时发热，自汗出而不愈者，此卫气不和也，先其时发汗则愈，宜桂枝汤。”此条可认为是内伤发热范畴。张仲景在杂病证治的《金匮要略·血痹虚劳病脉证并治》中谓：“虚劳里急……手足烦热，咽干口燥，小建中汤主之。”提示因虚发热，治用温中补虚小建中汤，若进而表现“诸不足”则加入黄芪，为黄芪建中汤。东垣在《脾胃论·脾胃胜衰论》中论述对脾胃虚弱的治疗：“若脉弦，气弱自汗，四肢发热，或大便泄泻，或皮毛枯槁，发脱落，从黄芪建中汤。”此处描述的是内伤发热，推用仲景黄芪建中汤，随证加减，如气弱不足加人参，自汗加白术，血虚加当归，有湿加苍术。从李东垣治疗内伤脾胃而发热的组方思路可看出，是来自仲景学术思想。

李东垣认为“脾胃虚弱”是属于“阴盛阳虚之证”，治遵仲景大法，“汗之则愈，下之则死。若用辛甘之药滋胃，当升当浮，使生长之气旺”。从中悟出“言其汗者，非正发汗也，为助阳也”。提出汗法的风药具升阳作用，与益胃之甘药有协同效果。东垣《脾胃论·饮食劳倦所伤始为热中论》中重申“甘温除大热”，立补中益气汤为主方，比桂枝汤类方的适应证更有进一步拓展。从两者的组方结构及主治病证分析可看出，东垣创立的甘温除热法的思路，是受仲景治虚劳烦热之法的学术思想所启发，结合自身实践体会，作了创新与发展。

东垣甘温除热法缘由在《内外伤辨惑论》讲得很清楚，认为当时医生不明“内伤类似伤寒”，东垣言：“余在大梁，凡所亲见，有表发者，有以巴豆推之者，有以承气汤下之者，俄而变结胸、发黄，又以陷胸汤、丸及茵陈汤下之，无不死者。”由于时医不明虚实，未深究仲景之学，导致误治者多，认为今病与前哲所论不同，以此提醒后人：“内伤，亦有头痛、项痛、腰痛，与太阳表证微有相似”，“内伤不足之病，表上无阳，不能禁风寒也”。两者根本区别在于虚实不同，认为：“仲景《伤寒论》云……伤寒证……脾气通，知五谷之味矣”，而内伤“俱恶食，口不知五味”。主要辨别在脾气强弱。东垣在辨识中提出有气虚与阳明“白虎汤证相似”，出现“壮热，大恶热，渴而饮水”，认为“若误与白虎汤，旬日必死。此证脾胃大虚，元气不足”。提出类似“伤寒”的内伤概念，“以平生已试之效，著《内外伤辨惑论》一篇，推明前哲之余论”，提出内外伤辨别关键在辨清虚实。强调“气虚类白虎”之证，并非实证，须用“甘温除大热”，创立补中益气汤。在《内外伤辨惑论·四时用药加减法》中，沿用仲景治法，“如腹中痛，恶寒而脉弦者，是木来克土也，小建中汤主之”，“如脉沉细，腹中痛，以理中汤主之”，“脐下痛者……下焦血结膀胱，仲景以抵当汤并抵当丸主之”。东垣通过临证实践，既突破仲景之法而创新发展，又回归用仲景方于临床，为后学者树立了学用经典的典范。

5. 桂枝汤与补中益气汤相关的临床意义

柯琴称桂枝汤为“仲景群方之冠”，王纶称东垣“所制补中益气汤，又冠诸方之首”。追溯东垣甘温除热法乃衍化于仲景桂枝汤法，那么两者有什么内在联系？《伤寒论》桂枝汤是治疗太阳中风代表方，亦能治疗太阴病，即里虚寒证。曹颖甫《经方实验录》说桂枝汤：“以之治太阳之系在太阴。”曹颖甫认为桂枝汤的作用机制，为扶助脾阳，故临床应用广泛，柯琴称之“乃滋阴和阳，调和营卫，解肌发汗之总方”。概括桂枝汤基础病机为阴阳失和，脾阳虚衰，作用在调和营卫，解表又能疗内伤。桂枝汤中并无参芪等补气药，功效为发汗解肌，后世医家容易忽视它的治疗内伤作用。解桂枝汤的组方机制为辛甘化阳，酸甘化阴。在经方体系中，通过阴阳化合来治疗虚劳是一大法门，可说是仲景治虚的最基础的模式。主药桂枝甘温而兼辛香，是健脾要药，《神农本草经》载桂枝“补中益气”，芍药“益气”，所配甘草、生姜、大枣，其组方在于补益中土很明确。桂枝汤进一步衍变成一系列的补虚方，从《伤寒论》太阳病篇的新加汤到《金匮要略》虚劳病篇治疗诸方：桂枝加龙骨牡蛎汤、小建中汤、黄芪建中汤等。有人认为仲景以小建中汤治虚劳烦热，是东垣倡甘温药治热之先导，还不如直言桂枝汤更为合理，只是里虚甚者加饴糖、黄芪、人参等甘药增强补虚作用而已。

仲景桂枝汤既是治疗太阳中风的主方，又是治疗虚劳方剂的根方。六经虽分表里，仲景并未墨守表里界限，以桂枝汤统治表里，凸显了内外伤的密切关系。东垣深解仲景之意，从《内外伤辨惑论》表面字义上看，似乎是辨表证与里证的真假，但从篇中内容分析，“内外伤辨”的实质是辨虚实，认为外感虚证实质是内伤不足的外在表现。与仲景一样，东垣没有局限于表里界限，大胆学用仲景心法，创立甘温除热代表方补中益气汤。

仲景桂枝汤与东垣补中益气汤均能治虚人表证与脾胃虚证，两者异曲同工。比较两者的结构特点：桂枝汤使用解表药桂枝与敛阴药芍药、补气药甘草配合形成调营卫而和阴阳，如气虚明显加人参、黄芪。补中益气汤则突出补中益气效果，在配伍上作了调整，将解表药桂枝改为升麻、柴胡（东垣方中还常用防风、羌活、蔓荆子、葛根等），并重用了补中气药人参、黄芪、白术等，形成补中益气之功。《张氏医通》在人参败毒散方解言：桂枝汤之用白芍，与桂枝人参汤，小柴胡汤，参苏饮用人参具同样意义。东垣宗张师言“白芍入脾经补中焦”，在《脾胃论·脾胃胜衰论》兼见证加减中言：“如肺气短促，或不足者，加人参、白芍药。中焦用白芍药，则脾中升阳，使肝胆之邪不敢犯也。”在《脾胃论·肺之脾胃虚论》的升阳益胃汤方解言：“何故秋旺用人参、白术、芍药之类反补肺，为脾胃虚则肺最受病，故因时而补，易为力也。”在《兰室秘藏》的救苦化坚汤中言白芍药“能补中益肺之虚弱”。在活血通经汤中言：“以芍药、甘草专补脾气。”可见东垣论白芍有功同人参补气益脾的效果。

基于李东垣如此见解，再比较两方结构与作用机制的异同，可看出东垣组方立法，含有仲景之意。东垣是直接以参芪益气合风药升阳来补虚，与桂枝汤阴阳合化之补虚殊途同归。这是东垣活用仲景之理法，组方围绕着脾胃为中心。东垣在补中益气汤加减法中说:“以手扪之而肌表热者,表证也,只服补中益气汤一二服,得微汗则已,非正发汗,乃阴阳气和,自然汗出也。”明示肌表热的表证,服用补中益气汤解肌发表使其微汗以和阴阳,与桂枝汤法极为相似,都是针对患者体虚本质。补中益气汤作用是升阳风药协同参、芪、术、草之力鼓舞阳气,使阴阳气和自然汗出而解,所以能治内伤发热,亦能治气虚外感发热。经方名师黄煌认为桂枝汤证,其实是一种机体极度疲劳的状态。这与东垣立补中益气汤,用治内伤劳倦之意,极为相似,均有抗疲劳作用。

临床研究表明,桂枝汤具双向调节作用,如治心动过缓,又可治心动过速;可治高血压,又可治低血压;能治发热性疾病,又能治体温不升;能止腹泻又能通便秘;能发汗又能止汗。桂枝汤能统治表虚证与脾虚证。东垣补中益气汤,掌握好适应证,对许多病变亦能起双向调节作用,如对心动过速与心动过缓,高血压与低血压,发热与低体温,便秘与腹泻,遗尿与尿潴留,失眠与嗜睡,妇女月经先期与后期、功能失调性子宫出血与闭经、产后乳汁自溢与缺乳等。可治疗虚人外感发热,也可治疗内伤脾虚发热。两方同为调节之剂,针对不同表现特征,临床上桂枝汤类方与补中益气汤类方起着互补作用,给后世学者采用不同角度的调节方法开启了思路。

6. 东垣组方取意于仲景经方结构剖析

李东垣的创立方有仲景之法的内涵。如《内外伤辨惑论》升阳补气汤,原文谓其:“治饮食不时,饥饱劳役,胃气不足,脾气下溜,气短无力,不耐寒热,早饭后转增昏闷,须要眠睡,怠惰,四肢不收,懒倦动作,及五心烦热。”本方名曰补气,却无补气药,是以解表药升麻、柴胡、羌活、独活、防风,配合滋养阴血药白芍、生地,加甘草、生姜、大枣组成(配厚朴、泽泻祛湿,以脾喜燥)。意在调和营卫,与桂枝汤结构及其调治太阴的功用,遥相呼应。临证见一些中气虚衰却不适参芪之类补气方药治疗的患者,投以本法颇为理想,可谓东垣对桂枝汤法的创造性发挥。

将小柴胡汤作方解,方用参、枣、甘草培补中土,以黄芩、半夏降泄浊火,用柴胡、生姜升发清阳。此与《脾胃论》首方,东垣学术思想的代表方,补脾胃泻阴火升阳汤的结构,非常相似,东垣于方中增入黄芪、苍术补中健脾,增入黄连、石膏清泄浊火,增加升麻、羌活升发清阳,强化了这三方面的作用力度。从中可以体悟出,东垣的学术思想是从仲景柴胡汤证得到启示而演化出的学术体系。再将东垣创立的代表方补中益气汤,与小柴胡汤比较组方结构。补中益气汤是小柴胡汤去黄芩、半夏、大枣,加升麻、黄芪、当归、白术、陈皮。两方的共同特点,既可治虚人外感发热,也可治内伤发热。可见补中益气汤是柴胡汤证兼饮食劳倦,内伤元气,中气不足的病证,拓展了应用范围。东垣将两方合成为"益胃汤",增强了治疗饮食劳倦,内伤发热的功效,临床颇为实用。

仲景治疗虚劳病,还有一个名方是薯蓣丸(薯蓣、人参、白术、茯苓、甘草、当归、地黄、芎䓖、芍药、麦冬、阿胶、干姜、大枣、神曲、柴胡、防风、豆黄卷、桂枝、杏仁、桔梗、白蔹),重用山药(薯蓣)补脾肾为主,方中用大队补气健脾、养血滋阴,佐以解表风药及温中和胃药组成。这种组方结构与东垣的补中益气汤系列方组成,颇为神似,可能东垣在实践中受到薯蓣丸组方的启示。薯蓣丸组方偏杂,临床用于体虚易感者的固本治疗,运用不如补中益气汤之灵活广泛。

东垣《兰室秘藏·中满腹胀门》宗《内经》言"诸胀腹大,皆属于热",创"中满分消丸"治疗中满腹胀、鼓胀、气胀、水胀,组方仿仲景之三泻心汤,加入理气,利水之味。在"心腹痞门"治疗用方:消痞丸、失笑丸、黄连消痞丸等都是以仲景三泻心汤化裁而成。东垣立足于仲景之法,又丰富了临床上对痞、诸胀之治。东垣在著作中所载易水张师的枳术丸,是《金匮要略》枳术汤变剂,原治"心下坚……水饮所作",取其强胃消食,变为治痞之用,并加味衍化出了不少成方,拓宽了临床应用。吴雄志《吴述各家学说·脾胃研究·下部》认为李东垣核心学术思想:升阳益气、升阳散火、升阳除湿,都可在《伤寒杂病论》找到渊源,他提出两者之间的相关方剂,如仲景治虚劳病的黄芪建中汤,化裁出东垣补中益气汤。

7. 东垣在实践中发展了仲景学术思想

东垣尊老师张元素之嘱:"仲景药为万世法,号群方之祖,治杂病若神,后之医者,宗《内经》法,学仲景心,可以为师矣。"临证对仲景学术思想,既宗其意,又在实践中进行了发挥。东垣在临床常用六经辨治,在《医学发明·六经禁忌(仲景)》中,强调了六经病的禁下之,禁发汗,禁利小便等几个要点,重视护正气,保津液。在该书最后《治病必须求责》提出"假令治病,无问伤寒、蓄血、结胸、发黄等诸证，并一切杂证等，各当于六经中求责之”，认为一切外感杂证须从六经辨证施治。

东垣临床灵活运用仲景之方，在《内外伤辨惑论》中记载许多病证治疗采用仲景方。如治疗水湿，“腰以下有水气”，用牡蛎泽泻散、五苓散；“表有水，小青龙汤主之，里有水，十枣汤主之”。如治“烦渴饮水，水入即吐”，以五苓散；治疗“饮食过饱，填塞胸中”使用吐法，以瓜蒂散；治疗“虚烦不得眠，栀子豉汤主之”。结合实践多有发挥，如《脾胃论·饮食伤脾论》治伤饮者用五苓散，遵仲景服法，“热汤调服”，并“多饮热汤，有汗出即愈”，认为伤饮属无形之气病，“宜发汗、利小便，以导其湿”，既祛除湿邪，又复其气化功能。

东垣更善于将仲景方随证变化而应用。如《兰室秘藏·经漏不止之论》用仲景《金匮要略》胶艾汤，去方中甘草，加丁香，变成丁香胶艾汤，治崩漏不止，表现“脐下如冰，求厚衣被以御其寒”，增强温经摄血之功。在《兰室秘藏·消渴门》总论，对消渴分三消治疗，宗仲景之治方，上消者，以白虎加人参汤治之；中消者，以调胃承气、三黄丸治之；下消者，以六味地黄丸（仲景肾气丸变方）治之。在《兰室秘藏·大便结燥论》，主张究其源而治，法尊仲景“以脾约丸润之”，用方通幽汤、润肠汤、润肠丸等以润燥为主，然用方中均配升麻风药，此乃东垣寓升促降之妙法。

对复杂的病症，东垣常将仲景用方与时方结合运用。东垣《脾胃论》载：“冬居旷室，衣服复单薄，是重虚其阳。表有大寒，壅遏里热，火邪不得舒伸，故血出于口。因思仲景太阳伤寒一证，当以麻黄汤发汗，而不与之，遂成衄血，却与之立愈，与此甚同，因与麻黄人参芍药汤。”组方：麻黄，桂枝，白芍药，炙甘草，人参，麦冬，五味子，黄芪，当归。此为风寒之邪伤于气血两亏之体，故采用桂枝麻黄各半汤合当归补血汤、生脉饮投之。但东垣与仲景处方用量相当悬殊，且以煮散热服，用量用法轻灵，巧妙地解决了虚人外感病症。《脾胃论·湿热成痿肺金受邪论》的益胃汤是以小柴胡汤合补中益气汤组成。《兰室秘藏》治久疟的加味四君子汤是小柴胡汤合四君子汤，治口疮，用五苓散合导赤散，《医学发明》治疗“渴而小便闭”的“清肺饮子”以五苓散合八正散同用。

《此事难知》作者王好古在书序言：“予读医书几十载矣，所仰慕者，仲景一书为尤焉。然读之未易洞达其趣，欲得一师指之，遍国中无有能知者。寤而思，寐而思，天其勤恤，俾我李公明之，授予及所不传之妙。”可见此书是东垣为王好古解读仲景之学所作。《此事难知》解读《伤寒论》六经病辨治，加入了许多自身的经验，是东垣继承与发展了仲景学说的成果之作。

8. 东垣学说补仲景之未逮

《内经》论疾病发生云：“或生于阴，或生于阳。”汉代《伤寒论》突出阐述“生于阳”的外感热病的证治，而东垣《内外伤辨惑论》突出阐述了“生于阴”有似外感的内伤病证治，可谓独树一帜，补仲景之未逮。丹溪《格致余论》言：“仲景之书而详于外感，东垣之书而详于内伤，医之为书，至是始备。”认为仲景与东垣之学互补。明代王纶《明医杂著》说“外感法仲景，内伤法东垣”，可见东垣完善了仲景之学，采用调治“脾胃”之法为主，是对仲景治法的补充。其实仲景治方并无外感与杂病的界限，东垣进而提出外感病变中可出现内伤表现，更是打破了外感与内伤的界限，统一了两者的诊治。中医的发展中，虽然产生了许多不同的学术流派，但是学术的根本未变，其根本就在《内经》《伤寒杂病论》，而后世千百家都是在添枝加叶，致使中医这棵大树根深叶茂，千年而不衰。东垣弟子罗天益在《脾胃论》后序言：“伤寒为病最大，仲景广而论之，为万世法。至于内伤脾胃之病，诸书虽有其说，略而未详，我东垣先生，作《内外伤辨》《脾胃论》以补之。”明代李中梓《医宗必读》言：“伤寒虽繁剧之症，仲景创论于前，守真补遗于后，无漏义矣。独内伤与外感相类，而治法悬殊，东垣起而详为之辨……又补张、刘之未备，而成一家言。”可见东垣之学是基于仲景学说而发展，弥补了仲景之学的未尽之法，使中医学术更趋完善。

清代屠人杰《伤寒经集解》对东垣之论的评价较为中肯：“观东垣遵《内经》及仲景之文而论脾胃，曰脾受胃之阳气能上升水谷之气于肺，上充皮毛散入四脏。今脾无所禀，不能行气于脏腑，则五脏六腑十二经十五络四肢皆不得荣运之气，闭塞不利，则百病生焉……此论一出《内经》之文益显，治脾胃之法愈悉，而天下后世乃知人生莫先于脾胃，而疗病尤为紧要，虽代有人论脾胃，而方法总无逃乎东垣之范围，其惠也不亦大哉。”在叶天士《临证指南医案·脾胃》的按语中，华岫云言：“脾胃之论，莫详于东垣，其所著补中益气、调中益气、升阳益胃等汤，诚补前人之未备。”并说“仲景急下存阴，其治在胃；东垣大升阳气，其治在脾。此种议论，实超出千古”。对东垣发展与完善了仲景之说，作出了极高的评价。

二、李东垣脾胃理论的核心思想

李东垣在复杂的外感与内伤辨惑中提出两者的辨别关键及相互转化关系。东垣发现了风药的升阳助阳作用，与补中益气药存在协同效应，组制了一系列升阳补中方剂，广泛地应用于临床。明代徐春甫编集《古今医统大全》概括了东垣之论：“谓病因脾胃所生者良多，故主内虚则诸邪并入，著《脾胃论》补中益气等方。为王道之本，而实为医家之宗主。”探讨东垣脾胃理论的核心思想所在，旨在把握东垣学说的基本精神，促进临床运用与发挥。

1. 东垣脾胃理论形成的背景

探讨东垣学说的核心思想，首先要追溯其形成的背景。东垣学术思想的创立，始于他对“外感”与“内伤”的辨惑。东垣所处年代战乱频发，百姓饥劳交迫，寒温失所，疾病流行。当时许多医生死板硬套成方，甚至滥用伤损脾胃药物，对那么多患者的误诊、死亡束手无策。李东垣在奠基之作《内外伤辨惑论》的十三辨中对此问题进行了辨解。针对将发于阴的饮食劳倦内伤病与发于阳的外感风寒相混淆的时弊，李东垣提出了“内外伤辨惑”论述，“以证世人用药之误”，“而使天下之人不致夭折”。李东垣为一代名医，以治疫救世为职责，提出脾胃之论与时代息息相关，犹如张仲景因“感往昔之沦丧，伤横夭之莫救”而著《伤寒论》。东垣在论中提出“外感”与“内伤”的辨别，认为外感似内伤当用甘温除热法，从中可窥东垣秉持内外伤相通的理念，冲破当时医者固守“概其外伤风寒，六淫客邪，皆有余之病，当泻不当补”的管见，可谓振聋发聩之举。

李东垣认为外感风寒与内伤脾胃均有恶寒、发热、头身痛等阳气病变表现，如不加细辨，容易误诊。外感是阳气遏阻，内伤是阳气虚弱，东垣特别提示“内伤脾胃，乃伤其气，外感风寒，乃伤其形，伤其外为有余，有余泻之，伤其内为不足，不足者补之”。又在论中谓“表虚之人，为风寒所遏，亦是虚邪犯表，始病一二日之间，时与外中贼邪有余之证颇相似处”，强调两者的虚实之别。东垣在《脾胃论》重申：“内伤不足之病，苟误认作外感有余之病，而反泻之，则虚其虚也。实实虚虚，如此死者，医杀之耳，然则奈何？惟当以辛甘温之剂，补其中升其阳，甘寒以泻其火，则愈矣。”东垣针对时弊，提出“内外伤辨惑”之论，以沉痛的教训，向人们警示：外感与内伤疑似证的辨别关键在辨虚实，并创制了治疗内伤发热的经典用方补中益气汤。从该方的“四时用药加减法”来看，该方临床应用极为广泛，历代医家对之沿用不衰，实践中不断拓展应用。东垣强调了脾胃与元气的关系，提出了“百病皆由脾胃衰而生”，脾胃对许多疾病发生与治疗有着重要影响。

2. 风药与补气健脾药的协同效应

人体的脏腑活动表现为升降有序，脾胃为升降的枢纽。东垣论脾胃的升降突出了脾的升清为主导，所创立的补中益气汤及其系列方，都体现了这个学术思想，如升阳顺气汤，《脾胃论·长夏湿热胃困尤甚用清暑益气汤论》中的清暑益气汤、升阳散火汤，“肺之脾胃虚方”升阳益胃汤，“肾之脾胃虚方”神圣复气汤，还有《脾胃论》的补脾胃泻阴火升阳汤、调中益气汤，《兰室秘藏》的参术汤、升阳柴胡汤，《医学发明》的人参益肺散、内托荣卫汤等。尽管这些方剂适用的病证各有不同，但其结构有共同特点，都以“风药”与补气健脾药配合为核心，取两者“辛甘益阳”的协同效应，这是东垣重要学术思想之一。

“风药”取自解表药。“表”与“脾胃”的生理功能密切相关。东垣说“卫气”乃胃气之异名，其实一也。李东垣“脾胃论”认为百病皆由脾胃衰而生，无论外感还是内伤，病机同责之于阳气病变，外感表证由阳气阻郁，内伤脾胃为中阳不足。在李东垣诸方中，治疗外感阳气阻郁和内伤中阳不足，风药都是不可或缺的。风药升浮，具升腾之性，颇合脾之升清功能。周学海《读书随笔》释“阳虚阴盛，汗之则愈，下之则死”之句说：“升阳或散发之剂，是助春夏之阳气，令其上升。”风药用于表证是发散作用，伸达卫阳，作用于脾虚证是升阳作用，鼓舞中阳。一表一里，其助阳之功使然。再如东垣言“诸风药皆是风能胜湿也”，此正契合脾喜燥恶湿之性，风药胜湿又能振奋脾阳，故风药与补脾药配伍能相得益彰。

李东垣使用“风药”，意在通达助阳，升发阳气，临床对脾虚气陷，所以无表证之泄泻亦可配合风药治疗，诚如东垣谓：“以诸风药……是令阳气生”，治“湿多成五泄”，不从常规“治湿利小便”，而“以升阳之药”获愈。取风药其升清助阳之功,用量宜轻。利用风药振奋脾之阳气,改善脾气郁陷的病变,这是东垣的一大发明。东垣认为内伤虚损的原因是“大抵脾胃虚弱,阳气不能生长,是春夏之令不行,五脏之气不生”。治疗“用辛甘之药滋胃,当升当浮,使生长之气旺”。意在辛味风药与甘味补脾药配合,具协同作用以助长阳气。诸风药,如升麻、柴胡、荆芥、防风、羌活、独活、白芷、藁本、蔓荆子、葛根等,大都具升发阳气,助长脾阳的作用。蒲辅周说:“阳气以通为补。”阳气不足则运行迟滞,补气当配阳动之味。若气虚未及阳虚者,如配附子、肉桂之类温阳药,反而助火损伤元气,而配合轻剂量性温和的风药助阳更为适宜,所谓“风能壮气”,风药能增强补气药的功效。

东垣治内伤的补中健脾诸方,大都借助风药的升发助阳作用增强补脾益气药的功效。风药中李东垣最善用升麻、柴胡,认为升麻是足阳明胃经引经药,可升发脾胃清阳;柴胡为足少阳胆经引经药,可升发少阳之气。阳气不足则气血运行迟滞,补气当配阳动之味,风药具升发疏通之性,是理想的助阳药。风药具解表与升阳健脾的双重效果,在内外伤统一的思维下,东垣擅用风药自然得心应手。

3. 甘温除热法与“阴火”论

李东垣的甘温除热法,可溯源至《内经》的“劳者温之”“损者益之”等论述。东垣承经之法与仲景之术,创立甘温除热法并广泛运用于临床。东垣认为精神、劳倦、饮食、外邪等因素引起脾胃之气损伤,脾运乏力,清阳不升,形成中土空虚,易导致内外诸邪乘虚而入。外感多由六淫之邪,如东垣言“形气俱虚,乃受外邪”;内因多由离位相火,即所谓“阴火”侵扰。

对东垣提出的“阴火”概念,至今仍存争论,甚至有人认为东垣的“阴火”概念模糊。分析东垣“阴火”概念有四层含义:一是起于下焦,谓“阴火也,起于下焦”,“是下元阴火蒸蒸发也”,“肾为阴火”。在生理上,下焦少火辅佐君火起温养全身作用,若此火亢盛起来则变为病理之火,即谓阴火。二是因虚而起,是由于内伤元气不足,言“元气不足,而心火独盛。心火者,阴火也,起于下焦,其系系于心”。可见,阴火可因心火引动,但其源在下焦。下焦少火转化为阴火关键在于元气不足,故东垣将阴火称为“虚火”。三是移位而乘犯他脏。经云:“君火以明,相火以位”,在生理状态下,相火安于本位。在病变时亢盛的相火,即离位成为阴火,且上炎走窜侵犯他脏,言“阴火得以乘其土位”，“心不主令，相火代之。相火，下焦包络之火，元气之贼也”。东垣将阴火又称为心火、肾火、包络之火、脾火、肝火、肺火、五志之火等，并非对阴火的概念不清，而是表明阴火的发生与表现具广泛性。四是会损伤元气。东垣强调“火与元气不能两立，一胜则一负”，故东垣又将阴火称为“贼火”“元气之贼”，如不加干预，阴火愈盛则元气愈虚，元气愈虚则阴火愈盛，形成恶性循环，损害人体健康。东垣《兰室秘藏》言：“且火之与气，势不两立，故《内经》曰：壮火食气，气食少火，少火生气，壮火散气。”可见，东垣阴火理论是《内经》“壮火”概念的深化和发挥。概而言之，东垣认为“阴火”就是因脾胃虚衰、元气不足，乘虚而起，侵害机体。正如《内外伤辨惑论》所言：“惟阴火独旺，上乘阳分，故荣卫失守，诸病生焉，其中变化，皆由中气不足，乃能生发耳。”《局方发挥》言：“五脏各有火，五志激之，其火随起。”《慎斋遗书·阴阳脏腑》言：“火在丹田之下火者，是为少火，少火则生气，离丹田而上者，是为壮火，壮火则食气，食气之火，是为邪火；生气之火，是为真火。”此两家所论可佐释东垣之说。

《内经》言：“夫邪之生也，或生于阴，或生于阳，其生于阳者，得之风雨寒暑，其生于阴者，得之饮食居处，阴阳喜怒。”将疾病性质分为阴阳两大类，即生于阳者之外感病与生于阴者之内伤病。李东垣深研经典，创“阴火”一词，与《内经》有关理论一脉相承，所谓“阴火”即内伤之火，乃“生于阴”之疾。由于心、肾等脏的阳气因脾虚气乏，滋养不足，加上七情、劳倦等所逼扰，即《内经》言“阳气者，烦劳则张”，“少火”因元气不足而浮动，离位的下焦相火亢盛成“壮火”，成为“元气之贼”。由于“壮火食气”，使元气更虚。因气虚而离位之火，成为致病阴火，犹如离经之血成为瘀血，输布障碍之津液成为水饮、痰湿一样，在致病因素作用下，维持人体生理功能的阳气、血液与津液都会蜕变为病理产物而成致病因子。

4. 脾气虚陷的病机特征及治则

许多因素会导致脾胃气虚下陷，而脾虚气陷，除了“外邪”侵袭，“阴火”内扰，还会导致其他许多复杂的病变，如湿浊、热毒、痰饮、瘀血等各种病邪蜂起，乘虚而侵土位，而导致种种病变。

脾居中土，主升清，如中气虚衰，升举无力，必然造成脾气虚陷，中土空虚，气陷成郁。根据“虚者补之”，“陷者举之”，“郁者发之”的治疗法则，东垣除了采用芪、参、术、草，填补中土，还配用升麻、柴胡等升阳药。在补中益气汤释义言“胃中清气在下，必加升麻、柴胡以引之”，“引胃气上腾而复其本位”。又言：“惟当以辛甘温之剂，补其中而升其阳。”使用辛少甘多温平之味，以补中升阳，使“脾胃俱旺而复于中焦之本位，则阴阳气平矣”。病变表现除兼“离位阴火”外，还夹有外感六淫和湿热、痰瘀等造成诸多复杂病症，所以治疗用药还要根据所乘入的病邪与兼夹证候不同而作随证加减。

本组方的加减法，如阳气郁陷症状不明显，以气虚为主，可不必再加升阳风药。表证不重者，不必再加解表药，升其阳则表证自解。表现火郁明显者，须火郁发之，则选加各种风药，东垣常用防风、葛根、羌活、独活等。若火不盛不必加清火药，待脾气升，元气充则阴火自息。若火势剧则可随证选加清火药，在用大剂补气药时，加少量清火药，既制补气药之温，又防止补气有余生火。如心火旺加黄连、黄芩，肾火旺加炒知柏、生地等。兼有湿热者，加苍术、黄柏。夹有瘀血加桃仁、红花，如瘀重者加三棱、莪术。本组方在现今临床运用甚广，不仅用治中土脾胃疾病，且上至心脑血管病，下及生殖、泌尿系统疾病，均可辨证加减治疗。

5. 李东垣学说的承前启后作用

李东垣崇《内经》之学，继仲景之术，其学术思想又承接张元素观点，也受河间学说一定影响。东垣创立调治脾胃诸方，对风药的使用，不少效仿河间的开通宣郁治法。王好古编集其师东垣的论述《此事难知》中言：“刘氏用药，务在推陈致新，不使少有怫郁，正造化新新不停之义，医而不知此，是无术也。”河间学说宣通“怫郁”，所载不少效方，以辛温开通为主，清热为辅，多数使用辛散、宣通治法，在东垣的治病理念中得到体现。东垣提出的诸风药助阳通阳作用，对风药功能的深入探究，发前人之未发，也使河间玄府理论借风药的临床运用得到更广泛的发展。东垣《兰室秘藏·内障眼论》中的治疗思路，就是继承河间治疗眼疾的“玄府”学说，推崇使用风药，在39张治方中，其中33张方配用风药来通玄府。

东垣升阳益气法，以甘温除热清退“阴火”的学术创新，起承前启后作用。火热论派刘河间提出火热成疾多由“怫郁”，东垣受其启发，将“火郁发之”之治，在理论上充分阐发，实践上广泛应用，启迪了后人的临床思路，直接影响了丹溪学派的形成。丹溪认为“气血中和，万病不生，一有怫郁，诸病生焉”。认为“怫郁”是许多疾病的基础病机,“故人身之病,多生于郁”。河间、东垣、丹溪之郁论影响后世许多医家的学术思想。明代张景岳《类经图翼》言:“凡诸病之作,皆由气血壅滞,不得宣通。”王履《医经溯洄集》言:“病之起也,多由乎郁。”清代吴澄《不居集》更直言:“百病皆生于郁,故凡病之属郁者,十常八九。”

读现代名医赵绍琴《赵绍琴临证验案精选》及国医大师李士懋《火郁发之》中诸多案例,可见一斑。临床对“火郁”证的辨证颇为困难,治疗更为不易,仝小林教授在论“火郁”辨治时提出东垣的升阳散火汤(阳气遏型火郁)、补中益气汤(阳气虚型火郁)、升阳益胃汤(湿热郁遏型火郁)3方,是治疗火郁之效方,并列四案以佐证,乃深得东垣之精奥[中国中医药报,2015-12-16(4)]。脾胃气机升降失常导致火郁,有虚实不同:一是由脾虚气弱,宣发无力而火郁,二是脾胃壅滞,而阳气郁遏。对咽炎、唇炎、舌炎、口腔炎,鼻、耳、结膜、甲状腺、淋巴结炎,表现为自觉烫而他觉不热,舌色不红,百治不效,反复难已,大都与“火郁”有关,须辨清火郁的虚实与夹杂。临床对“火郁”证,最难诊断,最难用方。加深对东垣学说的理解,能在当今许多疑难病的治疗中,开启一条思路。

三、李东垣组方的特色与临床发展

李东垣创立的补中益气汤,其组方的特定结构,体现出东垣的学术思想。在东垣《脾胃论》中所列63方中,采用频次最高的八味药:升麻、柴胡、黄芪、人参、白术、当归、橘皮、甘草,正好是补中益气汤组方。今将李东垣的四部著作《内外伤辨惑论》《脾胃论》《兰室秘藏》《医学发明》中的相关组方,筛选出具有代表性的方剂,进行剖析,发现东垣所组的许多相类方剂的结构颇有特色。剖析其组方的要领以及配伍法则与规律,探讨其在临床上的拓展使用,凸显出李东垣的基本学术思想及其临床诊疗特色。

1. 李东垣著作中具有学术特色的组方

东垣的著作中许多经典组方很有自身学术特色,大都是以补中益气汤的结构为基调而作化裁的。如升阳顺气汤、清暑益气汤、升阳益胃汤、调中益气汤、益胃汤、参术汤、养神汤、益胃升阳汤、人参益肺散等,这些方的结构都显现了东垣的学术思想特点,东垣创立补中益气汤,成为补中益气法的代表方，临床针对不同的病症变化，进行相应的加减化裁而形成不同的组方。这类众多的不同方剂，适应的病证虽然各有不同，但都是环绕着东垣的“脾胃理论”而延伸衍化的。

下面将东垣的《内外伤辨惑论》《脾胃论》《兰室秘藏》《医学发明》相关的组方进行分析，限于篇幅，仅选择其中较有代表性的方剂，按照方中用药的性能结构进行列表，找出其中的规律，从中探讨李东垣学术思想的根结及其临床运用的扩展（表 1~ 表 4）。

表 1　《内外伤辨惑论》相关方剂结构

方剂	升阳风药部分	补中益气部分	辅佐药	加减与治兼夹症药
补中益气汤*	升麻、柴胡	黄芪、人参、白术、甘草	当归、陈皮	见加减法
通气防风汤	升麻、柴胡、羌活、防风、藁本	黄芪、人参、甘草	陈皮	青皮、白豆蔻、黄柏
升阳顺气汤	升麻、柴胡	黄芪、人参、甘草	当归、陈皮	半夏、黄柏、草豆蔻、神曲
清暑益气汤*	升麻、葛根	黄芪、人参、白术、甘草	当归、陈皮	苍术、黄柏、麦冬、五味子、青皮、神曲、泽泻
升阳散火汤*	升麻、柴胡、防风、羌活、独活、葛根	人参、甘草		白芍
升阳益胃汤	柴胡、羌活、独活、防风	黄芪、人参、白术、甘草	陈皮	半夏、茯苓、白芍、泽泻、黄连
神圣复气汤*	升麻、柴胡、羌活、防风、藁本、细辛、川芎、蔓荆子	黄芪、人参、甘草	当归、陈皮	干姜、附子、半夏、白葵花、枳壳、生地、黄连、黄柏、郁李仁、草豆蔻

表2 《脾胃论》相关方剂结构

方剂	升阳风药部分	补中益气部分	辅佐药	加减与治兼夹症药
补脾胃泻阴火升阳汤	升麻、柴胡、羌活	黄芪、人参、甘草		苍术、黄芩、黄连、石膏
通气防风汤	升麻、柴胡、羌活、防风、藁本	黄芪、人参、甘草	陈皮	青皮、白豆蔻、黄柏
黄芪人参汤	升麻	黄芪、人参、白术、甘草	当归、陈皮	麦冬、五味子、苍术、黄柏、炒曲
调中益气汤*	升麻、柴胡	黄芪、人参、甘草	陈皮	苍术、木香
清神益气汤	升麻、防风、生姜	人参、白术、甘草	陈皮	麦冬、五味子、苍术、黄柏、青皮、白芍、茯苓、泽泻
清燥汤	升麻、柴胡	黄芪、人参、白术、甘草	当归、陈皮	麦冬、苍术、黄柏、茯苓、猪苓、神曲、泽泻、生地、黄连、五味子
助阳和血补气汤*	升麻、柴胡、防风、白芷、蔓荆子	黄芪、甘草	当归	
益胃汤	升麻、柴胡	黄芪、人参、白术、甘草	当归、陈皮	黄芩、半夏、苍术、益智仁
丁香茱萸汤	升麻、柴胡、生姜	黄芪、人参、甘草	当归、陈皮	苍术、黄柏、丁香、吴茱萸、半夏、草豆蔻、干姜
强胃汤	升麻、柴胡、生姜	黄芪、人参、甘草	当归、陈皮	半夏、黄柏、草豆蔻、神曲

表3 《兰室秘藏》相关方剂结构

方剂	升阳风药部分	补中益气部分	辅佐药	加减与治兼夹症药
参术汤	升麻、柴胡	黄芪、人参、甘草	当归、陈皮	苍术、黄柏、青皮、神曲
归葵汤	升麻、柴胡、羌活、防风、蔓荆子	黄芪、人参、甘草	当归	连翘、生地、黄芩、红葵花
补阳汤	柴胡、羌活、独活、防风	黄芪、人参、白术、甘草	当归、陈皮	知母、生地、熟地、肉桂、白芍、泽泻、茯苓
升阳柴胡汤	柴胡、羌活、独活、防风、	黄芪、人参、白术、甘草	当归、陈皮	知母、生地、熟地、肉桂、楮实、白芍、茯苓、泽泻
温卫汤	升麻、柴胡、羌活、白芷、防风	黄芪、人参、甘草	当归、陈皮	苍术、黄柏、知母、青皮、泽泻、木香、黄连
补气汤	升麻、柴胡	黄芪、甘草	当归	红花
养神汤	升麻、柴胡	黄芪、人参、白术、甘草	当归、陈皮	木香、黄芩、黄柏、川芎、苍术、麦芽、半夏、黄连
麻黄复煎散	柴胡、麻黄、羌活、防风	黄芪、人参、白术、甘草		生地、黄柏、杏仁
益胃升阳汤	升麻、柴胡	黄芪、人参、白术、甘草	当归、陈皮	黄芩、神曲
补气升阳和中汤	升麻、柴胡	黄芪、人参、白术、甘草	当归、陈皮	苍术、黄柏、茯苓、泽泻、白芍、草豆蔻、佛耳草
黄芪补胃汤	升麻、柴胡	黄芪、甘草	当归、陈皮	益智仁、红花
人参益气汤	升麻、柴胡	黄芪、人参、甘草		白芍、五味子
导气汤	升麻、柴胡	黄芪、甘草	当归、陈皮	青皮、泽泻，红花、五味子
升阳举经汤	柴胡、羌活、独活、防风、藁本、细辛	黄芪、人参、白术、甘草	当归	桃仁、红花、川芎、白芍、肉桂、附子、熟地
黄芪白术汤	升麻、柴胡、羌活、细辛	黄芪、人参、白术、甘草	当归	川芎、吴茱萸、黄柏、五味子

表4 《医学发明》相关方剂结构

方剂	升阳风药部分	补中益气部分	辅佐药	加减与治兼夹症药
人参益肺散	升麻、柴胡、羌活、防风、藁本	黄芪、人参、甘草	陈皮	青皮、黄芩、白豆蔻
内托荣卫汤	柴胡、羌活、防风	黄芪、人参、甘草	当归	连翘、苍术、黄芩、桂枝、红花
草豆蔻丸*	柴胡	黄芪、人参、甘草	当归、陈皮	吴茱萸、半夏、益智仁、草豆蔻、泽泻、青皮、僵蚕、桃仁、麦芽、姜黄、神曲

注：表格中标记*的方剂，在东垣的四部著作中有两处以上出现。

2. 东垣学术思想与组方特色

东垣有关脾胃理论的学术思想在其组方上体现得很清楚，剖析其组方的四部分结构特点如下。

一是升阳部分，以风药(诸解表药)为主，使用升麻、柴胡频次最多，其次为防风、羌活、葛根、蔓荆子、藁本等；每于外感邪盛，或风湿伤及肌表则增加风药的使用。气虚甚者不可过用。

二是补中益气部分，以黄芪、人参、白术、甘草为主药。使用最多为甘草，再是黄芪、人参，最次为白术。

三是辅佐用药，加当归养血活血，使“血载气行”，气血相生，增强益气药的效果；加陈皮理气调中，有助于补中益气药更好地发挥作用。

四是加减法与治疗兼夹证候的药物，如兼有气滞，湿阻，热郁，寒凝，血瘀，食滞，痰积等，用法如同方剂的随证加减，如兼湿阻加苍术、蔻仁祛湿；兼热盛加知母、石膏清热；夹食滞加神曲、麦芽消食；痞腹胀加枳壳、木香；咽痛颔肿加黄芩、连翘；阳虚夹寒加附子、干姜温阳；夹痰壅加半夏、僵蚕祛痰；胃寒加丁香、吴茱萸温中；肾虚加益智仁、五味子、楮实子补肾；营卫不和加桂枝、白芍调和营卫；阴血虚亏加麦冬、地黄滋阴；夹血瘀加红花、川芎、姜黄活血；夹水饮加茯苓、猪苓利湿；阴火盛者加黄柏、黄连。东垣这些用法，在《内外伤辨惑论》的四时用药加减法和《脾胃论》补中益气汤的加减法中可以看出，这些配合用药也体现在相关的类方上。

东垣治疗内伤脾胃虚弱的组方基调是升阳与补气配合，如升阳顺气汤、清暑益气汤、升阳益胃汤、升阳散火汤等。但在临床运用上，两者的配合变化是灵活的，有侧重于补气而略于升阳，如治夏暑伤气之病症的黄芪人参汤（升麻、黄芪、人参、苍术、白术、麦冬、甘草、五味、当归、陈皮、神曲、黄柏），治浑身麻木不仁及内障眼病的神效黄芪汤（蔓荆子、黄芪、人参、甘草、陈皮、白芍）等。也有侧重于升阳而疏于补中，如治真气不能通窍，眼昏花不明的助阳和血补气汤（升麻、柴胡、防风、白芷、蔓荆子、黄芪、当归、甘草）；治食不下，口干虚渴，四肢困倦的生姜和中汤（升麻、柴胡、羌活、葛根、藁本、白术、苍术、人参、甘草、橘皮、黄芩）；治疗胃虚而热郁土中的升阳散火汤（升麻、柴胡、羌活、独活、防风、葛根、人参、甘草、白芍）等。这是东垣娴熟调理脾胃之手法，巧妙地发挥升阳与补中之长去组方，提示后人用方须领悟配合要领，不可胶柱鼓瑟，注重师其理法。东垣组方，味数虽多，但有条不紊，王纶《明医杂著》言："东垣如韩信将兵，多多益善，丹溪不过能将十万，故不敢效其多。"对东垣用方作了较高评价。

3. 代表方补中益气汤的功用特点

东垣创立的补中益气汤，乃独得心法。陈士铎称之为治内伤之神剂，提阳气之圣药，与仲景桂枝汤有异曲同工之妙。东垣深领仲景之意，立方以太阴脾土为核心。补中益气汤作用贵在调节，掌握好适应证，对许多病变能起双向调节作用。赵献可《医贯》评价："古今称补中益气汤，为万世无穷之利。其义云何，曰此发前人之所未发，继仲景、河间而立，意义深远也。"冯兆张《冯氏锦囊秘录》言："东垣创立《脾胃论》，而定补中益气汤，以开万世补后天元气之祖，所以真气，名元气者，正生身之精也。"

中医药是一门复杂性科学，东垣创立的补中益气汤是复杂性科学的典范，配方组合巧妙，具有多方面、多系统、多功能的作用，说明了本方复杂性的内容。本方有典型的"蝴蝶效应"，相对于"结构决定功能"的观点，中医药更侧重于"关系决定功能"，本方退高热，柴胡在其中用量很少，起到四两拨千斤的作用。日本称之"医王汤"，用于肺癌化疗后，消化道手术后、肝炎、胃炎，癌症术后恢复，慢性疲劳综合征等。补中益气汤调治脾胃，具益气补中、养血生津，统血摄液，升阳举陷，行水通便，消痰除热，养肝息风，助运养肌，通窍醒神，固带养胎等多功能作用，补中益气汤临床应用广泛，文献报道治疗的疾病达二百余种，不仅用治诸多消化系疾病，如食管炎，消化性溃疡，胃下垂，肠结核，肠易激综合征，结肠炎，菌痢等。掌握好本方适应证，还可对许多病变，如对血压、体温、心率、睡眠及大小便等异常，及妇科的月经先期与后期、功能失调性子宫出血与闭经、产后乳汁自出与缺乳等，均能起双向调节作用。对各种虚性疾病，出现中气虚陷证，本方能促使功能修复。如内科冠心病，肺心病，重症肌无力，慢性肾衰，糖尿病，甲状腺功能减退，贫血，精神分裂症，癫痫久病，阳痿早泄等；外科恶性肿瘤或术后，创口不愈，虚性肠梗阻，多发性疖肿，颅脑损伤后综合征；骨科复发性关节脱位，腰肌劳损，损伤肿痛不愈；儿科的尿频、自汗、紫癜性肾炎、多动症；五官科慢性中耳炎、咽炎，耳鸣耳聋；皮肤科慢性荨麻疹、湿疹、痤疮、瘙痒症、黄褐斑等。

东垣学术思想与治疗特色，并不囿于中土脾胃。东垣《内外伤辨惑论》中提出“肺之脾胃虚”和“肾之脾胃虚”，更具有特别的意义。本方上能治清阳不升之头面五官疾患，治中气虚陷，气短不足以息，胸闷努力呼吸，声低懒言，脉象沉细之各种心肺疾患；中能治脾虚失运之各种脾胃疾病；下能治中气下陷之二便不调，生殖、泌尿系统种种顽固性疾病。内治五脏六腑，外疗皮肤顽疾。

脾胃为人体气机升降之枢纽，脾虚运化失常，二便失司，《内经》言：“中气不足，溲便为之变。”笔者曾运用补中益气汤加减治疗大小便失常，以其配合温阳导滞治疗老年习惯性便秘，配合益肾利湿治疗肠癌术后腹泻，配合泄浊化瘀治疗宫颈癌术后癃闭，配合益肾利水治疗慢性尿路感染。冠心病的临床表现多见虚实夹杂，经云：“宗气积于胸中，出于喉咙，以贯心脉。”宗气为中气与清气结合而成，本病发生大都与中气不足，血脉瘀滞有关。笔者曾以补中益气汤配合降浊化瘀药，治疗糖尿病伴发冠心病心绞痛，获得良好效果。还运用补中益气汤随证加减治疗外科病，如以其配合理气消瘀药治疗鞘膜积液，配合凉血活血药治疗疮疡不敛，配合清热凉血药治疗Ⅲ期痔疮等。

明代薛己深受东垣影响，在《女科撮要》中对经、带、胎、产相关病证治疗，善用补中益气汤法，对此方运用频次最高。许多妇科病，特别是疑难病症，容易出现中气虚陷，本方加减尤能切中病情。笔者效法东垣治疗妇女病之升阳举经汤法，以补中益气配活血化瘀药治疗膀胱阴道瘘、慢性盆腔炎、功能性子宫出血、子宫腺肌病、会阴疼痛等，取得良效。笔者在临床常用本方加减治疗妇科前置胎盘，先兆流产，宫腔残留，人乳头状瘤病毒（human papilloma virus，HPV）阳性，巧克力囊肿，子宫癌、卵巢癌手术后遗症等表现气虚下陷而见小腹及腰腹坠痛，伴少气乏力等虚证者，颇有优势。顾小痴等研究发现补中益气汤对子宫及其周围组织有选择性兴奋作用［天津医药杂志，1960，2（1）：4］，可见本方对妇科疾病有特殊效果。

对腹部恶性肿瘤术后的并发症，根据术后多虚、多见脾胃失调的特点，以补中益气汤随证加减治疗，如配合化瘀通腑药治疗术后腹腔粘连、肠梗阻，配合消瘀生肌药治疗术后疮口不敛，配合温阳益肾药治疗术后肢体活动障碍，配合安神宁心药治疗术后失眠，配合理气行瘀药治疗术后食欲减退，均获得良好效果。本方对多因素疾病及复杂病症，如肿瘤、老年病、免疫性疾病、慢性疲劳综合征等，都有良好的治疗效果。使用关键在把握好其适应证：脾虚失运，清阳不升，中气虚陷，营卫不和。

4. 补中益气汤类方在临床拓展运用

东垣在著作中所展示的补中益气法的诸多化裁方，延伸了“脾胃理论”的临床运用。如补脾胃泻阴火升阳汤是《脾胃论》所列首方，其立意是体现东垣强调的随时令“立方”与“加时令药”的学术思想，本方即补中益气汤的加减法中，加清热泻火，升阳燥湿之品，演化而成，该组方偏重升清补中与降浊泻阴火的配合，适应的病机为脾胃虚弱、清阳不升，伴湿热下注。本方用于治疗消化系统疾病较多，抓住主要病机，可治疗许多系统疾病，如泌尿、生殖系统，还有神经系统、呼吸系统及五官疾病、妇科疾病，均有奇效。本方配合补肾化瘀药可治疗肾功能不全疾患，因为肾衰初始，常与脾运失司，升清降浊功能不全有关，早期使用升清健脾与泄浊化瘀配合，能够促使肾功能的改善。治疗肾功能不全，主要在于通调水道，肺脾同调是其要领。鉴于此，汲取“肺之脾胃虚方”升阳益胃汤之方意，增强升阳与降浊之力度，因为升阳风药能够通“玄府”，开鬼门，根据“汗尿相关”的道理，疏风发汗能促使肾之气化与排泄功能改善。

清燥汤是补中益气汤合生脉、二妙等衍化而来，原为治疗“燥金受湿热而成痿”，如果从本方证的病机推演，临床应用颇为广泛。清燥汤具有升阳益气、健脾祛湿、养液敛津、清熄阴火等功用，临床不独用于治疗湿热痿证，更多是用于消渴病，风湿热痹及各种脾胃病，表现脾虚而气阴两伤，湿热内迫者。笔者曾运用本方治疗糖尿病，出现脾虚津伤，湿热内蕴者。中医对糖尿病常从“消渴”辨治，常规治法：清热、滋阴、化瘀，东垣在《兰室秘藏·消渴门》，所列七方（二方重复），除了运用传统大法，特别在方中配入升阳健脾药。因为糖尿病的病机，大都存在脾虚而升降失司，水液代谢障碍现象，导致水液精微不能运化，治疗不可单纯润燥养阴，临床常见燥与湿兼夹。石寿棠《医原》谓：“燥郁则不能行水，而又夹湿；湿郁则不能布精，而又化燥。”东垣的清燥汤是健脾祛湿与升清润燥配合，颇适合糖尿病的这种病机，随证加减使用，每获良效。

强胃汤即补中益气汤加健胃消食，祛湿化痰药而成。笔者曾以该方治疗胆道术后，由于禁食过长而致胃瘫的患者，表现每次食后即胃脘饱胀不适，甚至饮水亦会出现饱胀，泛恶欲吐，形体消瘦，口苦乏力，腹软无压痛，脉弦细无力。运用强胃汤加温阳消瘀药治疗，同时配合饮食调节与穴位按摩，经两个月的调治，有效解除了患者的各种症状。

益胃汤是东垣以补中益气汤合小柴胡汤而成，用于治疗“伤于饮食劳倦，燥热短气”，笔者曾用于治疗肝癌术后，发热不退，食欲减退者，收到良好效果。本方辨证治疗顽固性不寐，亦获良效。

5. 运用东垣学术思想调治病毒性肺炎后遗症

临床显示中医药参与流感、病毒性肺炎等病的防治，起到了重要作用。现今后遗症的普遍性，与东垣所在时代的相关疾病情形颇为相似。流感、病毒性肺炎患者好转后，常见乏力胸闷、纳差腹胀、怕冷多汗、失眠等症，与《内外伤辨惑论》所载内伤病短气少气、上喘懒语、口失谷味、腹中不和、不任风寒等诸症相吻合。东垣认为大疫之后，多伤于饮食劳倦，当从脾胃论治，打破了内外伤界限。笔者从东垣学术思想中探寻流感、病毒性肺炎后遗症治疗方案，屡获佳效。补中益气汤治疗脾胃虚衰诸症，是治疗的基础方。

大病之后，大都伤及元气。脾胃为元气之本，无论外感、内伤诸因致病，无不先伤脾胃，而元气受损。病毒性肺炎后最常见短气乏力，胸闷不适，上楼则更甚，作深呼吸或太息稍缓解，伴见纳差、便溏、懒言等，为中气虚陷，清阳不升所致。戴思恭《推求师意》言：“脾胃居中，心肺在上，肾肝在下，凡六淫、七情、劳役妄动，一有不平，则中气不得其和而先郁。”调治之要在健全脾胃，取补中益气汤加减，升补中气，一扫诸症。如见胸闷甚、唇青紫，为气虚血瘀，加红景天，少佐红花益气通脉；如素体虚或病久，致肾虚气喘、多汗，加萸肉、五味子固肾益气；如口咽干燥，加制玉竹、麦冬润肺益胃。

外感时邪，易伤脾胃，加之病毒感染时，使用的抗病毒药、激素、退热药、清热解毒中成药等，大都会影响脾胃，出现纳差、口干口苦、大便干或溏、舌苔白腻等脾运失司的症状。且病后，需要补充营养，促使机体康复，调好脾胃尤其重要。补中益气汤能益中气而复脾运。如见肢楚燥热、纳呆便溏，可合小柴胡汤，即《脾胃论》益胃汤，原治“不喜饮食，四肢怠惰，燥热短气，口不知味，肠鸣，大便微溏黄色”。如口淡无味，加桂枝、干姜温中；纳后脘胀，加砂仁、焦三仙理气消积；便溏加山药、茯苓等健脾止泻，或加防风、葛根等风药胜湿止泻，去当归之润肠。

出汗过多，大多责之于卫气虚弱，固摄无力。尤其患者高热时，反复使用退烧药，大量出汗，气随津脱，致卫气受损而不固。肺主皮毛，“卫出上焦”，而卫气来自脾胃的水谷精微。脾肺为母子相关，脾土一虚，肺卫防御功能亦受损。治以补中益气汤为主，培土生金。如见口干舌燥、脉细弱，气阴两虚者，合生脉饮益气养阴；出汗太过，加生龙骨、牡蛎收敛止汗；如腰膝酸软，加萸肉、熟地滋阴补肾；若余热未清或阴火上扰，时有潮热，加炒知母、黄柏。

病毒性肺炎后许多患者心存焦虑，特别是病程较长，或肺部病灶久久不消者，心理有压力，造成不寐。从“形神合一”理论来看，情志活动依赖于五脏精气血的充盈。《脾胃论·安养心神调治脾胃论》言：“调和脾胃，使心无凝滞……则慧然如无病矣，盖胃中元气得舒伸故也。”调养好心神，主要在调治脾胃。《内外伤辨惑论》补中益气汤方解言：“脾胃气虚，不能升浮，为阴火伤其生发之气，荣血大亏……血减则心无所养，致使心乱而烦，病名曰悗。悗者，心惑而烦闷不安也，故加辛甘微温之剂生阳气，阳生则阴长。”补中益气汤益气健脾，养神除烦，使夜能酣睡。如见虚烦有痰，合温胆汤化痰安神；见心烦口干，加百合、莲子心养阴清心；见胸闷阵痛加瓜蒌皮、丹参宽胸安神。

验案举隅：患者池某，男，48 岁，因“乏力胸闷 1 月余”于 2023 年 1 月

27日初诊。患者因病毒性肺炎，经西医治疗后仍感乏力胸闷，1月余来无明显缓解，遂至中医门诊。刻诊：乏力胸闷，劳作或上楼时尤甚，时有潮热汗出，口干，胃纳尚可，大便不成形，每日2、3行，夜寐差。舌淡红苔薄黄，脉沉细。诊断：虚劳，气虚证。治法：益气升阳，健脾安神。处方：升麻6g，柴胡6g，丹参10g，红花3g，瓜蒌皮10g，黄芪30g，红景天15g，生晒参9g，防风6g，葛根15g，制玉竹20g，百合20g，丹皮10g。7天后复诊：诉乏力胸闷症状明显改善，潮热亦好转，大便不成形，时有腰酸，夜尿频多，予前方加缩泉丸、金樱子、萸肉，再7剂。患者诉诸症十减八九，予益气健脾法以巩固。

外感时邪，郁滞卫阳，久而致虚，必损及脾胃，流感、病毒性肺炎后遗症的病机多责之于脾胃亏虚，临证施治，当谨守病机，勿犯虚虚实实之戒。东垣学术思想为临床治疗其后遗症提供了一条新思路。

四、脾胃理论的发展与完善

东垣继承了《内经》学术思想，又打破了《内经》以心为五脏之主的枷锁，确立了脾胃为脏腑的核心，对后世中医临床学的发展产生很大的影响。脾胃理论的形成，是个不断完善的过程，从《内经》到汉代张仲景，至金元李东垣到朱丹溪，至明代薛己、张景岳等，到清代叶天士，直到近代张锡纯等，历代（代表人物）逐步补充、推进，直到现代初具规模，在中医学中独树一帜。

1. 东垣学术思想之不足与弥补

东垣崇尚升阳益脾，系统组方大都采用风药与补气益脾药组合，李东垣创立补脾经典方补中益气汤，《医宗金鉴·名医方论》中柯琴谓："是方也，用以补脾，使地道卑而上行；亦可以补心肺，损其肺者益其气，损其心者调其荣卫也；亦可以补肝木郁则达之也。惟不宜于肾，阴虚于下者不宜升，阳虚于下者更不宜升也。"柯琴此言确为点睛之语，可见补脾能益四脏，而肾虚乃脾虚之深重，故补脾无效，须补肾。任应秋认为柯琴之解最为妥当。也说明肾藏诸脏之精，具有独立性，有脾脏不可替代的一面。脾虚者多见气陷而郁，如属纯虚无郁之证，则不可使用东垣此类方剂。肾阴虚与肾阳虚之证表现，多见下虚而上盛，宜摄纳下元，治崇张景岳益肾法，不宜升阳，否则下元愈虚。

李东垣也认识到补脾治虚的不足之处，在《脾胃论》补中益气汤加减中提出“如风湿相搏，一身尽痛加羌活、防风、藁本……如病去，勿再服，以诸风之药，损人元气，而益其病故也”。东垣也知道升阳之弊，提出了使用风药的禁忌。风药虽能助阳，是谓“少火生气”，故配合补中益气药用量宜少，过用反而损耗元气，所谓“壮火食气”。东垣创立的补中益气汤及其系列类方，补脾土中气不足，针对劳倦内伤脾土，大都存在阳气郁陷或火郁的症状。故肝肾虚亏者应慎用，对下元阴阳虚损而无“郁陷”之症者，不宜服用东垣此类方。如果妄投则升动肾脏虚阳，会致变证百出。

东垣继仲景《金匮要略》提出的肝脾相关，而提出肺脾相关，脾肾相关及心脾相关，但治疗皆宗益脾之法，如在《内外伤辨惑论》“肾之脾胃虚方”中所列二方：沉香温胃丸重用温补脾肾，而神圣复气汤中却配用大队升阳药。东垣的脾胃学说并非强调补脾胃而疏于补肾，晚年也阐明了升阳补脾法存在的临床缺陷，在后作的《医学发明》中论述了虚损及肾与治法，提出“损其肾者益其精”“两肾有水火之异”，并列举了补肾的有效方剂，如天真丹，还少丹、水芝丸、封髓丹、地黄丸等，意在弥补补脾法之不足。景岳也指出东垣之不足，在《景岳全书》言：“东垣用此以治劳倦内伤发热等症，虽曰助阳也，非发汗也，然实有不散而散之意，故于劳倦感寒或阳虚痎疟及脾气下陷等证则最所宜也。若全无表邪寒热，而但有中气亏甚者，则升、柴之类，大非所宜。”清代徐大椿《医学源流论》认为东垣执专理脾胃，“纯用升提香燥”。陈修园认为东垣偏执于“补中为先”，忽视先天。景岳是脾胃学派热衷者，提出温补肾命之法，弥补了东垣之不足。

2. 脾胃理论的不断充实与发展

朱丹溪是晚出的金元四大家，他除了继承河间之论，还吸收了东垣学说，融入自己见解。丹溪继前辈之学，尤宗东垣脾胃学说，认为人体五脏六腑的升降运动，脾胃起主导作用。东垣的脾胃理论是突出脾阳的作用，朱丹溪在《局方发挥》中强调脾具有“坤静之德”和“乾健之运”，认为脾有阴阳之不同作用。在《丹溪心法》言“脾土之阴受损，转输之官失职”，提出了脾阴的概念，充实了脾胃理论内容。

在中医发展史上曾有过补脾与补肾之争，明代出现了温补派，临证善用补肾法，其实两者是从不同角度阐述了脾与肾的重要性，从学术的发展来看，后起的补肾派是完善了东垣的脾胃理论。东垣学说影响了后世许多名医家的学术思想发展与形成，明代以后，私淑李杲的医家较多，如薛己、赵献可、张景岳、李中梓、叶天士等人，无论在理论研究或医疗实践中，都仰李东垣学说而有新的建树。清代杰出温病学家叶天士不仅创立了胃阴学说，补充了东垣重脾阳之不足，还将温病的卫气营血辨证理论运用于脾胃病的治疗，如对呕血提出暑热扰营证治，对痢疾提出由各种伏邪所致，拓展了脾胃病的诊治思路。叶天士是将温病理论与脾胃病相结合的第一人，为后世医家提供了示范。创温病三焦辨证的吴鞠通，在《温病条辨》的中焦篇，提出与脾胃病相关的各种阳明温病的表现与治法方药，并总结出湿滞脾胃的诊治与方药。温病学家薛雪所著《湿热论》对温病学的发展影响至深，论中十分重视脾胃盛衰在湿热病过程中的作用，辨治以太阴脾和阳明胃为中心。东垣的脾胃学说被历代的医家所重视，并且在临床上得到了长足的发展。近现代的许多中医名家崇尚脾胃理论，如丁甘仁、颜亦鲁、李聪甫、邓铁涛、路志正、危北海，他们从不同的角度，推进了脾胃理论临床上的运用与发展。

3. 温补派对脾胃理论的补充

明代温补学派兴起，许多医学名家在东垣脾胃学术思想影响下，学术特色鲜明，使脾胃理论得到充实与发展，起到了承上启下的作用。温补派注重“脾肾互补”，对脾肾的先后天，提出并重同治，对脾胃理论的充实作出重要贡献。后世有许多温补派名家私淑李东垣，如明代薛己是温补派之先驱，其学术思想渊源于张元素的脏腑辨证，并以东垣的脾胃论为核心，强调“治病求本”，十分重视脾胃，在《内科摘要》言：“《内经》千言万语，旨在说明人有胃气则生，以及四时皆以胃气为本”，“胃为五脏本源，人身之根蒂”。如见脾虚不能生肾，用补中益气汤合滋肾药；常用补中益气汤合六味地黄丸治疗外科疮疡疾病。对脾肾阳虚证治疗，先以六君子汤加姜桂温中扶土，如不效则用八味补命火以补火生土。提出脾肾相关，认为调治脾肾为治病的关键。后人黄承昊《折肱漫录》谓：“治病必以脾胃为本，东垣、立斋之书，养生家当奉为蓍蔡也，至于脾土补之不应，则补命门之真火以生之。”所言甚为确切，立斋充实了东垣之学。

李中梓重视脾肾研究，于阴阳两气中注重阳气，在《医宗必读》提出“善为医者，必责根本”，即“先天之本在肾，后天之本在脾”，认为两者起互补作用，谓：“脾肾者，水为万物之元，土为万物之母，二脏安和，一身皆治，百疾不生……脾安则肾愈安，肾安则脾愈安也，二脏为生人之根本，二脏有相赞之功能。”中梓又继承了东垣与立斋之学，并主张理脾与益肾兼施，是对脾胃理论的补充。在李中梓之后，重温补的学术思想得到进一步发展，如张璐、尤怡等，特别是尤怡继李东垣之学，创出自己新路，发展了脾胃理论。

明代有些医家将命门学说引入医学，代表人物有孙一奎、张景岳、赵献可等，他们都强调命门之火在人体中的重要性。孙一奎精研历代各家医著，对命门学说有独到之见，临床上注重脾肾同治又强调保护脾胃，在《赤水玄珠·虚怯虚损痨瘵门》言：“治虚损之证，吃紧处工夫，只在保护脾胃为上。”孙一奎重视脾肾同治，重用人参、白术、茯苓等补脾药，佐以附子、干姜、补骨脂等温阳补肾药，创制壮原汤温补下元，振奋脾阳。

张景岳是命火学说创建者之一，但他崇尚东垣脾胃之学，提出：“善治脾者，能调五脏，即所以治脾胃也：能治脾胃，而使食进胃强，即所以安五脏也。”在临床上主张脾肾互补，在《景岳全书·论脾胃》提出“人之始生本乎精血之原，人之既生由乎水谷之养。精血之司在命门，水谷之司在脾胃。是以水谷之海本赖先天为之主，而精血之海又必赖后天为之资”。叶天士《景岳全书发挥·论脾胃》注释“景岳开口必言先天为立命之本，动辄以补阳为主，今此处脱不出，后天谷气以化生精血，以养先天，故东垣立《脾胃论》以救世”。张景岳极推崇东垣之学，先天之本须赖后天之本滋养：“精血之海，必赖后天为之资，故人自生至老，凡先天之有不足者，但得后天培养之力，则补天之功亦可居其强半。此脾胃之气所关乎人生者不小。”张景岳崇尚命门学说，重视阴阳互根，从肾命之学完善了脾胃理论。

后世有些医家质疑景岳偏重温补之治，当然临证需要辨证。温补学派重视阳气理论，临证用药崇尚温补，强调脾胃和肾命阳气对生命的主宰作用，可谓温补派对东垣脾胃学术思想的展延。

4. 从脾阴到胃阴学说的形成

继丹溪脾阴概念的提出，嗣后明代医家更加重视脾阴，在金元医家的观点上，从不同角度阐发了脾阴理论。如王纶《明医杂著》言：“人之一身，脾胃为主。胃阳主气，脾阴主血，胃司纳受，脾司运化。”缪希雍在《先醒斋医学广笔记》言“胃主纳，脾主消，脾阴亏则不能消，胃气弱则不能纳。”认为“世人徒知香燥温补为治脾之法，而不知甘寒滋润益阴之有益于脾也”。提出“酸甘柔剂”为治脾阴虚的原则，此思想对后世叶天士创立养胃阴之法产生了重大影响。至清代医家，如黄元御、王泰林、陈士铎、唐容川、魏玉璜、俞根初等，对脾阴有了更加全面的认识，基本形成了完善的理论体系。如唐容川《血证论》言：“调治脾胃，须分阴阳。李东垣后，重脾胃者，但知宜补脾阳，而不知滋养脾阴。脾阳不足，水谷固不化；脾阴不足，水谷仍不化也。”由于脾胃是对立统一的一个整体，脾胃分阴阳，所以近现代大都归结于脾阳与胃阴的辨证，于临床比较便捷，但补脾阴仍不失于一个独特的治法。如吴澄《不居集·理脾阴总论》倡导“芳香甘淡之品补中宫，而不燥其津液”的理脾阴法，选用太子参、山药、玉竹、扁豆、莲子、茯苓、荷叶、白芍等，创制了中和理阴汤、理脾阴正方、资生汤、理脾益营汤等效方。颇切合临床实用。

清代温病学家叶天士亦为脾胃理论之信徒，重视脾胃在人体中的作用，进一步提出辨阴阳，认为“太阴湿土得阳始运，阳明燥土得阴自安”，提出滋养胃阴法，《临证指南医案·脾胃》提出胃阴损伤的病机，在王案谓“数年病伤不复，不饥不纳，九窍不和，都属胃病。阳土喜柔，偏恶刚燥，若四君、异功等，竟是治脾之药，腑宜通即是补，甘凉濡润，胃气下行，则有效验”。用方：麦冬、麻仁、甘草、白芍、甘蔗浆等，润养胃阴，腑气下行为顺。华岫云在叶案后总结：“今观叶氏之书，始知脾胃当分析而论。盖胃属戊土，脾属己土。戊阳己阴，阴阳之性有别也。脏宜藏，腑宜通，脏腑之体用各殊也。若脾阳不足，胃有寒湿，一脏一腑，皆宜于温燥升运者，自当恪遵东垣之法。若脾阳不亏，胃有燥火，则当遵叶氏养胃之法。”叶天士创立了“胃阴学说”，补充了东垣重脾而略于胃的不足，在《临证指南医案·木乘土》提出“胃为阳明之土，非阴柔不肯协和，与脾土有别故也”，叶天士以脾胃分别论治，开启生面，其论言：“纳食主胃，运化主脾”“脾宜升则健，胃宜降则和”“太阴脾土，得阳始运，阳明胃土，得阴自安”“脾喜刚燥，胃喜柔润”等，在理论与实践上，都对东垣学术思想有进一步发展，叶天士的创见，大大扩展了脾胃理论的运用。近代名医张锡纯善取东垣升发脾阳与叶桂柔养胃阴二家之精髓，创立了自己的脾胃学说，用方常以刚柔相济，润燥并用，以扶脾阳与益胃阴配合，如十全育真汤、玉液汤、宣阳汤、安冲汤、资生通脉汤等，在许多疾病的治疗组方中都体现了这个学术思想，对临床颇有启示。

临床上经常碰到脾阳不振兼胃阴虚者，治宜阴阳并治。兹举一案：林某,男,55岁,2023年冬月初诊。诉入夜口干半年余,每于入睡后口渴欲饮,得饮则稍舒,然饮入稍多则即欲尿,平素劳心晚睡,大便调,纳食尚可。经多方治疗不效。诊其面色皖白,体微胖,舌淡胖边有齿痕而中有裂痕,苔光剥,脉弦小滑,有乙肝病史。证属脾虚饮停,胃阴受伤。治以益脾化饮,润养胃阴并施。处方:生晒参10g,麦冬15g,蒸玉竹20g,石斛10g,茯苓20g,炒白术15g,山药30g,化橘红8g,桂枝8g,炙甘草6g,红花3g。二周后复诊:入夜口渴消除,入睡打鼾,复上方加泽兰15g,僵蚕15g,夏枯草15g。后追访已愈。此例劳心熬夜,气阴暗耗,口渴欲饮,舌中裂苔光剥,然观前医投诸滋阴之剂乏效,感胃脘不适,察其体丰舌边齿痕,知气阴两伤,水饮不化,故用异功散益脾,麦冬、玉竹、石斛养胃阴,苓桂术甘化饮,少加红花化瘀,以助运化,全方配合得宜,故获速效。

五、从脾胃理论谈内外伤的统一

内伤与外感,是表与里的病位不同,并不像寒热、虚实表现病性上的对立。外邪袭人,从病因学来看是外感病,大都存在内因,即所谓"邪之所凑,其气必虚",体虚者易招外邪侵袭。外邪与正虚共为致病之因,孰轻孰重,治标治本,需要临证辨识和医者把握。表证常规治以解表,然而解表又基于助阳兴脾。深研东垣著作,剖析他所论的内伤与外感辨别,特别是他倡导的脾胃理论及风药的多功能应用,可以清晰地领悟出内外伤存在着密切的相关与统一性。

1. 外感与内伤统一溯源

外感与内伤在临床上并没有明显界限,可以转化,素就有"伤风不醒便成痨"之说。临床常见:反复感冒,由急性支气管炎迁延成慢性支气管炎,再发展成肺气肿,慢性阻塞性肺疾病,最后导致肺源性心脏病,这是外感发展转变成内伤的过程,从量变到质变。追溯仲景之学,《伤寒论》言外感辨治,《金匮要略》论内伤诊疗,然而两者治法用方常互见,其理一致。

李东垣在《内外伤辨惑论》说内伤类似伤寒,是因症状相似而治法迥异,东垣竭力分辨内伤异于伤寒。中医论伤寒有广狭二义:广义伤寒,即《难经》"伤寒有五",包括多种热性病;狭义的伤寒,即风寒外感,治以汗解。《伤寒论》中脉浮、头痛而恶寒的太阳病,为诸多热性病初起的共同症候,从其“汗出病差”来看，主要指外感。在《内外伤辨惑论》中，东垣视内伤“类似伤寒”，笔者认为这并非类似，东垣当时认为的“内伤”病，可能就是流行性感冒。东垣在论中描述了疫情的猖獗。东垣在《脉诀指掌病式图说》又述：“予目击壬辰首乱以来，民中燥热者，多发热痰结咳嗽，重以医者不识时变，复投半夏、南星，以益其燥热，遂至咳血，肾涎逆涌，咯吐不已，肌肉干枯而死者多矣。平人则两寸脉不见，两尺脉长至半臂。”据上述症状可推测是流行性感冒继发肺部感染。文中所述“脉象”，已明显提示气虚下陷之征，一旦感染流感之类疾病，必是严重的虚人外感。汪昂《医方集解》言补中益气汤：“李士材曰，虚人感冒，不任发散者，此方可以代之。”又引《证治准绳》曰：“凡四时伤寒，通宜补散，故丹溪治伤寒多用补中益气汤。”东垣观察到“世俗不知，往往将元气不足之证，便作外伤风寒表实之证，而反泻心肺，是重绝其表也，安得不死乎？”东垣内外伤辨，强调严重内伤基础上的伤寒，在证治上与普通伤寒表证有显著区别，扶助正气以托邪为主要治则。

东垣年代，当时百姓体质虚弱不堪，每当感受外邪，绝大多数当为虚人外感，若以常规发汗解表，犹如太阳中风证治以麻黄汤，显然犯了虚虚之戒。东垣所指的内伤病症，较之虚人外感病在正虚的程度上或许有别，但治疗大法上无大差别。虚人外感，表现太阳病表虚证，治以桂枝汤，若正虚十分严重，其治更接近内伤。东垣重内伤的思想，无疑进一步发展了仲景对虚人外感的治疗理念。与桂枝汤阴阳合化补虚不同，东垣诸方直接以参芪益气配合风药升阳来补虚。

2. 内外伤的虚实辨证与内在联系

李东垣的《内外伤辨惑论》是从外感与内伤的辨别入手，多方论证，提出了内伤脾胃为主的学术思想。此论从表面上看，似乎是辨内伤里证与外感表证的真假，实质上是在于辨虚实。所谓：“万病不出虚实两端，万方不出补泻两法。”中医的各种辨证，无论外感、内伤，以辨虚实为首要。东垣针对时弊，提出“内外伤辨惑”之论，以沉痛的教训，向人们警示辨虚实的重要性，对属实证的“风寒外感”与属虚证的“饮食劳役内伤”之间的辨识，进行深入探讨。

东垣言：“元气，谷气，荣气，清气，卫气，生发诸阳上升之气……胃气之异名，其实一也。”提出外卫肌表之荣气、卫气就是胃气。肌表具有卫外防御功能,外邪侵犯机体首先出现表证。脾属中土,为营卫之源。东垣在《脾胃论》言:“欲人知百病皆由脾胃衰而生也,毫厘之失,则灾害立生。”脾胃对全身具有防卫功能。卫气滋养于中焦,卫表与脾胃有密切的联系。临床上常见脾胃气虚则无以固护其荣卫,易致外邪侵袭,而发寒热;风寒表证,卫阳郁滞,久病致虚,必损及脾胃。《脾胃论》言:“肠胃为市,无物不包,无物不入,若风、寒、暑、湿、燥,一气偏胜,亦能伤脾损胃。”反之,脾胃虚亏,首先导致肺卫不固。肺主卫外,外邪入侵,则先犯肺。脾土与肺金在生理上是母子相生关系;在病理上,“脾胃一虚,肺气先绝”。所以外感证,虽见肺卫不固,实则脾气虚亏在先。东垣的《内外伤辨惑论》强调了外感风寒与内伤中气不足两证之间表与里、实与虚的对立性,实质上两者存在着一定的内在联系与统一。

3. 内外伤统一的机制基于阳气

外感病可以转化为内伤病,显示了两者的内在联系。外感与内伤二者共通点在于阳气的病变,从病机上看,外感表证属于“阳气郁滞,卫阳受束”,而内伤的阳气郁滞是由于阳气不足而运行无力。两者阳气病变,表现一虚一实,迥然不同。治疗上皆需运行阳气。解表药治外感表证,是宣发郁结的阳气,发汗常被形象地说成逐邪外出,实质在于恢复被郁阻的阳气功能。治疗内伤则需要补气以助运阳气。两者的病机变化可互相影响,互相转化。阳气郁久,会损伤阳气;阳气虚亏,常伴气行不利。风寒表证为阳气郁滞,久郁会转化为热证,或耗伤正气而转为虚证,可出现脾胃虚寒证。

东垣治疗内伤常以升阳合益气健脾以助运阳气,而治疗虚人外感,以风药与补脾气药同用,共起畅达阳气作用。故运行阳气,风药当为首选,《脾胃论》谓“言其汗者,非正发汗也,为助阳也”。秉此理念,不难理解许多治疗外感病的方剂,能够移用于治疗内伤脾胃病,如麻黄汤能治疗胃痛、腹痛、腹胀、便秘等,即为此理。六经虽分表里,但仲景并未墨守表里界限,以桂枝汤统治表里,凸显了内外伤的密切关系。

外感之病在于皮毛,内伤之疾在于脾胃。汗法是中医治疗八法之第一法,不仅是发汗解表,祛邪外出,主要是通过发汗,达到解除阳气阻郁的病理现象,而起助阳作用,故解表风药能协同益气补脾药而起增强效果。这里有生理学的因由,从人体内外环境接触交流来看,在外是体表皮肤面积最大,在内是消化道面积最大，两者都是人体直接与外界接触的组织器官。两者的关系，在西医学看来是毫不相干的，但在中医理论上看是密切相关，《灵枢·五味论》谓："上焦者，受气而营诸阳者也。"肺主皮毛而司卫外，但卫气滋养于中焦，所谓："卫者，水谷之悍气也。"《灵枢·痈疽》言："肠胃受谷，上焦出气，以温分肉而养骨节，通腠理。"故卫气行于表，养于脾胃；脾虚则卫表弱，易于受邪。在治疗上，解除外邪恢复郁遏的阳气当用风药，振升虚弱的中焦阳气亦可用风药，共同的机制在于恢复阳气的正常运行，从中亦可领悟东垣学说，包含着内外伤之统一的思想。

4. 内外伤统一的临床意义

东垣所谓的内伤病"类伤寒"，可能是重度虚人外感，东垣说："由其朝饥暮饱，起居不时，寒温失所，动经三两月，胃气亏之久矣。一旦饱食太过，感而伤人。"由于元气伤残太甚，若感染外邪，一般辛散发表药起不了效果，纵使合入一味人参，亦是鞭长莫及，须借大队参、芪、归、术，配以少量风药，益气助阳，方能获效。体现东垣学术思想的典型方补脾胃泻阴火升阳汤，东垣《脾胃论》列之为首方，方名就将东垣学术思想表述无遗。该方组成：黄芪、人参、炙甘草补脾益气，黄连、黄芩、石膏清热泻火，升麻、柴胡、羌活、苍术升阳除湿。据东垣所述的壬辰瘟疫，病者表现为严重气虚且有燥热之证，本方颇为契合。

劳役之后，随之而来的烈性传染病大流行，古人(如东垣)对病源认识不清，基于种种经验教训，将内伤当作主因来解释，对之视同内伤治疗而获效，其机制值得探讨。现代一度流行的严重急性呼吸综合征(severe acute respiratory syndrome，SARS)及流感、病毒性肺炎，与汉代仲景所经历的疫病大流行、金元时期东垣所目睹的疫病大流行以及清代的温疫病流行都有相似之处，所以治疗病毒性肺炎等采用的伤寒论经方及温病学时方联合运用，能获得很好的疗效，笔者在临床实战中也深有体会。虽然疾病发生相隔千百年，但是病机相同，治疗采用传统的经典方药同样有效，所以说古方亦能治今病。那么根据历史的经验，如果流感、病毒性肺炎患者出现内伤症状，辨证使用东垣的治法，也应该是有效的。现今，从疾病流行期间发布的大量临床资料来看，按使用频次最高的中药进行统计，按功用可归纳三个方面：一是清宣肺热的麻杏石甘汤，二是补中益气主药人参、黄芪、白术、陈皮，三是祛湿清热化痰药，这种组方结构可以从补脾胃泻阴火升阳汤中找到相似的脉络，体现了东垣的学术价值。

从"内外伤之辨"，可以明了气虚内伤与气虚外感及表虚证的内在联系，在临床辨治就有了明确方向，特别对疑似其间的病证。举一病案：昔治某老媪，年逾古稀，发热时作时休将一个月，精神不振，间作咳嗽，纳差恶心，口苦便溏，每近黄昏或天气变凉则头昏，恶寒欲增衣被。检查：血常规，尿常规等无异常，血沉 45mm/h，胸片示两肺纹理增粗。苔薄白微腻，脉弦数。初予荆防败毒散加减似有效果，再服则汗出恶寒甚，气短似喘，以为中气虚亏，更用补中益气汤加减，恶寒不除反增体温。几易抗生素治之亦无效。析其证表里夹杂，发汗则虚其气，补中则郁其表，证属气虚外感，且兼热郁湿阻。以东垣法：白芷 6g，防风 5g，葛根 12g，柴胡 6g，党参 10g，黄芪 12g，白术 10g，陈皮 4g，神曲 10g，茯苓 10g，黄芩 6g。一剂应，三剂热除喘平。如此类疑似难辨的外感内伤兼夹证，治应师其法，不可泥其方，只要了解内外伤之间病机的关系，掌握好治法与组方原则，按照表证与气虚之间的轻重表现，灵活配比解表风药与补气益脾药，再顾及兼夹症即可。

赵献可《医贯》解读补中益气汤说："世人一见发热，便以外感风寒暑湿之邪，非发散邪从何处解，又不能的见风寒暑湿对证施治，乃通用解表之剂……杂然并进，因而致毙者多矣。东垣深痛其害，创立此方，以为邪之所凑，其气必虚。内伤者多，外感者间或有之，纵有外邪，亦是乘虚而入，但补其中益其气，而邪自退。"可见，复杂的外感疾病，常有内伤因素，补其气而邪自退。《医贯·伤寒论》说："以为内伤多，外感少，只须温补，不必发散；外感多而内伤少，温补中少加发散，以补中益气汤一方为主，加减出入。"这是比较内伤因素与外感致病的轻重而决定补中益气汤的加减出入，深领东垣之学的精神。东垣说的"内伤类似伤寒"，可能即"虚人外感"。气虚发热与虚人外感的表现有别，治法没有明显区别，可谓异病同治。显然，外感、虚人外感及内伤似外感互有关联，也是外感致内伤的演变过程，体现了中医的整体动态观。东垣继承与发展了仲景学术思想，突破了内伤与外感的界限，使脾胃理论的运用得到提升。

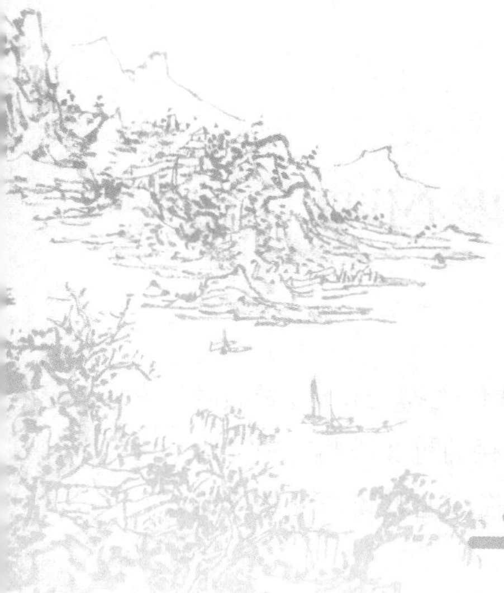

中篇

中医脏腑理论以脾胃为核心

在中国古代哲学中，始终以土为万物之资生，《尚书·大传》言：“水火者，百姓之所饮食也；金木者，百姓之所兴作也；土者，万物之所资生也，是为人用。”在易学中提出“脾为坤土”，奠定了脾在脏腑中的重要地位。在脏腑理论中，脾胃理论最为历代医家所重视。从脏腑理论的形成及临床实践来看，脾胃不独是后天之本，气血生化之源，还是脏腑之本原。历代医家十分注重脾胃在诊治上的作用，调理脾胃是中医独特的治疗大法，在临床上起着核心作用。脾胃理论是中医学的精华，对中医理论的研究与临床的发展都具有重要意义。

第一章

脾胃功能特点及其在脏腑中的核心作用

脾胃是人体后天之本。中医的五脏生成论及现代生物进化论，表明脾胃是脏腑形成之本源，是供养之源泉，为人体赖以生存的重要脏腑。由于脾胃的特有功能，在五脏六腑活动中起枢纽的作用。临床上脏腑辨证的核心在脾胃。

一、从经典之论谈脾胃功能的特点

脾胃的功能特征，在人体的生理、病理上起着重要作用，早在《内经》就确立了脾胃在五脏六腑中的核心地位。关于对脏器脾，最初始的认识描写：居人体中央，属土色黄，具有运化水谷精微功能。宋代《修真十书玉隆集·黄庭内景五脏六腑图》描述："脾，土官也，掩太仓（胃）。在脐上三寸，色如缟映黄。"有人认为其与解剖脏器之胰腺相当，但脾的功能态却远远超过胰腺所承担的消化功能与内分泌胰岛功能等范围，几乎涉及全身各个系统。

1. 脾胃功能的特点

脾的功能，《内经》谓之"仓廪之官，五味出焉"。可见脾就是胃肠道，主要功能是运化水谷，包括运输与化生。《内经》说："饮入于胃，游溢精气，上输于脾，脾气散精，上归于肺。"纳食入胃，经脾运化，上输至心肺，包括西医学的胰脏、小肠、肝脏等脏器功能，概称为脾，这是脾为胃行津液，为其功能第一步。自脾输精气，上归心肺，继而化生精微以营养周身，肌肉丰满，所谓"脾主四肢肌肉"和"以溉四旁"，这是第二步。水谷精微为化生气血物质基础，若脾阳健运，吸收营养良好而气血旺盛，便能统摄营血，《灵枢·本神》言"脾藏营"，《难经》说脾"主裹血"，是第三步。营养良好而体力强壮，抗病免疫力增强，即《灵枢》言："脾为之卫"，《金匮要略》言："四季脾旺不受邪"，是第四步。《难经》言脾"温五脏，主藏意"，从广义上认识脾，不仅是指消化吸收功能，而是多脏器多系统功能的综合单位。对于脾的解剖位置，多种古本描写并不一致，《内经》谓"脾与胃以膜相连"，李梴《医学入门》借脾的解剖位置说功能:“脾居中脘一寸二分,上去心三寸六分,下去肾三寸六分(故谓交通心肾之要道)。中间一寸二分,名曰黄庭,在天为太阳,在地为太阴,在人为中黄祖气。脾气壮,则能磨消水谷,以荣养四脏。”所述脾在解剖上与西医学的胰腺相关,主内外分泌,论功能却远远超出胰腺范围。此脾胰易位,有可能是当时西医翻译者未细究中医学理,套用之误。

胃与脾同主中土,为水谷之海,主受纳、通降为其主要功能。六腑是胃、胆、大肠、小肠、膀胱、三焦,六腑的功能以通降为主,与胃功能关系密切,胃气降,诸腑皆降。六腑功能虽各自为政,下行通降功能是一致的,六腑中如小肠的泌别清浊,大肠传导、膀胱气化、胆的疏通等,皆随胃的下行功能而畅行,所以说胃为六腑之主,胃和则六腑之气皆和,胃腑降则六腑皆降。这种功能关系,在临床治疗有着重要作用。临床常用通降胃腑来治疗急腹症,如胃穿孔、急性胰腺炎、胆囊炎、胆结石、肠梗阻、阑尾炎、泌尿道结石及感染、排尿不畅等表现腑气不通者,都是运用这个原理。现代研究表明,通腑导下法之方药能明显抗炎、解热,增强肝胆分泌、改善肠道血行、抑制过分发酵、促进细菌及毒素的排泄,解除肠道缺血及缺氧状态,增强大肠运动,有效地避免肠源内毒素的吸收,为本法治疗许多感染性疾病及急腹症提供了科学依据。

2. 脾胃是一个整体的功能组合

脾胃是一个整体,包括西医学的整个消化系统及其相关的功能。《内经》谓:“脾为之使,胃为之市”,意指胃主受纳,是水谷聚散之所;脾主运化,将水谷精微输布到全身各处。脾与胃的功能既相反又相成,胃纳,脾运;脾主升清,胃主降浊;脾运则健,胃通则顺;脾喜燥恶湿,胃喜润恶燥,既对立又统一,各有各的内涵,不能混淆,但相互依存,不可分割。脾胃相互协作,共同完成中土的运化功能,是全身营养精微的供给源头,是元气的供养处。《脾胃论》言:“元气之充足,皆由脾胃之气无所伤,而后能滋养元气。”整体功能称为“胃气”,胃气的存亡,是关乎人体的生命,故《内经》言:“胃者,平人之常气也,人无胃气,曰逆,逆者死。”在人体的脏腑活动中,五脏功能以脾为主导,六腑功能以胃为主导。邓铁涛认为脾胃学说应包括攻下的一面,所谓“陈莝去而肠胃洁”。

脾胃是太阴阳明,虽阴阳异性,但是整体的组合功能,体用相互,纳运相得,虚实相更,升降相因,燥湿相济。《临证指南医案·嘈》中华岫云按:“脾属阴主乎血，胃属阳主乎气；胃易燥，全赖脾阴以和之，脾易湿，必赖胃阳以运之，故一阴一阳互相表里，合冲和之德而为后天生化之源也。”脏腑理论中，脾为阴脏而用阳，胃为阳脏而用阴。龚信《古今医鉴·病机赋》言：“胃乃六腑之本，脾为五脏之源，胃气弱则百病生，脾阴足而万邪息。”脾与胃在病变上互相影响，治疗上常相互兼顾，不可见脏医脏，见腑医腑。治法宜升降协调，补通并进，寒热并施，燥湿兼顾，刚柔相依。

《内经》论脏腑功能特征，谓脏者藏也，“藏精气而不泻”，腑者舍也，“传化物而不藏”，这是对脾升清而胃降浊功能的最好说明。藏精气与传化物犹如合成代谢与分解代谢，为生命的基本特征。这种特征在原生动物最为显见，随着生物演化而趋于复杂化。人体是高级动物，从受纳食物开始通过运化的能量代谢，至最终产物排泄的过程，是以消化系统（脾胃）为中心，并包括了神经、循环、肌肉、泌尿、内分泌等组织器官，多系统功能的综合表现。

二、五脏形成的核心是脾胃

中医理论属于原始思维，对人体生命活动以及生理病理变化规律的认识，是原始的生物模式认识，它的元模式是生命活动最为原始的状态。为了揭示形成中医理论的初始观念，需要对中医理论采用整体的还原研究，从这个思路研究发现中医脏腑理论的构筑是遵循“天人相应”思想，脏腑形成的核心在脾胃。

1. 从“天人相应”的自然观论五脏形成

古代哲理尊崇“天人相应”，《易经》谓万物生成规律：太极生两仪，两仪生四象，四象生八卦而形成整体系统。认为生命体形成与进化亦遵此规律：最初是太极状态，即生命体初始态为生存必需的消化系统脾胃，属土，“土为万物之母”。《周易参同契》以脾为祖，为太极；以肝、肺为父、母，为两仪；以心、肾为子、女，成为四象。清代邵同珍《医易一理》亦以脾为太极，生出肺、肝两仪，进而生成肺、肝、心、肾四象，形成五脏整体结构。《三三医书·医源》中芬余氏认为人身一太极，“心肝为木火之一源，肺肾为金水之同宫，中宫脾土为之维持调护”。在《三三医书·医源·脾阳合中五说》言“土者，后天之根本，而金木水火之枢机也，洛书一图中五称皇极，盖天地太和之气，而万物之所以生长收藏者也。在人身则为脾，内而脏腑，外而肢体百骸之所资养，而气血之所从生也，且水得之而不泛，火得之而不炎，木得之而畅茂，金得之而坚凝”。阐述了脾在五脏的核心作用。

图3表示生命之始出现脾，脾是最先形成的生命个体雏形，出现新陈代谢之生命现象，然后生成肝、肺。生命的发展、完善，需要内外环境的平衡，形成了“肝”，强化了调控功能。肝主“疏泄”，协同脾胃功能，是最早的神经协调系统。肺主皮毛，在生物处于单细胞的阶段，皮毛与消化道是同一器官。经生物演化，出现了“肺”，主一身之气，朝百脉，为脾输送精微到全身，相当于机体循环系统，如《医学正传》言：“盖水谷入胃，其浊者为渣滓……其清者，倏焉而化为气，依脾气而上升于肺，其至清而至精者，由肺而灌溉乎四体，而为汗液津唾，助血脉，益气力，而为生生不息之运也。”生命为了对付复杂的环境，需要机体内、外的交流与协调，产生了“心主神明”，心肝协同增强了对内外环境的调节功能，心功能也是脾胃功能的延续，腹部第二大脑的存在就说明了这个问题。个体生命为了延续，需要优化繁殖，由无性繁殖到有性繁殖，这是生命演化的一大进步，于是出现了“肾”，增强了机体的化生能力及专司生育的功能，更完善了脾为本。《四圣心源·脏腑生成》言：“人与天地相参也。阴阳肇基，爰有祖气”，“祖气之内，含抱阴阳，阴阳之间，是谓中气。中者土也，戊土为胃，己土为脾。己土上行，阴升而化阳，阳升于左则为肝，升于上则为心；戊土下行，阳降而化阴，阴降于右则为肺，降于下则为肾”。祖气是生之初气，演化出阴阳而孕育出中气——脾土，为生命体之初始态，经阳升阴降运动，逐步形成五脏。脾是脏腑气机升降的枢纽，协调气机平衡而维持五脏功能，如协调心肺，生化气血，布散全身；协调心肾，上下交通，水火既济；协调肝肺，左升右降，畅行气机；协调肝肾，水木相生，肝肾共源。脏腑理论关于人体“五大生理功能”系统及各功能相关的理论，可能是生物进化上逐渐形成的原始（含隐性）的生理网状系统。

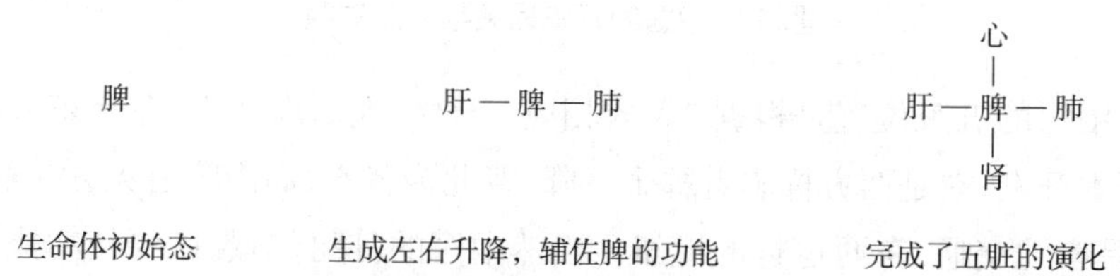

图3　五脏形成的演变过程示意图

古人常从“天人相应”来认识人体脏腑关系，将中医的藏象学说与易象——天地八卦联系起来。在《易传·说卦》中言：“乾为小肠，坤为脾，震为肝，艮为大肠，离为心，坎为肾，兑为肺，巽为胃。”在八卦之中，脾胃及大小肠占了一半，表明了脾胃系列在脏腑之中的重要性。更引人注意的是将脾与小肠列为重要的乾坤二卦，而不是脾胃。且小肠居乾卦，说明其在人体中具有特殊的地位与作用，这个问题将在下面作进一步论述。

2. 从“河图”看中医脏腑生成之“天人相应”

河图洛书，是上古文明的产物，是中国古代流传下来的两幅神秘图案，蕴含了深奥的宇宙星象之理，被誉为“宇宙魔方”，是中华文化、阴阳五行术数之源。“河图”意指星河，寓意宇宙之广袤，河图之象，深奥无穷。对于河图的含义，历代有许多学者作出不同的解释，但多数注重于数字的排列研究，目前还没有较明确答案。要知道中国古代最为崇尚的是“天人相应”，河图即指天象（星河），那么与人体有何相应呢？从“河图”的核心中看，是一张五行相关图，其中的关系，从图4的两图对照可见，正好与中医五脏的五行关系相吻合。中医亦强调“天人相应”，中医的五脏生成学说，就是根据易学天人相应的观点推导出的。

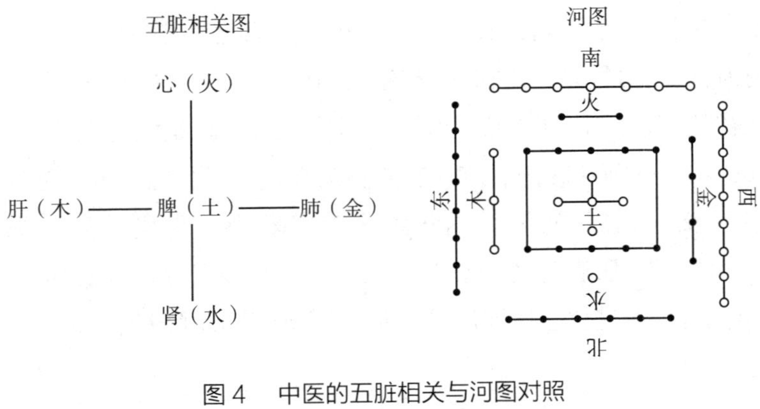

图4　中医的五脏相关与河图对照

中医的五脏位置是根据“天人相应”而立，人面南而立，左是东方象征着肝木升发，右是西方标志着肺金下降，背北为肾水，面南为心火，中五为脾土，是南北交通，东西运行的枢纽。当然中医的脏腑位置，还要从功能态灵活理解，比如说左右，有多种含义，不独指定位，又表示上下的趋向，左是表示上升,右是表示下降。如肝气升发,不单指左侧,因为临床上称肝主两胁。肺为华盖,所以肺气肃降,亦不独在右。中医的脏腑理论,强调临床的实用性与指导性,需要切实领会。

3. 五脏演化与生物进化过程比较

中医的脏腑生成之说,开始可能是个假设,不断通过临床实践得到验证,进而还可以借助于社会文化和现代科学去验证,有助于从本源获得认知。

从生物进化的过程,可以看出动物脏器的形成规律,图 5 的动物进化简略图,可见一斑。

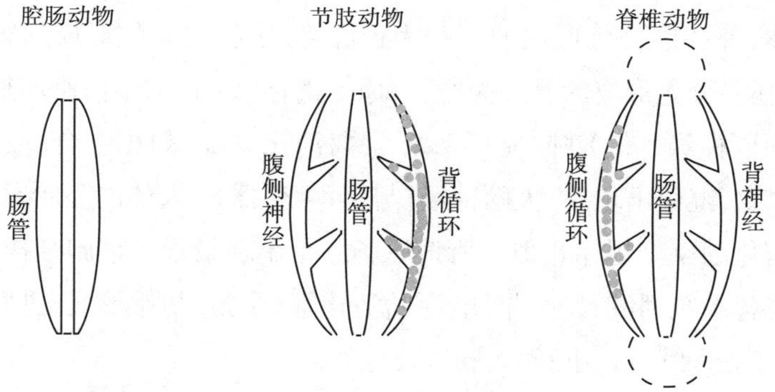

图 5　从动物进化看腔肠动物、节肢动物到脊椎动物的结构与生理功能演变

将图 5 与图 3 作对照,可以看出动物进化过程,与中医五脏的形成十分相似。生物进化表明,早期出现的腔肠动物,主要就是一条消化道,即所谓脾胃。再看节肢动物、脊椎动物的主要结构,均是以消化道为中心而展开,相继出现相当于肝的神经系统之雏形,及相当于肺的循环系统之雏形。图 5 是参考樊启昶等编著的《发育生物学原理》(樊启昶,白书农 . 发育生物学原理[M]. 北京:高等教育出版社,2002.)中的图 21.3.13 仿制,这是动物进化中最为初始的以消化道为核心的三大系统。嗣后生物为了更好地适应生存环境,进行从简单到复杂的进化,逐渐进化到哺乳动物,形成了完整的消化、循环、呼吸、神经、生殖等系统。中医认为脏腑演化继而增添了心与肾,延伸了脾、肝、肺的功能。从临床上看,外邪侵入,先由肺卫当之,入里之邪,

中土为必经之地。由肝脾部分化生出“心”的功能，增强了对内外环境的平衡能力，完善了肝脾功能。由肺脾部分化生出“肾”的功能，延伸了肺的通调水道，且提升了脾的功能，即由生长到生殖，由无性繁殖演化出有性繁殖。中医的五脏形成规律与生物进化轨迹相应，从进化史上可以探索出中医脏腑理论的内涵意义。

4. 从胚胎学认识中医脏腑生成

再从胚胎学认识中医脏腑生成论的科学性，因为胚胎发育的过程可看作是生物演化的一个缩影。

图 6 是胚胎分化过程中的一个截图，仿制于郭顺根主编的《组织学与胚胎学》（人民卫生出版社，2006）中的图 17-25-F。从图 6 看三胚层分化形成的胚体，外胚层分化形成的管腔为神经管，中胚层分化形成的管腔为主动脉，内胚层分化形成的管腔为原肠（原始消化管），这与中医脏腑形成的初期，出现肝（神经系统）、肺（循环系统）、脾（消化系统）颇相吻合。随着发育的胚体演变，继而出现心（大脑神经）与肾（生殖器）。人体的胚胎发育过程，与生物演化的整个规律相似。所谓原肠胚是出现最早的细胞结构，分化后逐渐形成各系统，胚胎发生早期，原始消化管（原肠）初始形成，进一步分化发育为口咽、食管、胃、小肠、大肠以及胰腺、肝和胆。从进化论看，人体的发育分化始终是在保持整体完整性和统一性的前提下进行的。中医的脏腑概念，没有解剖与胚胎学支持，凭借原始的哲学思想，以司外揣内的推演与构思，所揭示的规律与现代生物进化及胚胎学基本接近，可见古代的中医脏腑理论是从另一角度认识了生物进化的规律。

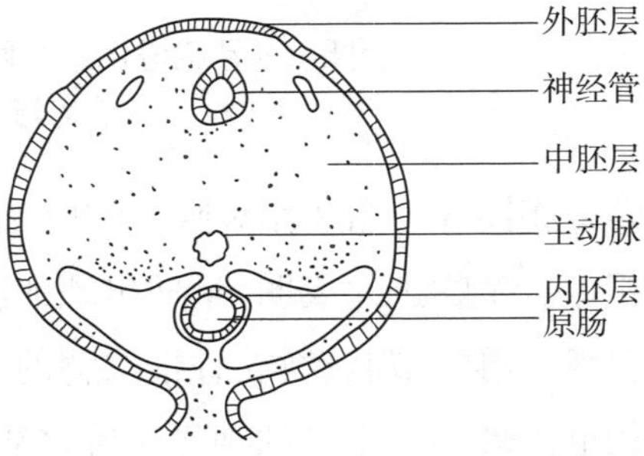

图 6　胚体三胚层分化形成的三个管腔（胚体横切面）

英国学者胚胎学家李约瑟由于从西方科学机械论中，无法找到适合于认识胚胎发育的机制而感到失望，然而他转向了中国思想。可惜李约瑟没有深入研究中医理论，中医的脏腑生成论可能会给李约瑟先生认识胚胎发育机制的研究带来启示。

中医脏腑概念，虽与解剖相关，但主要是从功能态及临床病态观察出来，故又有"藏象"的概念，从另一角度认识人体生理、病理规律，形成了另类理论（有些可能为原始态现象，如经络现象与生物电、波、场有关，或许是尚未被认识的隐性现象）。人类进化后，许多原始功能，被后来发展形成的组织功能占了优势而呈隐蔽状态，变成潜在的功能而存在于体内继续发挥作用，难以被现代组织解剖学发现，这些隐蔽功能会在特定的条件下，如疾病状态或特异状态显现出来。中医是"司外揣内"，主要是对病变状态进行观察，所以易于发现这种潜在的功能（经络现象也同样）。因此要了解其本质，须从原始功能态去探索。假如进化论、胚胎学能够证实中医脏腑学说的合理性，那么中医理论与西医学就更易沟通。

5. 从现代解剖生理上看脾胃在人体的地位

人体的解剖生理学表明，人体最大的脏器是消化道。生物进化与解剖证明脾胃为人体中心。人体胚胎早期，为一条沿身长方向的原始消化管道，随着人体胚胎的发育延长与加宽，其结构形式以管道为中心，依照着脊椎为中线的两侧纵轴分布横列的节段，每一个节段在构造上都包括了一部分体表组织和体内管道脏器。随着进化，这条管道出现特化的肝、胰、胆等脏器，于是管道发生弯曲以致组织趋于复杂，但是以这条管道形成的作为中心环节的胃肠道，仍然存在。

肠胃道的消化营养功能，中医称脾胃。西医学所谓肝脏的主要功能合成和贮存营养成分，上输于心肺，且能分泌胆汁入肠协助消化，可见肝脏是人体中重要的消化器官，亦属中医的脾胃。脾胃的消化营养功能主要在小肠，胃肠道体积之大，可谓全身脏器之冠，最长的小肠达五六米。小肠腔内有环状皱褶和大量指状绒毛突起，总面积可达 10 平方米或更多，若将小肠黏膜的绒毛构造也估计在内，其吸收面积可增加 600 倍以上。小肠面积之大，任何脏器无与伦比，就是与外环境接触广泛的皮肤，与胃肠道内环境的广大面积也无法比拟。胃肠道容纳大量的内容物，特别是小肠内营养丰富的乳糜液，大肠部分经常停留大量食物残渣，腐败发酵，以及许多不同种类的细菌，其中不少致病菌有潜在毒性，与肠壁直接接触，存在着危害性，所以消化道具有防御护卫功能。

《内经》说小肠为"受盛之官，化物出焉"。"受盛"即纳食包括胃的功能，“化物”即消化食物而生成营养物质，也包括脾的功能。小肠有“泌别清浊”功能，即吸收水谷精微上升于心肺，传导废物下行入大肠与膀胱，实即是脾的升清运化与胃的通降泄浊功能。升清为化生精微的开端，降浊为传导废物的起点，升清降浊的起始均在小肠，小肠为全身升降的中心环节。人体的生理活动离不开水液，人体内外水液交流的基地主要在小肠，且拥有大量水液。所谓“胃为水谷之海”，实际是在小肠。一旦水液发生病变，水湿太过为脾湿，水液不足为胃燥，胃燥脾湿均在于小肠。中药大都口腔给药，从胃入小肠，中药的温凉补泻作用开端在小肠。小肠是机体升清降浊的起始，故亦是实热与虚寒的枢纽，治疗上用寒用热，补虚泻实的作用先在小肠产生。可见，脾与胃是中医根据临床积累的经验事实所设计出的一种功能符号。一组脏器具有两种相反的不同功能，实质在小肠，因此说脾与胃的主要功能在小肠，西医学也认为小肠具有对食物消化吸收功能与蠕动功能，这些可视同于“泌别清浊”功能。中医以小肠隶属于脾胃，这与西医学更切合。

三、生命的本源及五脏所主在脾胃

一切生物共有的最基本特征是新陈代谢，在此基础上才有应激性与生殖繁衍。人的生命最基本的特征新陈代谢，主要体现在脾胃功能上。灵素经皆言：水谷入于胃，上输于脾，以传于肺，五脏六腑皆以受气。脾胃是人体新陈代谢的核心脏器。脾胃病变：纳运失常、升降失调、燥湿互见，出现一系列代谢问题。有了脾胃才能随之产生应激性的肝、心功能系列，产生助力代谢的肺与生殖繁衍肾功能系列。脏腑的起源，机体的活力，五脏功能的调节，气血生化的中心，均在于脾胃。

1. 五脏功能调节在脾胃

中医的脏腑功能，是多个形体结构单位相互协作的结果。从生物进化来看，原始生物没有心及大脑，最初始的是脾，对全身的调控功能尽在其中。生物进化后，器官分工越来越细，出现大脑后，脾胃原始的神经功能逐渐退居次要。现今发现，腹部存在非常复杂的神经网络，人类许多感觉和直觉，是从腹部出来。历代医家大都尊崇《内经》之说，以脾胃为五脏功能的核心，组成一个稳定的整体结构。朱丹溪《格致余论》言“是脾具坤静之德，而有乾健之运，故能使心肺之阳降，肾肝之阴升，而成天地交泰，是为无病之人”。

中医的脏腑活动是以脾为中心。如图7所示，人体的生命核心是脾，为人体脏腑功能活动的枢纽。脾与四脏密切关联，同时协调着四脏之间的功能关系。五脏活动模式，脾为核心，构成了肝脾、心脾、脾肾、肺脾的稳定结构，使各脏腑的功能活动得以协调。北宋《太平圣惠方》："脾受水谷之精，化为气血，以养脏腑，灌溉身形。"李东垣《脾胃论》说，"若胃气一虚，脾无所禀受，则四脏及经络皆病"，"其治肝、心、肺、肾有余不足，或补或泻，惟益脾胃之药为切"，提出"调脾胃安五脏"的观点。后世医家继承东垣学说，在《景岳全书·杂证谟·饮食门》言"盖以脾胃属土，为水谷之海，凡五脏生成，惟此是赖者"，提出"五脏之邪，皆通脾胃"，"善治脾者，能调五脏"。更明确了脾胃与五脏的关系。黄元御《四圣心源》言："培养中气，降肺胃以助金水之收藏，升肝脾以益木火之生长。"脾胃为全身气机升降之枢纽，如脾胃调肝肺气机之左右升降，调心肾水火之上下交通，同样，胆、大小肠、膀胱、三焦等六腑气机通降，脾胃亦起着调节作用。《杂病源流犀烛》论脾谓"其属土，配资生坤元，故十二经根本。其势居中央孤脏，以灌四旁，注四末，故为六经内主"。

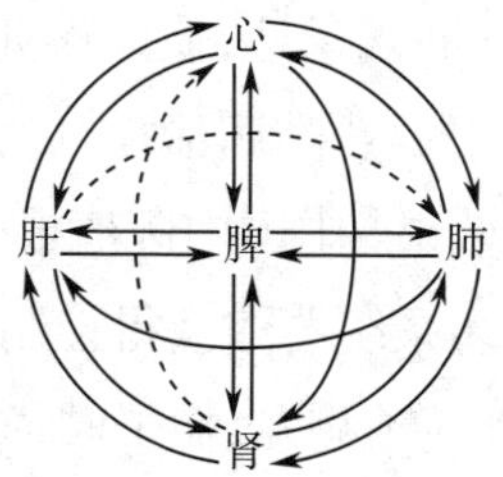

图7　中医脏腑各种功能活动以脾胃为核心

2. 脾对四脏相关的协调作用

围绕脾土的心、肺、肝、肾四脏，其间组成六种功能相关：肝肺关系（左右升降）、肝肾关系（乙癸同源）、心肺关系（气血相生）、心肾关系（水火交泰）、心肝关系（木火相依）、肺肾关系（气之呼纳，水之上下源），脾协调着其间的功能关系，对其相关病变，起着重要的调节作用。

一是心肝君火相火协调，共主神志各种活动。心肝可归纳为机体内外环境平衡的一个调节系统。心主神志，主血脉；肝主疏泄，主藏血，两者关系密切。临床上，许多神志异常疾病，如癫狂、抑郁症等，常从心肝论治。心主藏神，其活动与肝藏魂相关，《类经·藏象类》说："神藏于心，故心静则神清；魂随乎神，故神昏则魂荡。"国医大师张琪提出"从心肝论治神志病"，颇切临床之论。心与肝均和神经相关，但有区别。肝所主以非自主神经为主，而心所主的主要是自主神经，两者的功能互补。人的神志功能分属五脏，国医大师邓铁涛提出：总的来看，情志疾病中心、肝、脾受影响均较常见，正是中医脏腑功能特点。从三者关系来看，心与肝依附脾，脾协调心肝。如深入研究大脑神经的演化过程，不难发现脾、肝、心之间的密切联系（在本篇第四章“从神经功能的进化看心肝脾关系”专述）。临床上心肝火旺易伤脾营，脾营不足可继发心肝血虚。

二是肝肾乙癸同源、水木相生。肾与肝母子相生，但肝血与肾精皆由脾来供养。从肝肾脾三脏功能的特点看，肝主疏泄，肾主封藏，二者互用互制，脾主运化又主统摄，为之调节。所以肝肾脾三脏，特别与妇女的生理、病理密切相关。《中医妇科学》对许多妇科疾病的治疗，主要责之于肝、脾、肾三脏，因为月经产生的机制，与肾、肝、脾的关系尤为密切，肾气旺盛，使天癸成熟；肝气条达，使经候如期；脾气健运，使血海充盈。临床脾肾肝之间调治，常用于疑难病治疗，如张允岭运用健脾益肾养肝息风配方治疗帕金森病获得效果[中国中医药报，2023-11-03（5）]，以脾肾亏虚为本、肝郁邪阻为标，论治多系统萎缩获得控制，自拟固本复平汤，由肉苁蓉丸、补中益气汤、柴胡疏肝散、越鞠丸、栀子豉汤加减而成[中国中医药报，2023-12-01（5）]。

三是肺肝左升右降相互协调。《内经》云“肝生于左，肺藏于右”，是功能上的概念，肝木疏泄升发，肺金宣肃下降，二者左升右降，对全身气机起调节作用；脾土居中，维持两者升降平衡。肝主疏泄，肝与神经系统、“神经-体液”调节有密切关系，肺气则调节血液循环。《伤寒论》谓服小柴胡汤：“上焦得通，津液得下，胃气因和，身濈然汗出而解。”可见该方疏达少阳肝胆，还通上焦肺气，致脾胃之气和，使肝、肺、脾胃之气通达而病得愈。具升发之性的药大都味辛气芳香，国医大师颜正华对“芳香药的药性”作归经统计，发现以归脾、胃经居多，其次为肝、肺，可见三脏有共通的药性效应。脾主肌肉，《医学真传》言“肝主肌腠”，东垣谓“春升夏长”，升脾气与疏肝气同气相求，而肺合皮毛，主宣发，三脏的临床用药有共通性，均能主司玄府气机的开合，互起调节。

四是心肾上下交通、水火共济。心居上，为火也；肾居下，为水也。正常状态，心肾上下交通，水火相济。《慎斋遗书·阴阳脏腑》言：“心肾相交，全凭升降。”心火下交，肾水上济，离不开脾胃升降的协助。所谓“心肾相交，脾为之媒”，汪绮石《理虚元鉴》言：“心主血而藏神者也，肾主志而藏精者也。以先天生成之体论，则精生气，气生神；以后天运用之主宰论，则神役气，气役精。”如心肾阳虚证，致血瘀水停，出现心悸，肢肿等，多与脾阳虚亏，温运无力有关，治疗以温运脾阳为主。《孟河丁氏医案》言：“离处中宫，坎居下极，位乎中而职司升降者，脾胃也。胃以通为补，脾以健为运。脾失健运，胃失流通，中宫阻塞，不能职司升降，上下之路隔绝，欲求心肾之交，不亦难乎。”认为不寐之因甚多，而大要不外乎心肾，调心肾交通之要在脾胃升降。

五是肺肾相关主要在水与气。“肺为水之上源，肾为水之下源”，肾与肺共调水液，须赖脾的运化参与。肺、脾、肾三脏共主水液代谢，《医宗必读》言：“诸经虽皆有肿胀，无不由脾、肺、肾者，盖脾土主运行，肺金主气化，肾水主五液。”癃闭尿不利，是三焦气化无能，大都与肺、脾、肾功能失调有关，治疗不外乎从肺、脾与肾入手。肺司呼吸，为气之主；肾主纳气，为气之根；然而肺气与肾气，离不开脾之中气供养与从中斡旋。肺所主的宗气，司呼吸而贯心脉，是脾所输送的中气与清气结合而成，先天之肾气则有赖于后天水谷之气所滋养，肺脾肾共司全身之元气的功能。肺肾气虚必耗脾气，脾气不足常致肺肾气虚，表现气短乏力，动则喘甚，甚至虚汗淋漓。

六是肺心之间为气血相辅。《内经》言：“诸血者皆属于心……诸气者皆属于肺。”肺心关系是气血的相互依存关系。肺心相互协作，维持呼吸功能，推动血液运行，其运作依靠宗气。宗气之供养来自脾胃中气。心肺功能的协作，协助脾的精微运化至全身脏腑组织。李东垣《脾胃论》言：“饮食入胃。阳气上行，津液与气，入于心，贯于肺，充实皮毛，散于百脉。”心肺气血行于百脉，由脾运化精微供养。临床常见脾虚供养不足，导致心肺气血虚亏，出现心悸头晕，气喘声低，治用归脾汤法。

如图 7 所示，五脏形成了错综的网状关系，五脏功能存在着以脾为中心的互辅互制现象，脾在四脏的相互关系中起着协调作用。张景岳在《景岳全书·论治脾胃》中说脾胃为生命的根源，指出：“五脏中皆有脾气，而脾胃中亦皆有五脏之气……故善治脾胃者，能调五脏。”黄元御《四圣心源》言：“脾升则肝肾亦升，故水木不郁，胃降则心肺亦降，故金火不滞，火降则水不下寒，水升则火不上热。平人下温而上清者，以中气之善运也。”五脏是一个整体，既运用五行属性相关去说明五脏功能态及其复杂关系，又要超越了五行形式上的僵化，体现出能动性与灵活性。清代喻嘉言说：“人之脏腑以脾胃为主。”在脏腑整体中，脾胃起着调节平衡的核心作用。李用粹《证治汇补》言：“脾胃居中，心肺在上，肾肝在下，四脏所受之邪，过于中者，中气常先受之。”四脏有病，无不涉及脾胃。明代王纶《明医杂著》言：“人之一身，以脾胃为主……若脾胃一虚，则四脏俱无生气。”脾病则殃及四脏。叶天士在《景岳全书发挥·论脾胃》言：“土旺四季之末，寒热温凉，随时而用，故脾胃有心之脾胃，肺之脾胃，肝之脾胃，肾之脾胃，认清门路，寒热温凉以治之，未可但言惟火能生土而用热药。”脾胃之治又与四脏密切相关。沈金鳌《杂病源流犀烛》言：“盖脾统四脏，脾有病，必波及之，四脏有病，亦必待养于脾……凡治四脏者，安可不养脾哉？”概括了脾与四脏的病变与治疗的关系。

3．五脏气血津液生化中心在脾胃

脏腑功能表现及脏腑之间的关联，是基于气血津液的运行变化体现出来的。气在人体中表现出不同的功能，有元气、中气、卫气、营气、宗气、肾气等，实皆源于脾胃之气。阴液在人体分津液、血液、精液，分主于各脏，其生化亦均与脾胃有关。气血津液是维持人体生命活动的物质基础，与脏腑维系一起，显示出人体的生命活力、整体动态平衡以及自我调控的能力。

气血津液的生化与功能有赖于五脏的协作完成，其生化之源与运化枢纽在脾胃。为了更明确气血津液之间的相关及在各脏腑运行的关系，将其表达成气-液图式。人体赖脾摄取水谷精微，而“阳化气，阴成形”，阳气是生命的活力，阴液为物质基础。论阴阳之间关系，是“阳主阴从”，以阳为贵，顾护人体阳气，主要是脾阳，汪绮石《理虚元鉴》言：“凡阳虚为本者，其治之有统，统于脾也。”人体之气多种多样，相互关系密切，其核心是中气，即脾胃之气，其间关系如图8所示。

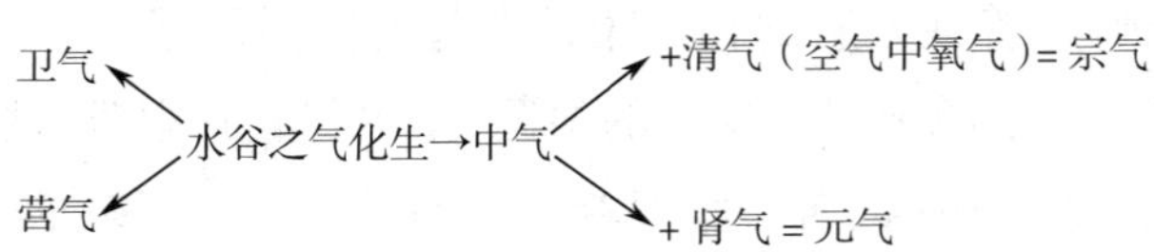

图8　脾胃中气与肾气、宗气、元气及营卫之气的相关示意图

人体之气的运行与变化，与五脏功能有着密切相关，其枢纽在脾土。费伯雄《医醇剩义》言："大气积于胸中，所以统摄一身。呼出则由心达肺，吸入则由肝达肾。故论根气，则归本于肾，而枢纽实在中州。"说得很中肯。从图8来看，卫气出于肺、肾，营气贮运于肝、心，中土脾胃为其生化之源；宗气贯心脉行肺气，气之吸纳在肝肾，滋养之源皆在脾。

阴液主要有津液、血液、精液，是为同源，所谓"津血同源""精血同源"，均由气生化而成，由于不同脏腑的作用，生化出不同形质，显示出不同功能。王珪《泰定养生主论》言："医书以脾为中州，合胃为表里，胃为水谷之海，变化糟粕，灌溉四脏……氤氲为荣卫之气，合会为津液之源，随经变化，在肺为液，在心为血，在肾为精。"认为气、津、液、血、精，同出一源。笔者将阳气与阴液的关系，称之为气-液轴，阴液包括：津液、血液、精液3个层次。气-液与五脏的功能关系如图9所示。

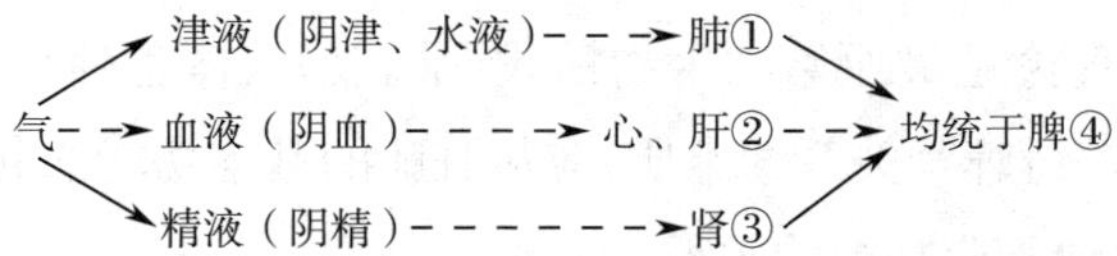

图9　阳气-阴液关系及和脾-四脏相关示意图

注：①肺为水之上源，主通调水道，敷布水液于全身，故谓"肺主行水"。

②《素问·五脏生成》言："肝藏血，心行之。"血液的贮藏与运行在肝、心。

③《素问·上古天真论》言："肾者主水，受五脏六腑之精而藏之。"肾主藏精。

④第一，脾主运化水液，《素问·厥论》言："脾主为胃行其津液者也。"第二，脾主统血，《难经·四十二难》言："脾……主裹血，温五脏。"《校注妇人良方》言："心主血，肝藏血，亦皆统摄于脾。"《金匮要略编注》言："五脏六腑之血，全赖脾气统摄。"第三，《素问·太阴阳明论》言"脾脏者常著胃之精也"，"先天之精"依赖"后天之精"不断充养。"精化为气"，有形的物质可产生无形的功能。阴精能化气生神，主生长、发育、生殖、营养、调节、防病御邪、储藏等功能，故谓"夫精者，身之本"。第四，《慎斋遗书》概而括之："凡饮食入胃，全赖脾气运之，其精气上行于肺，化为津液，肺复降下，四布入心、入脾、入肝为血，入肾为精。"

综上所述，人体五脏功能活动与气血津液生化之中心在于脾胃，孙思邈《备急千金要方·胃腑脉论》言："五脏不足调于胃。"朱丹溪在《格致余论》谓："是脾具坤静之德，而有乾健之运，故能使心肺之阳降，肾肝之阴升，而成天地交泰，是为无病之人。"《景岳全书·论治脾胃》言："能治脾胃……即所以安五脏也。"脾胃能调五脏，为人体防治疾病的中心。

第二章 脾肾相关的源流及其主从关系探讨

脾与他脏的关系中，以与肾的关系最为密切。所谓："脾为后天之本，肾为先天之本。"历代医家强调脾与肾相互滋养。从脏腑形成的始末来看，先有脾后有肾，肾是脾的延续部分。从西医学看，脾与肾的关系是个体生存与种族繁衍的关系，繁衍是生存的延续。下面从经典的脾胃之论，现代的脾肾研究，补肾与补脾的方药之间的交互作用以及临床相关疾病的诊治，探讨脾与肾的主从关系，以及用"补肾"来弥补"补脾"之不足。

一、从脏腑功能论脾肾的主从关系

中医脏腑理论是最原始的生物模式，是表示人体各种功能活动的基本状态。所以要探讨脾肾关系的本质，应从脏腑的基本功能谈起。

1. 经典之论脾肾功能的关系

论脾肾相关，刘河间言："土为万物之母，水为万物之元。"《脾胃论》言："地气者，人之脾胃也，脾主五脏之气，肾主五脏之精，皆上奉于天。二者俱主生化，以奉升浮，是知春生夏长，皆从胃中出也。"脾肾相互滋养。

脾主运化，主管水谷的消化吸收。所谓"补火生土"，言肾阳亦有助运化水谷功能。李用粹《证治汇补》言："脾肾交通，则水谷自化。"临床见脾阳虚厌食、腹胀便溏，以温脾药不应，配温肾药则效，严用和《济生方》言："肾气若壮……脾土温和，中焦自治，膈开能食。"

水液运化，由脾肾共主。《素问·厥论》言："脾主为胃行其津液。"《素问·逆调论》言："肾者水脏，主津液。"水病大都责之脾肾虚弱，所制在脾，《医方类聚·水肿门》言："水气之为疾，皆因脾元虚惫，土不制水。"

卫气具护卫功能，《灵枢·营卫生会》言："卫出于下焦。"《素问·痹论》言："卫者，水谷之悍气也。"《灵枢·五癃津液别》言："脾为之卫。"卫气出于肾，有赖脾的滋养。

生殖为肾主要功能，亦关乎脾，薛己《女科撮要》言："真精合而人生，是人亦借脾土以生。”陈修园认为生殖关及脾肾两脏，《景岳新方八阵砭·毓麟珠》言：“水与土相演而生草，脾与肾相和而生人。”生命体在肾未出现时，生殖则由脾来完成。临床治疗不孕不育症，主要责之脾肾。

肾主骨生髓，然而骨与骨髓生长，由脾供养。《素问·五脏生成》言：“肾之合骨也，其荣发也，其主脾也。”临床上治疗骨质疏松症，常从补脾益肾入手。上海著名中医骨伤科世家石筱山、石仰山认为健脾益肾对骨折愈合有着重要意义，脾胃能滋养肾之精气，加速骨折尽快愈合。

人体生命之本在脾肾，宋代窦材《扁鹊心书》首先提出：“盖肾为先天之本，脾为后天之本，资生资始，莫不由兹。”费伯雄《医醇剩义·虚劳最重脾肾论》言：“水为天一之元，气之根在肾；土为万物之母，血之统在脾。气血旺盛，二脏健康，他脏纵有不足，气血足供挹注，全体相生，诸病自已。”但两本的根本之主在脾土，肾藏精，须赖脾之充养，沈金鳌《杂病源流犀烛》：“可知肾之蛰藏，必藉土封之力。”

2. 肾与脾同出一源

中医所谓肾，《内经》说：“肾者主蛰，封藏之本，精之处也。”“精”就人体而言，是构成人体生命和维持生命活动所必需的物质基础，属于阴精。五脏皆藏精，而总储于肾。“肾主水，受五脏六腑之精而藏之”。精有生殖之精，五脏之精，两者相互转化。温补派张景岳将肾分肾阴与肾阳，肾阳又名元阳，为人身阳气之根本，有温养脏气之功能。肾阴又称元阴，为人身阴精所在，有滋养全身脏腑的功能。张景岳又说五脏之阳非此不能发，五脏之阴非此不能滋。肾有这样大的功能，有何脏器与之相当，从西医学看，小肠是全身最大的脏器，脾对水谷精微的消化吸收及水液运化主要由小肠完成。肾为先天之本，内涵“元阳”“元阴”，居下焦小腹中，假如追溯到实质的脏器，唯小肠可当之无愧。小肠拥有大量营养液，既是热能的发源地，又为滋养全身阴液的源头，可见生命活力主要在小肠功能。脾肾功能主要体现在小肠上，如张锡纯论肾阳虚泄泻，“为肠中热力不足，传导失联”。有研究表明，肾阳虚泄泻可能与小肠绒毛细胞过早地失去正常功能，或绒毛变短而吸收面积减少有关。临床观察，脾肾功能属多个脏器功能的多重组合，小肠功能可能是其中主要实质之一。

阴阳是中医的基本理论，阳为阳气，阴为阴精。对于阴阳两者，张景岳推崇阳气说："人生以阳为贵。" 在《类经附翼·大宝论》中说："凡通体之温者，阳气也；一生之活者，阳气也，五官五脏之神明不测者，阳气也。" 全身脏腑均具有阳气，临床证治之要在脾阳与肾阳。脾的运化既需要阳气运化，又产生出阳气，所以脾阳为阳气之本，而脾的运化主要在小肠。肾阳居下焦，其源亦关乎小肠。可见肾阳与脾阳是同出一源，两者是一体，并无分歧。在临床看，一旦发病，两者相互影响。最常用的温阳药附子，能够温脾阳又能温肾阳，所谓脾阳虚与肾阳虚之别，只是在程度上区分与治疗用药配伍不同而已。从脏腑生成学说可见，"肾" 是从脾的功能中分离出来的，所以肾脾有共性的功能，如运化水谷、水液，排泄等。凡脾功能的不足再深一层，必然及肾，所谓 "补火生土"，意即从肾补脾。明代徐彦纯《玉机微义》谓："饮食虽入中焦，其变化精微，实赖少火上蒸。中年之后，大病之余，元阳亏损，不能熟腐水谷，因而衰馁，易于停食，作痞作痛，为呕为泻，宜补火生土。" 当然各脏虚证，均穷必及肾，但是脾与肾关系更加密切。脾肾同为人体的根本，从目前许多延缓衰老的中药组方来看，大都是补益脾肾的药物。

3. 脾肾关系是生存与生殖的关系

生物进化，从单细胞到多细胞，生命体发生了分工，首先是营养与繁殖，前者细胞主吸收营养，后者主分裂繁殖。营养细胞将营养输入繁殖细胞的同时将信息亦同时输入，使其繁殖与分裂时，将此信息遗传下去，形成下一代新的生命体。尽管生物在进化时，形成了不同的组织器官，使机体功能变得十分复杂，但是生命的初衷不会改变。原始态的功能，是在地球上、在恶劣多变的环境中，经过漫长的时间，逐步形成，它的根结在于生命存在的基本需求——脾，再者是繁衍的需要——肾，其他的脏腑均是以此为核心，适者生存，适应自然环境，而逐渐相应的形成。

生物的本性，在于自我生存和种族繁衍，摄食为了自我生存，在此基础上，进而生殖繁衍，这是共通于生物界的两大本能。《礼记》说："饮食男女，人之大欲存焉。" 这饮食是指脾主运化水谷，男女意在肾主生殖，自我生存和种族繁衍是人的两大本性。原始的生物体是自体无性繁殖的，从无性繁殖到有性繁殖是生物进化的重大转折，即从脾（主生存）分化出肾（司生殖）。肾主生长发育、生殖，原本与脾是不割裂开的，如原始动物线虫，形成管腔，最后形成生殖器而发育成熟；原始动物线虫处于无性繁殖时脾与肾是一体的，到了有性繁殖，两者功能才作分工。从中医理论上讲脾、肾既属一体，又分不同层次的功能。人类是高等动物，各脏器功能虽复杂，但不难看出摄食消化吸收代谢，以维持生命活动基本需要的一系列器官功能称为脾。随着进化，在脾气健旺的基础上（必须），进而衍生出专主生长繁衍的功能——肾。脾肾两者的功能没有绝对的界域，肾亦参与脾的各项功能，肾的生殖功能，是在脾的基础上衍生出高一层次的生理活动。脾肾功能是共通于生物界的普遍而基本的生命现象，从进化论看生命的整体功能，肾是脾的延续部分，两者功能是不可分割的不同层次。

中医以肾为先天之本，脾为后天之本。从整体观来看，脾肾是一个整体，那么何者为根本？《医宗必读》言“婴儿初生，先生两肾……故曰先天之本在肾”，“一有此身，必资谷气……故曰后天之本在脾”。张锡纯谓：“以未生为先天，已生为后天者。”认为人之初，先有肾，后有脾，这是浅显的概念。如从生物演化的本质来看，必然是先有脾，后有肾。上一章论述了中医脏腑形成的过程：人之生先成脾，后衍生出主生殖的脏器肾，逐步形成五脏整体，使脾为核心的整体功能更加完善。

二、从现代有关的生理病理现象研究看脾肾的主从关系

脾肾的生理、病理表现较复杂，现摘取现代有关研究来诠释脾肾的主从相关。

1. 脾肾功能与能量

张景岳谓肾之元阳、元阴：“五脏之阳非此不能发，五脏之阴非此不能滋。”这与体内最直接的能量来源三磷酸腺苷（ATP）的储存与释放很相似。肾主骨，补肾方药能促使骨折愈合。夏志道用家兔实验的结果得出：“实验测定了家兔骨痂 ATP 含量的变化，结果揭示骨折愈合早期骨痂内 ATP 含量非常显著地升高，至二周时软骨化骨阶段，ATP 含量超过正常皮质骨的 1 000 倍，而后逐渐下降，直至 12 周时，才恢复骨折前水平。”这正是肾主骨生髓和肾主生殖的很好的说明。肾主骨生髓，可认为肾精和生命活动的 ATP 相近似。认为 ATP 乃骨愈合负熵来源，也说明肾藏精主骨生髓和释放生命活动的 ATP 正相关。邓伟民等认为各种生命活动所需的能量大部分是靠线粒体中合成的 ATP 提供的，健脾方四君子汤有提高细胞线粒体数

量，修复线粒体损伤的作用。可见脾与肾功能都与 ATP 有关，也说明肾由脾滋养。易崇勤研究脾虚用四君子汤，利用小鼠进行实验，结果提示四君子汤具有纠正胃肠功能紊乱和调整肝脏能量（ATP）代谢的作用，包括小鼠肝线粒体 RCR（反映线粒体氧化磷酸化功能）增高，RCR 值大，说明偶联能量效率高，能量（ATP）合成增加。当然脾肾的功能并不等于 ATP，且 ATP 的变化可能涉及其他脏腑，这里只是说明，脾与肾功能都与 ATP 有关，两者功能具有相关性。

2. 肾藏精主生殖以脾为基础

脾生化水谷之精藏于肾，肾主生殖的物质原料有赖于脾生化水谷精微的供养与支持。从现代研究资料来看，生殖活动的内分泌激素的原料，主要来自食物中各种维生素。苏联 И.М.Порудоминский《男子性功能障碍》说："饮食物中维生素有如原料，内分泌激素是维生素成熟的产物。"两者性质相同而作用亦非常近似，根据他的研究，卵巢与睾丸的正常发育，需要食物中维生素 A、维生素 E，维生素 A 对性腺有兴奋作用，当缺乏时，精子的构成，妇女经期、妊娠及胎儿都不能维持正常。如食物中缺乏维生素 E，精子易变性，性腺激素降低，甚至第二性征改变而性欲减退。现代类似例子报道很多。如此说来，维生素来源于饮食，可见肾藏精的生殖功能，完全取决于脾的水谷精微。要是没有脾的水谷精微，也没有肾的藏精生殖，也可以说，藏精生殖是脾的功能，只是通过肾显示出来的作用。生存与生殖的关系，说明只有在脾强壮的基础上才出现生殖的肾。临床上有许多不孕、不育症是通过补脾健运治疗而获得效果。

3. 免疫功能与脾肾相关

免疫功能与脾关系密切，危北海教授研究表明："机体的免疫功能低下，健脾益气能明显促进机体的免疫功能。"有人曾提出肠道的健康占人体 70% 的免疫力。现代研究表明，脾本质和肾本质都与免疫功能密切相关，许多免疫功能失调的疾病与脾虚失运、肾气虚弱有关，经补脾益肾治疗，能够明显改善免疫功能。在治疗上肾虚与脾虚有所区别，但从本质研究来看，补脾与补肾有共通的调节免疫功能作用，现代研究表明益气健脾药调节免疫功能作用在许多方面胜过补肾药。这也印证了"四季脾旺不受邪"之说。

4. 肾阳虚与脾阳虚均可出现尿17-羟皮质类固醇低

在20世纪60年代初，上海第一医学院（现为复旦大学上海医学院）藏象专题研究组在《肾的研究》中报道：肾阳虚，尿17-羟皮质类固醇低于正常值，嗣后各地有不少报道，发现当多种疾病诊为肾阳虚时，会出现相同的24h尿17-羟皮质类固醇降低。后来又有研究者报道：慢性支气管炎、慢性痢疾和泄泻等脾阳虚者，检查其尿17-羟皮质类固醇同样低于正常值，经健脾方药治疗可使内分泌功能改善而恢复正常。检查尿17-羟值，虽然没有鉴别脾阳虚与肾阳虚的意义，但却说明了脾阳虚与肾阳虚有共同之处，而阳气可能是两脏功能活动高一层的概括。

三、补脾方的补肾作用与补肾方药的补脾作用

从功能特征上看，脾与肾两大系统殊异，但是两者在内涵上存在着统一性。一般脾虚用四君子汤，肾虚用六味地黄丸，均为代表方剂。然而四君子能补肾，六味地黄丸及主药熟地能补脾。补脾与补肾呈现出互补现象。

1. 四君子汤的补脾与补肾作用

四君子汤是补脾代表方，用治脾虚气弱证，临床还可治疗许多“肾虚”及“生殖”之类病证。如遇腰膝酸楚，男子阳痿、遗精、早泄，女子月经过多、带下病、不孕症等肾虚病证，若投补肾药乏效，即使没有脾虚症状，只要无阴虚火旺征象，亦可大胆使用四君子汤类，使脾气健旺食欲良好，肾虚症状自然消失，因为人参、白术健脾益气，亦有兴阳起废作用。在临床常见肾虚精亏而遗精梦泄，用滋肾阴固精药，往往由于脾不健运，不但肾虚遗泄不见效果，反而腹胀、纳呆、便溏，使用四君子汤加味补脾健运，不但脾虚表现很快消失，肾虚症状亦随之缓解。临床报道，四君子汤能治男子阳痿、早泄、遗精及前列腺疾病，可见四君子汤补脾亦能疗“肾亏”之疾。现代药理研究表明，四君子汤对免疫功能的调节作用，有些方面超过地黄丸，且有抗自由基抗衰老作用，调节神经系统，增强大脑记忆，增强垂体-肾上腺皮质系统功能等，显示出与“补肾剂”同样的效应。四君子汤补脾亦能补肾，在临床上是显见的。纵使诸补肾药益寿延年，要是脾不健运，补肾亦无功；若脾能健运，肾气自然旺盛。肾主骨，但健运脾胃可促使骨折愈合，何钱报道运用四君子汤配健运药治疗高年骨折难愈病例，这都显示出补脾能益肾。叶天士

在《本事方释义》中说："补下药中必兼补中焦之品者，以精气必生于五谷也。"是以补脾能够增强补肾的效果。临床常用补脾方，如参苓白术散亦能治疗男子阳痿、遗精、少精症，妇女月经不调、带下病、不孕症；补中益气汤能治疗男子阳痿、早泄、遗精、精子减少症，治妇科病更多，包括胎、产、经、带诸疾，这些都与脾肾能相互滋养有关。

2. 熟地黄治疗脾胃病的作用

《本草求真》谓熟地"专补肾脏真水，兼培黄庭后土"。喜用熟地的张景岳在《本草正》论地黄，强调其治脾胃作用："地黄产于中州沃土之乡，得土气之最厚者也，其色黄土之色，其味甘土之味也，得土之气，而曰非太阴阳明之气，吾弗信也。惟是生者性凉，脾阳不足当慎用，至若熟则性平禀至阴之德，气味纯净，故能补五脏之真阴，而又于多血之脏为最要，得非脾胃经药焉？"张景岳认为熟地是治脾阴血虚要药，以人参补脾益气与熟地补阴血相对待。张景岳生平最喜用熟地，故有张熟地之称。所用理阴煎、五福饮等即以熟地补脾阴血，只要脾之阴血无亏，自然能兴阳起废，亦即补肾。唐容川《血证论》谓："地黄生血，亦因地黄秉土之润，而大滋脾燥故也。"又谓"脾之统血，功于脾气，也功于脾阴"，笔者临床治疗妇科功能失调性子宫出血属脾不统血，喜用理阴煎合参术，重用熟地，效果不凡。

高等医药院校教材《中药学》谓熟地"性质黏腻，有碍消化"，通常如此认识，其实这是诊断上的问题，只要辨证明确，熟地并无滞脾之虞。熟地滋腻，易滞湿邪，尤在泾谓"熟地之补脾，盖补脾之阴耳，若湿胜者，非所宜也"。但对脾阴血虚者，即使有白苔亦无所忌，服后反能开胃进食。熟地补脾要掌握好适应证与配伍，对多痰者，须辨清其病因，如痰多出自肺，则不可用熟地，如水泛成痰，口中咸味，证见脾肾阴血虚亏，用熟地能够消痰。如景岳金水六君煎，即是熟地、当归配二陈，其熟地用量倍半夏，治疗阴血虚亏，咳喘多痰，如大便不实者，去当归加山药。

熟地是生地黄经反复蒸晒加工而成，不寒不热，质地柔软滋润微腻，为滋阴养血的一味要药，属于阴血虚亏者，非熟地不可。中医论药物性能，极讲究其质地。熟地的滋阴补血，即借其滋润柔软的性质，若制剂加工，通过烘晒，再碾成粉末，或保存不妥，变成干燥的根块，其质地柔软滋润的性质丧失，即失去滋阴养血作用。所以熟地既不能制成散剂、胶囊，亦不可做成精制丸。用熟地须加水用文火煎，或煎成膏剂，服入胃肠道才能发挥滋阴养血作用。临床上每遇阴虚血燥病人，如病情单纯，可用熟地一味 8~10g，入口嚼糊咽下进入胃肠道，滋阴养血效果亦能显见。

3. 地黄丸、肾气丸与左右归饮丸的补脾作用

肾虚的治疗分肾阴虚、肾阳虚，用方如六味丸、肾气丸、左归饮丸、右归饮丸，其组方之意如王旭高说，左归饮丸是育阴以涵阳，不是壮水以制火；右归饮丸是扶阳以配阴，不是益火以消阴，呈阴阳关系的配合。组方的三味主药均属于脾肾同补，主药熟地滋养五脏阴血，对脾之阴血亏，肾之精血虚尤有效果；山萸肉壮元气，益精敛少火生气，《神农本草经》谓之"温中"；怀山药健脾补虚，益精固肾。若阳虚加附子，与主药滋阴养血的熟地相配，使组方温阳而不燥，滋阴而不腻，临床运用广泛。临床报道肾气丸能治疗慢性胃炎、慢性腹泻、慢性便秘、肠易激综合征及消化系统肿瘤等脾胃病。

六味地黄丸被称为补肾阴代表方，历代许多医家认为其三阴并治，"大补肝脾肾三脏"，盖乙癸同源，肝肾可谓并治，而方中治脾之味过半，故谓其治肾，不如说脾肾两治。《杂病源流犀烛》解本方："《内经》所以谓肾合精，其主脾，不曰克，而反曰主也。罗淡生亦云：水藏土中，此前人补肾用六味，当知其入茯苓、山药之妙。"临床报道六味地黄丸能治许多消化系统疾病，如胃、十二指肠溃疡，慢性萎缩性胃炎，慢性食管炎，便秘，五更泄泻等。临床研究表明，本方不仅能够改善胃痛、闷胀、纳差，还能促进溃疡愈合与炎症消退，显示了本方的益脾作用。

从补脾方的补肾作用与补肾方药的补脾作用来看，补脾与补肾之间相互渗透，表明脾肾曾经是不分彼此的一体，补肾是基于补脾作用之延伸。现代医家对补脾肾代表方药的作用，在临床上作了多角度的探讨，表明了补肾能弥补脾之不足，这对中医理论研究及临床思路开启颇有意义。

四、临床上补肾对补脾的协助作用

一般说来，病证轻浅者在脾，进而深重者在肾，阳虚在脾，阳亡在肾。石寿棠《医原》言："故脾胃为病者，初病脾胃，继必及肾。"脾肾阳气同源，本质上有共性。从临床看，许多病证在轻浅阶段运用益脾法，而病进深重则以补肾法。当然并非一概如此，临床重在辨证。《金匮要略》治疗虚劳病用建中汤治在脾土，及肾者用肾气丸。古代名家遇到宿疾缠绵难愈，常从脾肾相关调治，如明代薛己、赵献可擅用补中益气汤、归脾汤配合六味地黄汤或金匮肾气丸治愈众多的疑难病症。

1. 厌食症

脾主运化，脾阳能消化食物。肾阳亦能消化食物，且胜于脾阳。如王肯堂《灵兰要览》说："《本事方》云：'有人全不进食，服补脾药皆不效，余授二神丸服之，便能进食……譬如釜鼎之中，置诸米谷，下无火力，虽终日米不熟，其何能化。'二神丸为温肾药，治虚寒不食，即补火以燠土。"严用和《济生方》亦说："补脾不如补肾，肾气若壮，丹田火经上蒸脾土。"在文献上类似论述颇多。临证运用温补脾阳的白术、干姜等和温肾阳的肉豆蔻、补骨脂等相比，后者温阳燥热之性较强。历史上补脾与补肾之争，完全是诊治上的辨证用药问题，与脾肾实质毫无关系。肾阳与脾阳虽殊，同主胃肠道消化功能，并没有分歧，只是轻重层次不同。

2. 胃下垂

胃下垂之病，多见于形瘦脾虚之体，临床辨治大都责之中气虚陷，使用补中益气汤治疗。但是对久病者，往往用补中益气效果不佳，气虚久则伤阳，且肾气为原动力，需加用温阳补肾之味，便会增效收功。有些属于脾虚，兼挟寒湿，宜温补脾肾。名医郭永惠经验：胃下垂久病用补中益气无效，表现纳后腹胀，疲乏纳差，四肢不温，大便溏泄，腰膝酸软，气短心悸，舌淡苔白腻，多属脾肾阳虚，兼挟水饮，宜温补脾肾之阳，温化水饮。处方：附子9~30g，炒白术9~15g，炒艾叶12~30g，小茴香9~12g。屡见效应。名医李可治疗胃下垂重症（少腹鼓凸），以补中益气汤加山萸肉、补骨脂、沉香，加固护下焦元气之药，获得良效。

3. 子宫脱垂

子宫脱垂多见于高年体弱之身，大都采用补中益气汤，配入益肾能增强效果。名医罗元恺用较大剂量补中益气汤，有效而不够理想，兼有腰膝酸软、头晕耳鸣等肾虚症候，加菟丝子、杜仲、补骨脂相得益彰而效。杨守玉用补中益气汤治一花甲老妇胞宫下坠于阴门外，重用参芪仍症情不减，见有腰膝酸痛，肾精不足之候，方中增金樱子、枸杞子、覆盆子、五倍子、熟地，进十余剂而安。卢守谦治Ⅱ度子宫脱垂，见前医用补中益气汤加减未效，有腰部酸痛，周身乏力，肾气虚，则用右归饮，加参芪益气、升柴升提、牡龙固涩，4剂则愈。名医李可治中年妇女子宫下垂3年，易感，食少难化，用补中益气汤加防风及槟榔、莱菔子、枳壳等无效，考虑肾元亦损，以原方去破气诸品，加肾四味、胡桃、姜炭、三仙炭、木香、姜枣，重用黄芪、萸肉，3剂胀消，再3剂即愈。

4. 虚寒泄泻

脾阳虚与肾阳虚均会导致泄泻。《伤寒论》太阴病（脾阳虚）自利，治用理中汤，病及少阴（肾阳虚）的厥逆下利或下利清谷用四逆汤类，温脾与温肾用方相类，病情有别。秦伯未《谦斋医学讲稿》论阳虚泄泻说："虚证属内伤，浅者在脾，深者在肾。"吴坤安《伤寒指掌》谓下利肢冷、脉微者，为"太阴传少阴也"。脾阳虚与肾阳虚都会出现虚寒泄泻，脾阳虚者轻浅，而肾阳虚者深重。一般认为五更泻属肾阳虚，《证治准绳》治用四神丸。其实五更泻之轻浅者是由于脾虚清阳不升或脾虚湿盛。丁光迪论治五更泻，对表现脾虚湿盛或者无明显体征改变者，认为病在脾不在肾，用升阳法治疗，依病情选用东垣升阳益胃汤，补中益气汤等。阳虚久泻，温脾无效，考虑兼以温肾。

5. 痰饮

痰饮病多由气化不利，病因在脾肾，如《景岳全书·痰饮》言："五脏之病，虽俱能生痰，然无不由于脾肾。盖脾主湿，湿动则为痰，肾主水，水泛亦为痰。"《孟河丁氏医案》言"肾虚水泛，脾虚湿聚，水湿停留，积生痰饮"。痰饮咳嗽，脾阳虚，脾运失职乃生痰之源，日久及肾，由肾阳湮没则水泛为痰。病在脾轻浅而在肾深重，《金匮要略·痰饮咳嗽病脉证并治》言："夫短气有微饮，当从小便去之，苓桂术甘汤主之，肾气丸亦主之。"言简意赅，痰饮轻者因脾阳不足，用苓桂术甘汤；甚者见肾阳虚水饮上泛，以肾气丸温补肾阳消水饮。昔曾治一男性64岁，每晨起咳吐痰涎连连半年余，多尿便溏，叠用二陈、苓桂术甘、苓甘五味姜辛汤、六君子汤等加减，或少效，或无效，后更用金匮肾气丸合四君子汤，即痰咳大减。张景岳言"痰之化无不在脾，而痰之本无不在肾"，说得很中肯。叶天士承仲景之意，在《临证指南医案》提出"外饮治脾，内饮治肾"法则，吴鞠通法之，在《医医病书·用古方必求立方之故论》言："痰饮门中，胸中有微饮……苓桂术甘汤所治之饮，外饮治脾也；肾气丸所治之饮，内饮治肾也。"此外饮与内饮之别，是在于浅深、轻重不同。

李中梓《医宗必读》医案："姚岱芝，吐痰泄泻，见食则恶，面色萎黄，精神困倦，自秋及春，无剂不投，经久不愈，迎余诊之，口不能言，亟以补中益气，去当归，加肉果二钱、熟附一钱、炮姜一钱、半夏二钱、人参四钱，日进二剂。四日而泻止，但痰不减耳。余曰：肾虚水泛为痰，非八味不可，应与补中益气汤并进。凡四十日，饮食大进，痰亦不吐，又半月而酬对如常矣。"本案泻止，痰还是很多，这不是单纯脾虚，是兼肾虚，配合补肾阳之剂即已。

6. 水肿病

水肿病初起湿盛，脾阳受困，为病浅，缠绵不愈而水肿深重，为肾阳虚衰。脾喜燥畏湿，脾阳能化湿；肾主水液，肾阳能蒸化水液，肾阳蒸化之力胜于脾阳化湿。经云"诸湿肿满，皆属于脾"，《医宗必读》言："水虽制于脾，实则统于肾。"水为阴邪，故水肿之证多属阳虚。一般水肿病由脾阳不振，用五苓散通阳利水，久病脾肾阳虚者用真武汤，肾气衰微者合济生肾气丸。

7. 耳鸣、耳聋

耳鸣、耳聋属虚者，多责之脾肾。脾虚清气不升，治用益气聪明汤，属肾虚精气不足治用耳聋左慈丸。昔曾治一例年将半百男子，耳鸣、感两耳气塞6年，伴头晕乏力，纳食不佳，每低头时觉耳鸣气塞减轻，按气虚清阳不升进行治疗，投补中益气汤加减，似有少效，终不得愈，易以补中益气汤去升麻、柴胡，合左归饮加减，服用一周明显见效，守方两周而愈。

8. 多汗症

多汗症，动则益甚，大都责之于肺脾，治疗以玉屏风、桂枝汤、生脉饮为常用，然而无效者须从肾论治，兹录一案以证。患者陈某，中年妇女，诉：多汗，动则益甚，伴乏力畏寒1年余，近月加剧。胃纳可，二便调，病起产后，经行量少。舌淡苔薄白，脉细弱。初以营卫不和，阳气亏虚论治，投桂枝加附子汤，服七天，竟无寸功。考虑气虚卫弱，以新加汤加黄芪等。七天后复诊，乏力有改善，多汗畏寒依然。细酌病起产后，病久及肾，元阳虚亏，阴阳失统。更用金匮肾气丸加减。一周后则出汗十减之七八，乏力畏寒明显好转，再守肾气方加生晒参、巴戟天而愈。

9. 痿症

经云治痿独取阳明，临床多见阳明受困，脾虚气陷，治以和胃祛湿，补中益气，而久病则涉及肝肾虚亏。痿病虽有“肺热叶焦”之论，然临床少见，治痿大都在脾胃与肾。《医宗必读》记载李中梓用大承气汤治朱修之八年痿废。《名医类案》记载李中梓治高悬圃，患两足酸软，神气不足，服安神壮骨及滋肾合四妙等不效，李东垣诊之脾部脉涩而无力，谓土虚下陷不制水，进补中益气，倍用升柴，数日而愈。又《医宗必读》载倪君俦案，得痿证四年不能起床，用过不少清凉药和补肝肾药。李东垣诊其脉大而无力。改用朝服十全大补加秦艽、附子各一钱；晚用八味加牛膝、杜仲、远志、萆薢、虎骨、龟甲、黄柏温酒送七钱，三个月愈。李东垣治痿三案，分别从阳明腑实，中气虚陷，脾肾虚亏施治获效，真良医也。笔者在临床治疗重症肌无力体会，使用补中益气汤，配合补肾药能明显增加效果。

10. 中风

临床治疗难愈性疾病，使用补脾与益肾相佐颇多。如中风后遗症的治疗，临床大都宗王清任补阳还五汤重补中气佐消瘀，效果不佳者从肾虚论治，投地黄饮子常获卓效。中风常见神识不清，语言错乱，口角流涎，肢体不动，表面上看是风痰滞于经脉，久病不乏为肾气不足，不能上通于心。地黄饮子通补兼备，治三阴中风表现失语、瘫痪。张璐《张氏医通》记载两例中风病案，其一金汉光夫人，中风四肢不能举动，喘鸣肩息，寝食俱废半月余，前医用导痰祛风等无效，张璐用补脾之六君子汤，或加胆星竹沥，或加黄连当归，十余剂后自可徐行。其二治赵明远患类中风，经岁不起，张璐诊之为肾脏阴伤，壮火食气之候，认为不宜用升举药，以河间地黄饮子助其肾获效。张璐疗中风治脾、治肾，辨治分明而获卓效。

11. 慢性肾衰竭

慢性肾衰竭的病变主要在脾肾两脏，初期大都治以健脾升阳、利湿泄浊为主，后期病深，则以温脾化瘀配合补肾泄浊。多方研究表明健脾益肾法对慢性肾衰竭有肯定的效果。国医大师张琪认为肾病之水肿、蛋白尿、尿血、慢性肾衰竭与脾肾相关，提出慢性肾脏病从脾肾论治。名中医高惠然以脾胃为本，重视脾肾相关，用脾肾同调治疗各种肾病及疑难杂症，获得效果。国内不少中医学家经验及临床研究的许多文献报道显示，从脾肾论治慢性肾衰竭是较为有效的方法。

补肾法可以弥补益脾法的不足，临床较为见多，凡脾虚以补脾益气少效者，必当配合补肾，临证屡施屡应。张锡纯《医学衷中参西录》的醒脾升陷汤，治脾气虚极下陷，小便不禁，方用补脾的黄芪、白术、甘草与补肾的山萸肉、续断、寄生配合，以脾肾相滋之用而增效。脾与肾是后天之本与先天之本相互滋养，临床上调脾与益肾互补不足。王旭高《医方证治汇编歌诀·四君子汤》中言："久病虚羸，胸无痞满者宜补肾，胸有痞满者宜补脾，亦要诀也。许叔微曰补脾不如补肾，孙思邈曰补肾不如补脾，皆是也，但未说出要诀尔。"临床对补肾与补脾的把握，主要从辨证出发。

脾肾相关是比较复杂的大课题，上面从多角度对脾肾的主从关系作了探讨，但尚存许多不足，需要进一步补充相关资料论证，使主题更臻完善。

第三章

中医肝的本义与肝脾相关

中医要发展,需要纯正其理论,特别是中医的脏腑理论。目前临床上最易混淆的是中医的肝与西医的肝脏概念,进而导致临床用药与研究的偏差。对中医肝本质认识要从源头说起,再结合临床诊治特点来解读。肝主要功能在于调节,有似于现代之神经功能。从脏腑生成而言,肝衍生于脾;肝辅助脾的运化,充实与延伸了脾的功能。

一、中医肝的本义解读

探讨肝的概念,应上溯至《内经》。自明清以降,有些中医用语,掺杂了西医概念,譬如“疏肝利胆”“利胆退黄”,显然受到西医学的影响,与传统中医思维难以融合。中医言肝,其起源虽与解剖相关,但论其功能却与之没有直接联系。

1. 肝为“罢极之本”

关于肝的功能,《内经》言肝为“罢极之本”,对于“罢极”的含义,历代有多种注释,张介宾《类经》注曰:“人之运动,由乎筋力,运动过劳,筋必罢极。”此“罢极”作疲劳解,言人体各种劳动均关乎肝,肝有耐受与消除疲劳的功能。疲劳有体力性、心因性、病理性疲劳之分,但皆与肝有关。肝主筋、藏血,劳作过度则易伤筋耗血,故肝与体力性疲劳有关。由于精神负担过重,影响肝的“疏泄”功能,出现心烦易躁、头昏失眠、精神不振等,此属心因性疲劳。现代常见的“亚健康状态”,有许多属心因性疲劳,主要与“肝”有关,所以许多医家将逍遥散作为治疗亚健康的主要方剂,据有关文献报告,本方是治疗慢性疲劳综合征的有效方之一,主要针对心因性疲劳。病理性疲劳则是因疾病所致,《素问·举痛论》言“百病皆生于气”,丹溪提出“一有怫郁,百病生焉”,许多疾病的发生与肝气郁结有关,特别是现今高发的心身疾病,大都与肝有关。

调节机体内外平衡的神经及其各种活动皆出于肝,“肝”对外环境刺激具有调节作用,如原始的腔肠动物海葵,为了适应生存,形成神经系统,能使躯体移动,表现出最初级动物的能动性能,有如肝的功能态象。肝是平衡机体内外环境的重要功能结构,为了应对和适应外环境的变化需要,除了神识反应,还需要活动身体,所以说肝主筋的生理表现,为“罢极之本”,这包含着肝主司的肢体运动及其所支配的精神、神经活动。

2. 肝主疏泄

五脏从五行学说之类比法,谓肝属木。《内经》未言肝主疏泄,是后人由肝属木之性推导出来。《尚书·洪范》云“木曰曲直”,中医以象思维解释肝如同自然界的木性,有如春天树木之枝条畅达。《素问·五常政大论》论肝木性能:“木德周行,阳舒阴布,五化宣平,其气端,其性随,其用曲直,其化生荣,其类草木,其政发散……其病里急支满。”形象地论述了肝喜条达,显示了疏泄功能,如同春天的草木舒展,具宣行疏畅、随顺条达之性,若肝失疏泄则易出现里急支满。肝主疏泄的功能主要表现在两方面:一是畅达情绪与精神;二是调控脏腑功能的气机活动。肝与人体思想精神及脏腑功能的调节相关,相当于西医学神经系统的调节功能。肝对五脏的活动有调控作用,肝之疏泄,功在升发阳气,与肺之肃降相辅于人体左右,协助中土脾胃运化功能,以调畅全身之气机。张锡纯谓:“盖肝主疏泄,原为风木之脏,于时应春,实为发生之始。肝膈之下垂者,又与气海相连,故能宣通先天之元气,以敷布于周身,而周身之气化,遂无处不流通也。”即言肝运作全身之气化。肝主“疏泄”的内涵,调畅情志,并调节全身之气机,能平衡机体内外环境,再者协同“脾胃”功能,肝之“疲于奔命”,是为完成脾之所命。肝能调畅气血和津液运行输布,调节排精行经。肝主疏泄是肝的重要功能,现代不少学者对其本质作了探析,也许多专题研究,提出许多不同的见解,大都是认为与神经系统的功能有关。

3. 肝为将军之官主藏血藏魂

《素问·调经论》言“肝藏血”,与心主血相辅。藏血,即具调节、统摄功能,性必内敛,与肝的升发特性相左。《素问·灵兰秘典论》言“肝者,将军之官,谋虑出焉”,此言将军有勇有谋,是对肝的体用作了高度的概括。肝的特性是“曲直”,即刚柔相济,有勇武之刚,亦有谋划之曲。说明肝有强大的调节能力,类似于神经的兴奋与抑制的平衡。张登本《内经词典》注“肝者罢极之本”云:“罢通疲,软弱,松弛;极通急,刚强,紧张……罢极之本犹刚柔之本,缓(松弛)急(紧张)之本。”此解与“肝为将军之官,出谋虑”之刚柔相济为同出一辙。

《素问·宣明五气》言“肝藏魂”,魂乃神之变,“随神往来”,属神的一部分,可见人的精神情志活动除了“心主神”,还须肝的相辅佐。《灵枢·本神》言:“肝,悲哀动中则伤魂,魂伤则狂忘不精。”外界七情的刺激,易伤肝而出现精神症状,如肝血不足,魂不守舍,易见惊骇多梦,卧眠不安,梦游呓语或幻觉等症,这些疾患归咎于肝对精神调节的失常。周声溢《靖庵说医》言“肝主睡,主眠”,说得颇合医理。叶天士《临证指南医案》言:“经旨谓肝为刚脏,非柔不和。”所谓“肝常有余”,肝病变易见太过而少见不足,所以肝以克伐他脏为多,受他脏之克者少,故有“肝为五脏之贼”之说。李冠仙《知医必辨》说:“人之五脏。惟肝易动而难静。其他脏有病,不过自病,亦或延及他脏……惟肝一病,即延及他脏。”临床常见肝亢侮肺,肝木乘土,肝火扰心,而少见他脏犯肝致病者,这是肝为刚脏并有调节他脏气机的功能特点,故病变时容易影响他脏。从这些特征思考,可能肝具有类似支配内脏神经的调节功能。

4. 肝胆相表里的临床意义

肝与胆的表里关系,在功能上关系密切。胆有协助肝的功能,肝的许多功能,有赖于胆完成。肝藏血,主疏泄,其实肝的疏泄功能主要在胆,所以说“肝者,中之将也,取决于胆”,肝藏血以气为用,得胆之助以调达疏通全身之气血。肝的升发功能实际上是少阳胆腑的功能,比如疏肝之药,如柴胡、青皮、茵陈、青蒿等均入少阳胆经。《内经》谓“凡十一脏,取决于胆也”,东垣解释“胆者,少阳春生之气,春气生则万物安。故胆气春升,则余脏安之,所以十一脏取决于胆也”。可见人的调控系统与“胆”密切关系,能使脏腑功能相互协调,因为少阳象春木,应子时,为万物生化之源。张志聪亦说“五脏六腑共为十一脏,胆主甲子,为五运六气之首,胆气升则十一脏腑之气皆升,故取决于胆也”。景岳说“故十一脏阳刚之气皆取决于胆”。程杏轩说“气以胆壮,邪不可干”,五脏六腑功能之协调,有赖于胆的生理功能的正常。肝胆协调,胆主中正,胆具有调控人的内外环境使之处于最佳的状态。《中藏经》和《医学启源》称胆“能喜怒刚柔”,《针灸甲乙经》和《千金要方》谓胆“能喜能怒，能刚能柔”，是指胆具有调适人在社会生活中的心理和行为的能力。

心肝的协调主要体现在君火与相火关系，胆起着重要作用。胆主相火，与心之君火，其气相通，相助为用，“君火以明，相火以位”，相火失位，则君火不明。心肝两脏均有调节神经的功能，胆起协调作用。临床常见患者，遇事不决，神怯眠差，则从胆治疗，常用温胆汤。此方于唐代《外台秘要》载“《集验》温胆汤，疗大病后虚烦不得眠，此胆寒故也，宜服此汤方”。在《备急千金要方·胆腑》亦有相同记载。至宋代《三因极一病证方论》言其病机为“心胆虚怯”“遂致心惊胆慑，气郁生涎，变生诸证”。后世对其化裁方颇多，发展为胆胃不和，痰热内扰。对“温胆”字义历有异议，其实温即和也，是胆为清净之府，喜柔和，不喜壅郁。温胆汤的临床应用范围不断扩展，成为化痰理气，调和肝胆脾胃要方，主要适用症候有两方面：一是精神神经性症状，如惊悸、胆怯、不寐、健忘、眩晕、中风、耳鸣、癫痫等，有些方书将其作用归入“虚烦”与“惊悸”的证治，可见其对神经、精神疾病有肯定的效果。二是消化系统症状，表现呕吐、呃逆、纳差、腹胀、便溏或秘结，苔腻者。可见本方对精神神经系统与消化系统病症错杂出现者，尤其适宜。肝胆调节神经功能的运行，离不开胃。唐宗海《血证论》解小柴胡汤方意谓：“论少阳之体，则为相火之气，根于胆腑；论少阳之用，则为清阳之气，寄于胃中。”表明胆腑升发与胃气的特殊关系，在温胆汤的独特效果中得到印证。温胆汤常引申治疗各种痰病，如痰湿停滞之肥胖症，痰滞郁结的结节病等。从“痰瘀相关”所论，本方还可运用于许多心血管系统疾病，如冠心病、心肌病、高血压、心律失常、心脏神经症等，主要为表现胆胃相关的病变。

二、肝的本质探讨

中医的肝，从西医学的角度来看，应该与现今的哪些解剖组织和功能相关，试探讨之。

1. 肝与神经功能相关

《金匮要略》论肝脾的关系，谓“知肝犯脾，当先实脾”，认为肝之疏泄障碍，会致脾胃功能失调，这是常见的不良情绪影响消化功能。陆渊雷解释肝的本质，以肝脾相关来说明，在《金匮要略今释》引用卡侬（Walter

B.Cannon)的研究《痛饥惧怒时的身体变化》言:“按《内经》之法,以愉悦舒畅为肝德,以忧愁郁怒为肝病,是则古医书所谓肝,乃大半指神经。愉悦则神经舒缓,忧怒则神经刺激也……近时有生理学教授卡依氏者费四年之实验:证明痛楚恐惧忿怒时,皆因交感神经之刺激,消化为之阻滞;正可为肝传脾之说下一确解。古人能知忧怒之阻滞消化,此事实之极精当。”忧愁郁怒的紧张情绪导致交感神经兴奋,支配胃肠消化道的副交感神经则呈抑制状态,这是适应于紧急时期作出应付战斗的反应。这种适应性反应,可分成两种现象,第一种是交感神经兴奋状态,即塞里(Selye)说的非特异性应答反应,不仅是交感神经紧张兴奋,更主要是丘脑向垂体发出信号分泌促肾上腺皮质激素释放因子,促使肾上腺皮质激素分泌增多,使血糖与血压上升而心率与呼吸加速等,这种反应具有一定保护自体功能,是全身性的、大脑皮层起主导的作用。从中医看来,就是肝火、肝风症状。第二种是交感 - 肾上腺系统被动员起来进入应激状态,因此副交感神经便受抑制进入郁结状态,会出现所谓肝病传脾的胃肠道消化功能受抑制而脘胀、厌食、嗳气、吞酸的症状,即肝气郁逆,侵犯脾胃。如长期不能解决,必然带来营养不良而使抗病能力削弱,许多疾病便乘机发作,如常见的瘰疬和乳癌等,中医认为肝气郁结是内在因素。很多资料证明,带有深重失望或忧郁愤怒难以自制的人,最易发生消化系统疾病、性功能障碍、高血压、心脏病、癌症等难治疾病。可见,不良情绪对健康的影响是严重的,魏玉璜在《柳州医话》说“肝为万病之贼”,确为经验之谈。

肝之病变,常见“肝气、肝火、肝风”等症状,显然是指不良情绪影响下,肝失于疏泄与条达,肝郁化火、化风,于是出现郁怒、妄动等情绪变化,与解剖的肝脏没有多大的关系。1970 年美国心脏病专家提出 A 型行为,表现为竞争意识强,对他人充满敌意,过分抱负,易紧张和冲动等,类似于中医所谓的“肝火”“肝阳亢盛”者,易患急性心肌梗死、脑梗死或其他心血管疾病。如肝气郁结,情志不舒、忧郁不解,则表现胁肋胀痛、走窜不定、胸闷不舒、时太息、脉弦。现代医学多项研究认为悲伤、焦虑、抑郁已成为心脑血管的危险因素,抑郁症在冠心病患者中尤为常见。中医认为肝气失疏而肝气郁结,治宜疏肝解郁,使肝气条达,紧张情绪平息则病证就会得到缓解。

对肝主疏泄本质的现代研究,如王蓉燕齐等研究表明,神经 - 内分泌 -

免疫网络是肝主疏泄的生物学基础，肝主疏泄是通过中枢神经 - 边缘系统实现信息的产生及传导，通过中枢系统对内分泌、血管平滑肌、甲状腺与性腺的调控实现外周调节，通过肠道微生物 - 免疫系统 - 脑轴加强中枢 - 外周动态反馈，方证相应研究也揭示神经 - 内分泌 - 免疫网络调节是疏肝理气复方的重要药效机制。胡素敏提出肝是机体调节心理应激反应的核心，“肝主疏泄”功能在机体心理应激中起着决定性作用。凌江红提出肝主疏泄与脑肠肽的相关性，如情志不遂，肝失疏泄，津血不能供养五脏六腑及脑，致脑失所充，脾失所养，使脑肠肽发生改变，最终导致消化功能紊乱。

2. 肝具有调节功能

《内经》称肝为“将军之官”，肝能够鼓舞与协调脏腑气化，从而使机体功能保持正常。肝喜条达，肝郁化火，肝火上炎，则易产生眩晕、昏厥等；肝藏魂，肝气上逆易导致失眠，与西医学说的神经功能和精神因素有关，肝具有调节神经功能与精神的作用。所以国内许多学者提出，失眠的治疗应当从肝入手。陈士铎言：“人身之心肾，无刻不交。心不交于肾，则梦不安；肾不交于心，则神发躁……心欲交于肾，而肝通其气，肾欲交于心，而肝导其津，自然魂定而神安。”从西医学理解，肝调节心肾交通功能，类似于神经系统之调控作用。肝能调畅全身之气机，如果肝疏通气血运行失职，则五脏之气郁滞，诸病丛生。如肝气郁滞，会侮肺气逆；肝木犯土，则脘痞腹痛；肝郁血瘀，则心脉瘀结，或肾络阻塞。肝脏对其他脏腑具调节作用，所以肝功能失调则易于引起他脏疾病。故谓“肝为五脏之贼”，而他脏引起肝病者比较少见。所以临床许多相关的他脏疾病可从肝论治。

肝称为“调节之本”，能调气血，舒情志，畅气机，还能够调节水液代谢，调控二便，调控生殖，调控癃瘵以及调节筋骨运动等。综上所述，肝的主要功能类似于西医学之神经 - 体液调节系统。

三、中医谓肝病的表现特征

中医学所称的肝病，临床表现最为复杂，对其治疗方法也最为广泛。在杂病之中，以肝病的发病率最高，而且最容易涉及其他脏腑的病变。

1. 肝病多与不良情绪相关

王孟英按《柳州医话》语：“七情之病，必由肝起。”中医学说的七情，包括各种情绪。肝之病变，大都与不良情绪相关，疏泄不利则出现各种病变。肝体阴而用阳，性条达恶抑郁，若情怀不遂，七情失节，五志过极，日久可出现化热、化火、化风、致瘀而耗伤阴血等一系列病变。肝气郁结，易出现情志病变，胁为肝之分野，故见胸闷胁痛，走窜不定，嗳气喜太息，忧郁愤怒，遇情绪波动加剧，当属于今之精神病症。当不良的情绪激动过极，导致气机逆乱，特别是大怒时血随气逆，则气血上迫，《内经》言“大怒形气绝，而血菀于上，使人薄厥”。特别是素有慢性病者，一旦发生强烈的紧张情绪，往往使疾病发作或趋于恶化，甚至引起死亡。报道中常见人在争执时，导致心绞痛死亡，老人吵嘴，盛怒中倒毙等等。肝藏血，肝气郁滞影响血行，常见脘胁胀痛，久痛则气滞血瘀。肝气升发太过，气有余便是火，而肝火易伤阴，肝为风木之脏，实则肝火生风，虚则阴虚阳旺，肝阳化风，发为眩晕、中风。反之，肝气不及，不能疏泄，则清阳不升，致水谷不化，泄泻中满。肝经郁阻，病发可见颈项瘰疬、乳癖、阴囊疝痛，肝郁化火则肝火横逆，可致头痛、精神错乱、吐酸、失眠、易惊和月经不调等，致肝不藏血则吐衄。肝气郁结的施治，应注重疏肝解郁，使肝气条达，紧张情绪平息，而病证消失。如从治未病的角度认识，精神内守，则病安从来，所以医生对这些患者要注意心理疏导。

事物有其两面性，七情有相互调节气机作用，所谓肝主疏泄，行气达木，可利用其解郁散结，以达到治病作用。《三国志·魏书》载“有一郡守病，佗以为其人盛怒则差，乃多受其货不加治，无何弃去，留书骂之。郡守果盛怒，令人追杀佗，郡守子知之，嘱使勿逐，守嗔恚，吐黑血数升而愈”。以怒来疏郁行气以逐瘀。可见，如遇有不如意事情时，要是体内没有其他慢性疾病干扰，索性地大吵大哭一场发泄出来，紧张情绪便会平息下来，这种方法源于肝主疏泄、喜条达的属性。20 世纪 50 年代的沃尔夫（Wolff）认为情绪影响机体，盛怒时血压升高是生理过程，愤怒时怒气冲冲，发泄后紧张情绪就可松弛下来，高血压也会平息。最麻烦的是愤怒情绪受到压抑，长期不能发泄，紧张情绪不能平息，可致血压持续不降。可见对于发生紧张情绪，最伤脑筋的是郁结状态，抑郁不得发泄，使可控制部分受了抑制，必然发展到不能随意控制的脏器功能而进入郁结状态，这就是中医学说的肝气郁结，易诱发其他疾病，“百病皆生于郁”，就是这个意思。心理疾病需要心理疗法，古代也很注重。七情致病都为内伤之病，吴鞠通《医医病书》提出“治内伤须祝由”，有人误解祝由科为巫家之迷信行为，其实这是心理疗法，鞠通谓祝由是“详告以病所由来，使病人知之勿敢犯，又必细体变风变雅，曲察劳人思妇之隐情，婉言以开导之……使之心悦诚服，而后可以奏效，予一身治病得力于此不少”。这是中医学认为“心病须用心药医”的作用。

2. 肝病表现最杂也最广

肝病表现之所以最杂也最广，是因为“因郁致病”与“因病致郁”者众多。疾病初起见肝气郁结，大都与精神、心理因素相关，且发病部位常与肝胆经循行相关；也有些是病变过程，特别是疑难重病、慢病患者，易出现抑郁、焦虑等精神症状表现。《景岳全书》论郁证言：“凡五气之郁则诸病皆有，此因病而郁也。”这种心理因素与疾病的相关性，从病因病机到传变与预后，均可见到。《中医古籍珍本集成·寿世青编》说医生“惟知疗人之病，不知疗人之心，是犹舍本逐末也。不穷其源而攻其流，欲求疾愈，安可得乎”。许多肝病发生与心理因素相互关联，治疗也有其特殊性。叶天士言“久久劳怒肝木，内震腹中，皆肝脉游行之所气凝聚为胀，聚久结形为瘕疝……”由于怒伤肝，在肝经循行部位出现瘕疝，治需配合心理上调理，不能光依赖吃药。林佩琴《类症治裁》说：“凡怀抱不舒，遭遇不遂，以及旷怨积想在心，莫能排解，种种郁悒，当推其原以治之。然以情病者，当以理遣以命安。若不能怡情放怀，至积郁成劳，草木无能为挽矣。”是说心理因素的病，要找出致病因素，设法使之消除。“杯弓蛇影”的故事，就是一个例子。

《医宗金鉴·四诊心法要诀》中言：“肝病善怒，面色当青，左有动气，转筋胁疼，诸风掉眩，疝病耳聋，目视惶惶，如将捕惊。”表现形形色色。张锡纯《医学衷中参西录·论肝病治法》言：“肝之为病不但不利于脾，举凡惊痫、癫狂、眩晕、脑充血诸证，西人所谓脑气筋病者，皆与肝病有涉。”谓肝病不独影响脾胃致病，还表现出许多西医说的大脑神经疾病。

丹溪言“一有怫郁，诸病生焉”，现今许多杂病之病机与肝相关，比如临床常见的结节病：甲状腺结节、乳房结节、肺部结节、子宫结节等，从表现特征与形成病机分析，大都与气机郁结有关。《儒门事亲·五积六聚治同郁断》言：“积之成也，或因暴怒喜悲思恐之气，或伤酸苦甘辛咸……”认为积病发生与情志内伤有密切关系。临床研究显示，在女性抑郁症患者中 80% 以上有不同程度的乳房疾病，而抑郁人群乳腺癌变的概率是常人的 5 倍。又如糖尿病，一般认为是“热、燥、虚”，辨证施治分上、中、下三焦，涉及肺、脾、肾，看似与肝无大关系，然而糖尿病的发病，常常因抑郁、焦虑、恼怒、忧郁、工作压力大等导致肝失条达，肝郁气滞，气化失常，气血津液运行不畅致脏腑功能失调。糖尿病可从肝治疗，用舒肝、清肝、柔肝等法。又如冠心病，西方又称之为狭心病，言其发病与情志有密切关系，表现多见左胸胁痛，常伴情绪变化，治疗从肝入手，是临床行之有效的思路。又如甲状腺功能亢进，初期肝郁化火，夹痰，后期阴伤阳亢，诊治离不开肝。临床所见阳痿、便秘、癃闭、淋证、高脂血症等多因性疾病，临床亦常从“肝”论治。

3. 西医学研究中医学之肝病

对于中医学之肝病，西医学作了不少研究。湖南医科大学（现并入中南大学湘雅医学院）中西医结合研究所对肝阳化风、肝火、肝胆湿热的研究表明，其共同病理基础是机体处于应激状态，肾上腺皮质、髓质功能增强（亢进）。从肝的功能探讨，肝与神经内分泌免疫网络之间存在相关性，认为气血精作为神经内分泌活动的物质基础，其生成在脾与肾，然神经内分泌即气血的调节则主要在肝。随着以神经内分泌系统的调节为中心的稳态机制研究的深入，这种稳态机制与中医学五脏相互制约的整体调控是相吻合的。所以，应从肝肾同源或肝脾相关，至五脏相关的整体性来探讨与神经内分泌免疫网络的关系，单纯从某一藏象、割裂彼此联系的研究思路是有悖中医学理论宗旨的。

中医学所谓肝病，实质上多数是心身疾病。目前临床的心身疾病较为多见，大约占全部疾病的60%~70%。所谓“百病皆生于郁”，《医碥》言“郁而不舒则皆肝木之病”，这类疾病产生的原因与表现，大都与肝的功能障碍有关。如消化系统的上消化道溃疡、胃肠神经症、慢性肝炎、慢性胆囊炎等，心血管系统的高血压、冠心病、心律失常、雷诺病等，呼吸系统的支气管哮喘、神经性咳嗽，内分泌系统的糖尿病、甲状腺功能亢进、尿崩等，神经系统的脑卒中、痫病、神经性头痛等，泌尿生殖系统的前列腺炎、过敏性膀胱炎、尿道综合征、性功能障碍等，骨骼肌肉系统的类风湿性关节炎、全身肌肉痛、局部性肌痉挛等以及外科、儿科、妇科、五官科等许多相关疾病，极其丰富。世界卫生组织指出，当人产生了负面情绪（生气、悲伤、恐惧、忧郁、敌意、多疑、失控、孤独）时，七成以上的人就会以攻击自己身体器官的方式消化这些情绪，“胃肠道被认为是最能表达情绪的器官，心理上的点滴波动它们都能未卜先知”。在所有的心身疾病中，胃肠疾病排名第一（中医谓肝气最易犯脾）。有关统计资料显示，性格忧郁、感情不外露的人患癌症的概率比性格开朗的人要高出15倍。肿瘤专家何裕民的《好女人，别让癌症盯上你》，根据具体数据分析，提出三成以上女性癌症患者，因心病所致。

中医学谓“在杂症之中，肝病常居六七”，与现代所论不谋而合。中国中医科学院广安门医院中医心身医学科主任赵志付研究中医心身医学二十多年，认为心身疾病发病后首先伤肝，波及他脏，初期多为肝脾同病、肝心同病、肝肺同病，后期肝肾同病。病机为肝之刚柔不能相济，而致疏泄失职，产生气滞血瘀、痰阻湿困或久郁化火、伤阴，多见为肝郁脾虚与肝旺肾虚。赵志付提出刚柔辨证治肝以疗心身疾病，认为刚证是素体阳刚，七情过极，则出现疏泄太过、阳亢阴虚有肝旺证候，柔证是素体阴柔，七情失调，则出现疏泄不及、肝郁气滞、血瘀湿困的肝郁证候。

四、中医学论治肝病的特色

中医学认为肝为万病之贼，肝病常牵涉到各脏腑，所以肝病治法很广。肝对各脏腑起调节作用，所以许多脏腑疾病可从肝论治，亦可从他脏论治肝病。

1. 从王旭高论治肝之法谈起

若论治肝，最精辟的莫若王旭高，在《西溪书屋夜话录》开头说：“肝气，肝风，肝火，三者同出异名，其中侮脾乘胃，冲心犯肺，挟寒挟痰，本虚标实，种种不同。故肝病最杂而治法最广。”全文载三十法，包括疏肝、柔肝、缓肝、泄肝、抑肝、熄风、宁风、养肝、清肝、泻肝、化肝、温肝、镇肝、敛肝、平肝、搜肝、补肝等。各种治法，环环相扣，随机变法，如疏肝不应，用疏肝通络；如疏之更甚，用柔肝；如肝风初起，用熄风和阳，不效则以熄风潜阳，即滋肝法。对复杂的肝病，或与他脏相关者，则从他脏论治，如暖土以御寒风，即补中而治肝；培土宁风治肝风上逆、中虚纳少；对肝火上炎，清之不已，用清金以制木火之亢逆；如肝火实者兼泻心，乃实则泻其子；如水亏而肝火盛，清之不应，当益肾水，乃虚则补其母。若肝病影响他脏的治法，有肝气乘脾用培土泄木，肝气冲心用泄肝，肝气冲肺宜抑肝。补肝法则有补肝阴、补肝阳、补肝血、补肝气四法。程门雪称其治肝法极为详备，条条皆是实用之方，非凿空谈玄者比也。王旭高所论大都出于叶天士医案，《临证指南医案·胁痛》中谓肝病治法："《内经》肝病，不越三条，辛散以理肝，酸泄以体肝，甘缓以益肝。宜辛甘润温之补，盖肝为刚脏，必柔以济之，自臻效验耳。"皆宗经典之说。近代名医岳美中将肝病治法归纳为三法，将疏肝、柔肝、化肝，归为和肝法，将养肝、镇肝、敛肝、缓肝、温肝归为补肝法，将泄肝、抑肝、清肝、泻肝、平肝、搜肝归为泻肝法，有提纲挈领的作用，使后学者易于全面把握。可见治肝之法相当博大，不可囿于逍遥散之类，如仲景旋覆花汤、缪希雍苏子降气汤、魏玉璜一贯煎等，皆治肝之妙法也。

2. 疏肝与平肝的相关运用

治疗肝病之法，必须顺肝之性而行。肝病最常见之证是肝气郁结与肝阳上亢，故治法以疏肝、平肝最常用，这两者又相互关联。现今诊治高血压，不少医家从肝阳上亢证论治，以平肝镇潜为主，获得一定效果，但是如果将肝阳上亢与高血压等同起来，不加辨证地治疗，就会束缚了思路，疗效反差，因为中医学论肝有其特点，治疗是从病机与辨证入手。有的高血压病常因焦虑、愤怒等紧张情绪而发生，只要情绪稳定下来，血压便会正常。如果反复紧张，肝气转入郁滞状态，即木失条达而致高血压。治疗应从疏肝解郁着手，若肝气郁结不解，血压很难下降。故张锡纯镇肝熄风汤用川楝子、麦芽、茵陈以舒肝解郁正是此理。不少医生治高血压，不敢轻易使用柴、葛、归、芎等辛温燥热之品，实际上只要辨证无误，如属清阳不升，诸辛热药物不会使血压升高，反有助于疾病痊愈。昔曾治一中年女性，因操劳过度，烦恼忧虑，长期不解，右侧头痛颇剧，近几年血压时达190~220/100~120mmHg，迭进西医降压药及中药平肝潜阳药乏效，患者时有脘闷嗳气，心烦胁胀，舌苔如常，脉微弦。证属肝气郁结，并无肝阳上亢之象，遂以疏肝理气法，用逍遥散加减，连服十余剂，宿恙顿除，追访未复发。类此之高血压属肝气郁结，用疏肝解郁治疗有效者，临床并不少见。

临床上从肝论治较为多见的是精神相关疾病，如常见抑郁症，目前已成为世界第四大疾病。小柴胡汤为和解少阳主方，常用来治疗抑郁症。少阳病的临床表现有类似精神症状，如胸胁苦满、心烦喜呕、默默不欲食等，其发病与少阳枢机不利有关。少阳之经络系于肝胆之经，半表半里可归属于肝胆。柴胡疏肝，黄芩清泄肝胆之火，乃治肝胆火郁之妙配。逍遥散与小柴胡汤属于同一个层面而不同角度的调节，长在疏肝合养肝健脾。少阳病由于少阳郁遏，枢机不运，气机阻滞，甚至相火移位，表现为精神抑郁、情绪低落、胸胁胀痛、梅核气等肝气郁结证，及头痛、眩晕、失眠多梦、急躁耳鸣、心烦易怒、口苦咽干等胆火上炎证，治宜宣畅少阳，以制相火。如胆火上炎加丹栀，甚者加龙胆；犯胃吐酸加左金丸；痰火互结，扰乱心神合温胆汤；心神不宁合安神定志丸；心阳不振合桂枝甘草汤。

治疗肝病较为复杂，不可墨守成规。肝体阴而用阳，肝之本脏虚证，有肝血虚，肝阴虚，治疗用方多为补肝汤，一贯煎之类；然而肝肾同源，肝之虚证可用益肾法。此类养肝法，不可使肝疏泄太过，亦不可拘于补脾，否则反伤肝之阴血。叶天士特别提出“柴胡劫肝阴”，虽然并非绝对，但是提醒后人，误用会导致变证。

3. 各系统疾病从肝论治举隅

所谓“肝为五脏之贼”，肝病易侵犯他脏致病，所以各脏腑各系统的相关疾病可从肝治疗。

心血管系统疾病从肝论治，最为常见的是心脏神经症、冠心病心绞痛、心律失常等病症，临床常表现出情志伤肝，肝郁血滞之证候，治疗以舒肝解郁，化瘀通络，获得良好效果。

呼吸系统疾病从肝论治，肺系疾病常表现出肺失宣降，治疗可从左升右降进行调节。如有些哮喘，胸膜炎，咳嗽，表现出肝火犯肺者，木火刑金，导致肺气不利，可以平肝清肺法治疗。

精神、神经系统疾病多数会出现中医学的肝病表现，如常见的抑郁症、精神分裂症、神经衰弱（脏躁）、脑卒中后遗症、失眠（表现肝郁、肝火、肝阴虚亏）、神经性头痛等，大都从肝论治。

皮肤病从肝论治也较多见，如表现肝火的神经性皮炎、痤疮、皮肤瘙痒、扁平疣等，表现肝经湿热的急性湿疹、带状疱疹、外阴瘙痒等，表现肝气郁结的黄褐斑、扁平苔藓、斑秃，肝血虚亏的红斑狼疮、银屑病、鱼鳞病等。

男科与妇科疾病常从肝论治，这些都为生殖系统疾病，归属肾系疾病较多，但中医学认为肝经络阴器，所以生殖系统疾病，表现出肝经病变，故常从肝论治。如男科的前列腺疾病、阴囊睾丸病变、阳痿、遗精等，辨证属肝经病变者，可从肝论治。妇女病的月经不调、功能失调性子宫出血、不孕症、乳房病变等也常从肝论治。

五、肝脾在生理和病理上的相关

在五脏中，肝脾关系颇为密切。肝的营养，需由脾供给，脾的活动要肝来促进。东垣谓"辛甘发散，以助春夏生长之用"，肝主辛，脾主甘，表明肝脾同气相求。

1. 肝脾在生理上相互为用

肝脾的协调关系，主要表现在肝主疏泄与脾主运化的相关联。肝主疏泄，生机在于升发；脾主运化，化生全赖升清。春气通于肝，夏气通于脾，春夏之气主生长，升浮上行，两者同气相求，相互协调。黄元御《四圣心源》说："土气不升，固赖木气以升之，而木气不达，实赖土气以达焉。"

肝主疏泄，通利气机，促进脾的纳运功能。《素问·宝命全形论》言："土得木而达。"脾的"主运化"，要在肝的升达功能帮助下共同完成；肝的疏泄功能调畅，脾胃才能健运不息。周学海说："脾主中央湿土……其性镇静，是土之正气也。静则易郁，必借木气以疏之……土不可燥，亦不可郁，故脾之用主于动，是木气也。"脾是阴土，其性易壅易郁，所以脾的运化，须借助肝的疏泄功能，才能保持生化不息的状态。

《素问·经脉别论》言："食气入胃，散精于肝。"胃为水谷之海，肝为血海，水谷入胃，由脾吸取其精微，化为血藏于肝。脾气健旺，运化正常，气血生化有源，肝体得养则利于疏泄。赵羽皇说："肝为木气，全赖土以滋培，水以灌溉。若中气虚，则九地不升，而木因之郁；阴血少，则木无水润。而肝遂以枯。养葵曰：人知木克土，不知土升木。知言哉。"程杏轩说："无土之处，则无木生，是故树木之枝叶萎悴，必由土气之衰。一培其土，则根本坚固，津汁上升，布达周流，木欣欣以向荣矣。"可见肝的疏泄功能有赖于脾胃的滋养，脾土健旺则生血有源，肝血充足则肝性才能柔和条达。肝脾之间的有余与不足，相互关联。

2. 肝脾在病理上相互影响

肝失疏泄与脾失运化常相互影响，主要表现为精神情志不良与消化功能失调互见。肝气郁滞，常见精神抑郁，胸闷太息，易致脾不健运，出现食欲不振，脘腹胀满，肠鸣泄泻等，此为“木不疏土”。典型表现，如肠易激综合征，治疗常用痛泻要方，意在调和肝脾。东垣亦谓不良情绪会影响脾胃而损伤元气：“皆先有喜怒悲忧恐，为五贼所伤，而后胃气不行，劳役饮食不节继之，则元气乃伤。”又言：“胆气不升，则飧泻肠澼，不一而起矣。”可见肝失疏利，胆气不升，易致脾运障碍，出现腹泻下痢等病。叶天士《临证指南医案·中风》言：“更有风木过动，中土受戕，不能御其所胜。”谓肝木过旺容易克戕脾土。

脾与情志相关是“脾主思”，在病理上“多思伤脾”，“思则气结”，不独伤脾，影响脾的运化功能，也影响肝之疏泄，会引起肝气郁结，脾胃功能失调会致肝郁而产生精神情志症状。李东垣言：“脾胃虚弱，阳气不能生长，是春夏之令不行，五脏之气不生。”脾胃与肝胆之气相得益彰，滋生五脏之气，肝脾失调会影响五脏功能。唐容川《血证论》言：“木之性主于疏泄，食气入胃，全赖肝木之气以疏泄之，而水谷乃化。设肝之清阳不升，则不能疏泄水谷，渗泄中满之证，在所不免。”反之，脾胃不和，化源不足，会致肝失滋养，使肝胆失疏，致土壅木郁。周学海《读书随笔》说：“土虚不运，则木气满闷。”如脾失健运，易致肝失疏泄，出现腹胀、纳呆、便溏，伴见眩晕、胸胁满闷、精神抑郁等病症。《王旭高医案·肝风痰火》（王旭高．王旭高医案［M］．上海：上海科学技术出版社，1965.）言“肝风痰火者乃中风之渐，多由水亏木燥，致火生风起；并由脾弱失运而生痰浊；痰浊为风阳煽动，上盛下虚，轻则眩晕摇颤，气升呕腻，重则癫狂昏仆。证虽属肝胆，而病根全在脾肾，以木之生，栽培在土，滋灌赖水”。颇恰临证治理。

肝脾之间的发病关系，不仅表现在情志变化与消化疾病的关系，还表现在时令疾病方面，《素问·生气通天论》言：“春伤于风，邪气留连，乃为洞泄。”认为春时风邪伤肝，留连不解，也会侵犯脾胃，导致泄泻。

3. 肝脾相关的现代实质研究片段

常见的肝气郁结与脾失健运的相关性疾病较多，如肠易激综合征、腹部肿瘤术后并发症，研究表明情绪、胃痛、免疫调节之间存在相关性。孙春霞等提出中晚期胃癌患者情绪与免疫功能的关系及疏肝健脾和胃方的干预作用，说明情绪因素、大脑、胃肠道之间的关联。现代研究发现，胃肠道壁内神经丛是一个相对独立的神经系统，既可单独调节胃肠道的消化吸收和分泌活动，又可通过分泌的肽类激素作用于远端或近端靶器官，而发挥它们的多重影响和联系作用。这是否为肝脾相关的生理基础，有待进一步研究。

六、肝脾病变在临床诊疗上的相关

肝脾的相关病变在病理变化及诊疗上都有密切联系。国医大师李振华多年精研脾胃理论认为："治脾胃必须紧密联系肝"。提出脾胃病证常涉及肝，治脾胃病须辅以疏肝理气，认为土衰而木病，治当培土养肝并施。

1. 肝脾病变在治疗上的关联

历代许多医家注重脾病与肝病治疗的关联性。张锡纯《医学衷中参西录·论肝病治法》谓："欲治肝者，原当升脾降胃，培养中宫，俾中宫气化敦厚，以听肝木之自理，即有时少用理肝之药，亦不过为调理脾胃剂中辅佐之品。"明代周之干言："扶脾者不可以不治肝，肝者所以克脾也……肝病即脾病，肝病当缓其中。"吴鞠通也说："治肝不效，每以胃药收功。盖土衰木必乘之，扶阳明，所以制厥阴也。"可见治脾与治肝关系密切。临床治高血压眩晕常以肝脾同治。经云"诸风掉眩，皆属于肝"，临床碰到许多风动眩晕，步行而振振摇者，尝以清阳不升论治，每投益气升清而获效。《内经》云"诸湿肿满，皆属于脾"，临床治疗湿滞水肿之证常配风药，"风气通于肝"，风药乃肝之正药，是以风能胜湿。国医大师邓铁涛认为脾胃病证多与烦劳紧张，思虑过度等有关，治疗当"舒肝与健脾同施"。古今文献上看，许多医家治脾胃病，常配合调肝胆，就是运用这个关系。肝胆之气升降与脾胃之气升降息息相关，《医学衷中参西录·论肝病治法》谓黄坤载言："肝气宜升，胆火宜降。然非脾气之上行，则肝气不升；非胃气之下行，则胆火不降"。调脾胃可以和肝胆。常见抑郁症，大都从肝调治，但有些表现精神不振，肥胖懒动，怕冷心慌，属脾阳不振，湿浊内阻，采用桂附理中汤加减，从温脾调肝取效。临床亦见有土虚而木摇者，多由久泻不愈而致震颤搐搦之变，治以补脾益土，化源足而肝木得养，肝风自然平息，所谓培土植木，土墩木安也。

临床上对肝脾疾病的诊治，主要从症候的表现进行审症求因，然后从因论治。所以对肝脾失调之证，不一定拘泥于情志与气候相应的表现，应从症候辨证入手，如表现气机郁滞，亦可从病症表现的部位与病变特征去判别，如表现在脘胁、胸胁、乳房、少腹部位胀痛、窜痛、阵痛，或伴太息，便溏不爽，腹痛欲泻，纳呆嗳气，肠鸣矢气，嘈杂泛酸等，还有些病变如疝气、乳疾及妇女病等大都与肝经循行部位有关。临床辨证要四诊合参，如“肠鸣”，一般认为是肝木克脾，清代陈士铎说：“惟肝木克脾，则土气不伸，肠乃鸣。”其实临床所见肠鸣，并非均因肝木克脾所致，有些是由脾土虚寒或痰饮内停等所致，运用健脾建中、温阳化饮等治疗亦有效，但在用方中加些羌活、防风之类“风药”能增加效果，是风药能助脾阳。

2. 疏肝气与升脾阳的相关性及临床意义

疏肝是治肝大法，升阳是益脾要法，临床上疏肝与升阳互相作用，肝脾病变在治疗用药上相辅相成。《素问·阴阳应象大论》言：“气味辛甘发散为阳。”辛属木，通于肝；甘属土，通于脾。辛甘配合，相得益彰，有助于肝脾之气的升发及全身阳气的生长。李东垣《脾胃论》言：“用辛甘之药滋胃，当升当浮，使生长之气旺。”又言：“以诸风药升发阳气，以滋肝、胆之用，是令阳气生。”“诸风药”与肝同气相求，其性升发，有疏达肝气作用，而“风药”又有助阳，升发脾阳作用，临床上升阳药与疏肝药作用相关联。只是临床运用与配伍不同。从临床运用来看，东垣常用的诸风药，如柴胡、升麻、防风、蔓荆子、羌活、葛根、荆芥、白芷、藁本、川芎、薄荷、生姜等，虽然性能各异，但有疏肝达郁与升阳健脾的双重作用。《脾胃论》说得很明确：“胆者、少阳春升之气，春气升则万化安”，“盖人受水谷之气以生，所谓清气、荣气、运气、卫气、春升之气，皆胃气之别称也”。可见肝胆的春升之气与胃气是同出一辙，只是显示在不同的方面而已，这也是李东垣的一个独特见解。临床常见风邪伤肝，郁滞不解，影响脾土，致清阳不升，引起泄泻。治疗使用疏风散邪和升清止泻法，作用角度不同，但是异曲同工。疏肝与升阳的统一性，也表明肝脾功能的相互协调关系。

3. 辨治肝脾病证要分清中西医的不同概念

肝与脾，是临床上中医学与西医学最容易混淆的概念，以致影响辨证的准确性。脾主运化，是相当于整个消化系统，包括解剖学的肝脏与胆囊功能。中医学谓肝主疏泄，从西医学看主要与神经、内分泌等调控系统，包括调节消化功能相关。有人常将中医学的肝与西医学的肝脏混为一谈，以致治疗肝炎、肝硬化、肝癌等容易造成辨证误导。临床常见的肝脏疾病，实际包含在中医学的脾胃病之中。陆渊雷解释“肝木犯脾”说：“包括消化器官的全体统称为脾。故肝传脾者，乃忧愁郁怒是以阻碍消化也。”急性肝炎，大都表现为湿热郁蒸胃腑，治用茵陈蒿汤，以通胃腑、清湿热为主；而慢性肝病，大都表现纳呆、便溏、肢楚乏力等脾虚湿困症状，以健脾助运为主。肝硬化到晚期出现腹腔积液，中医学从“鼓胀”论治，《丹溪心法·鼓胀》言：“鼓胀……宜大补中气、行湿，此乃脾虚之甚。”当然有些慢性肝炎、肝硬化，病久出现不良情绪，表现肝气郁结，肝脾失和者有之，常用调和肝脾法治疗，但辨证大都以脾胃为中心。

自明清后，西医学传入中国，有些医家受其解剖学的影响，对黄疸的产生机制，渗入西医的观念，加入“肝胆失疏”，治疗使用“利胆退黄”这样的思路指导中医临床，就会产生辨证偏差。历代中医对黄疸大都是从脾胃，从湿论治，南宋杨士瀛《仁斋直指·五疸》言：“湿与热郁蒸于脾，面目肢体为之发黄，此即疸也。”《医方类聚·黄疸门》言：“湿与热郁蒸于脾，面目肢体为之发黄，此即疸也。”《医宗必读·黄疸》言：“黄疸多属太阴脾经，脾不能胜湿，复挟火热，则郁而生黄。”叶天士《临证指南医案·疸》论黄疸：“阳主明，治在胃……阴主晦，治在脾。”谓黄疸有阴阳不同表现，治疗不离脾与胃。《丁甘仁医案·黄疸案》提出治疗黄疸两大法则，“清解阳明之郁热，宣化太阴之蕴湿”。即治在脾胃。现代著名肝病专家关幼波认为黄疸病因本于湿，湿热互结发为阳黄，寒湿凝滞为阴黄，且常兼夹血瘀、毒蕴、痰滞。治疗关键在正确处理祛邪与扶正的辨证关系，祛邪当清利湿热贯穿到底，扶正须调理中州贯穿到底。

仲景论黄疸证治，种类虽多，病机在脾胃与湿(分湿热、寒湿)，或兼表证、里热，久病夹瘀。有从少阳论治者，是其表现少阳气机不利“胁下满痛”及脾胃证“不能食，或哕呕，或腹满痛”，伴湿阻“小便难”，治与小柴胡汤。仲景谓“诸黄，腹痛而呕者，宜柴胡汤”，表现脾胃证而无胸胁证，亦用柴胡汤。徐灵胎说：“柴胡胃肠之药也，其气味轻清，能于顽土中疏理滞气。天下惟木能疏土，前人皆指为少阳之药，是知末而未知其本也。”东垣常用柴胡于脾胃病证，亦在此理。《岳美中论医集》中论“伤寒发黄”，综合了《伤寒论》中关于发黄的条文共 18 条，认为“仲景治伤寒发黄，独重阳明”。

中医临床论治之肝病，与西医所谓肝胆病大相径庭。现代有些中医文献与著作，将“黄疸”归属于肝胆系统疾病(中医脏腑分类)，是未分清中西医两个不同的概念。如茵陈、大黄的现代药理研究表明，能促使胆汁排泄，有消退黄疸作用。中医学认为茵陈是清热利湿而退黄，大黄是通下泻火，清热消瘀退黄。有些教科书级的书本谓茵陈、金钱草有利胆退黄功效，这是现代药理作用，并非中药的性能，这是两个概念，要分清楚。

七、调和肝脾的临床运用

肝脾不和的治法颇多，应用很广，临床上要抓好主次。《素问·脏气法时论》谓肝病治则："甘以缓之""辛以散之，用辛补之，酸泻之"，如果用之不应，须加补脾药。仲景早有明训："(故实脾)则肝自愈，此治肝补脾之要妙也。"后人常不解此意，治肝拘于养血滋阴、滋水涵木，不知补脾之能速效。

1. 治脾调肝的临床运用

肝气郁结与脾阳不升病变，常交互出现，治疗用药，相辅相成。如常见的肝郁脾虚证，治疗须辨明肝郁与脾虚孰轻孰重，分清主次而调治。临床如见肝郁久治不解，从脾土调治为一良法。仲景在《金匮要略》中提出运用此法的适应证与禁忌证："肝虚则用此法，实则不在用之。"此乃补脾益肝法，张锡纯深解此理："'见肝之病，当先实脾'二句，从来解释者，谓肝病当传脾，实之所以防其相传，如此解法固是，而实不知实脾即所以理肝也。"脾健旺则肝木枯自然得以改善。《医宗金鉴》之舒肝理脾汤由人参、桂枝、茯苓、白术、陈皮、白芍、山药、扁豆、煨姜、大枣、甘草组成，治小儿脾虚肝旺，慢惊抽搐无力，时作时休，或昏睡露睛，便色青，脉迟缓。这种虚风内动，以大队益脾剂来养肝息风，乃治脾愈肝之妙法。此方用于治疗小儿抽动症表现脾虚者有良效。

"厥阴不治，求之阳明"，张锡纯在《医学衷中参西录·论肝病治法》感言："《内经》谓：'厥阴不治，求之阳明'，《金匮要略》谓：'见肝之病，当先实脾'，先圣后圣，其揆如一，此诚为治肝者之不二法门也。"后世误以为此语出《内经》，实际上《内经》论厥阴治法，只提到"调其中气，使之和平"，可能张锡纯从中悟出而作出论断。抑郁症一般认为与肝气郁结有关，近年有学者研究发现抑郁症与不良的饮食有关，可以通过饮食的调理去防治抑郁症，这也是调脾胃以治肝之法。郁证大都责之于肝，治疗离不开脾，李用粹《证治汇补》提出"治郁之法，多以调中为要者，无他……治宜开发运动，鼓舞中州”,以调理脾胃治郁,即从脾治肝之谓。

2. 论逍遥散证与补中益气汤证之相关

肝气郁结与脾阳不升病证在病变中,常互为因果,其治疗用药,亦有交互作用。临床报道,逍遥散能治疗许多脾胃疾病,而补中益气汤可用来调养肝病。肝郁脾虚证为临床最多见,辨治时须明了肝郁与脾虚的轻重主次。如肝郁太过,而犯脾土,以逍遥散加减调之;如脾虚为主,兼肝郁,则以补中益气汤加减调之。两方均在于调肝脾,但是侧重不同。将逍遥散与补中益气汤两个组方比较一下,不难看出其中的关联,两方共有药是:柴胡、白术、当归、甘草。不同的是,逍遥散中有茯苓、白芍、煨姜、薄荷,补中益气汤有升麻、黄芪、人参、橘皮。比较两方都有疏肝养肝,健脾和中作用,而逍遥散长于疏肝柔肝,温中祛湿,补中益气汤长于升阳益气,调中理气。《医宗金鉴·删补名医方论》柯琴说补中益气汤“亦可以补肝,郁则达之也”。有人论肝多有余而无补法,是只言其标而忘其本,肝木可因虚而失其条达之性,伤其生发之机。东垣老人独悟此理,以补中益气之剂升发清阳之气于至阴之下,乃救千载之弊矣。

脾气的升清,必定协同着肝气之升。脾胃之气下流,清阳不升,如饮食不化,脘腹胀闷,大都伴有“木郁”之证,采用升清阳,补脾胃法,亦有“达木”之功,使肝气舒畅,则全身阳气亦随之生发。肝病最易生“郁”,治疗离不开升发达郁,使用升阳与疏肝法,要掌握好“郁”的适应证。逍遥散类方,是适用于肝郁之肝脾失调。补中益气汤证是属中气虚陷而气郁,即东垣言“阳气郁于脾土之中而为火也”。如脾胃虚弱之体过食生冷,更易抑遏脾胃之阳气,引起气机郁滞。疾病的发生,大都与郁有关,清代吴澄说:“凡病之属郁者,十常八九。”所以临床上逍遥散、补中益气汤及类方,应用相当广泛。后世只知滋水补血以养肝,殊不知补中益气乃养肝之大法。

笔者曾治一解姓妇女,45岁,诉胸闷,纳食呆滞五六年不解,每因情绪波动后加剧,发则胸胁郁闷,少腹胀痛,月经不调,息短纳呆,间发低热,脉弦细。屡用逍遥散、柴胡清肝饮之类加减间有少效,或无效。诊患者脉象关弦寸弱,病程久长,肝伤脾虚,遂更用补中益气汤加减,服用三周,病即向愈。这类病患临床颇为多见,由肝气失疏影响脾运,导致脾气不升,治疗从脾调肝。逍遥散与补中益气汤同是调理肝脾而不同层次的治方。逍遥散证的转化，如郁而化热，则为丹栀逍遥散证；从虚转化，则成脾气虚陷，是为补中益气汤证。补中益气汤不独能够升举脾气，方中当归养肝，升柴能行春生之气，可谓肝脾两调，俾脾土健运，肝郁木枯自然得以改善。《伤寒方论》言："盖柴胡能引清气而行阳道，又能引胃气上行而行春令。"《脾胃论》言："升麻引胃气上腾，而复其本位，便是行春升之令。"可见升柴既升脾胃之气，又行肝胆之气，对脾胃之气下陷与肝胆之气不升，均能获效。一方能肝脾两治，在临床上颇有实用意义。肝病表现焦虑不安，抑郁寡欢，夜寐不宁，心烦易躁，如伴乏力便溏之脾虚症状，往往治肝无效，须升阳益脾才行。东垣所处年代战乱，劳倦内伤，大都伴有精神压力，肝郁不解，东垣以升阳补脾益气治之，获得卓效。

3. 中风从调脾胃升降治疗

经云"诸风掉眩，皆属于肝"，中医学治风大都责之于肝。宋代以前论中风，都谓外风所中，故用药不忌辛温。金元以后，出现"非风类中""内风"之说，清叶天士举出"肝阳化风"理论，于是许多人认为此乃水亏木旺、上实下虚所致。张伯龙倡议于前，张山雷鼓吹于后，视小续命汤、三化汤为中风鸩毒。张山雷《中风斠诠》提出中风发病由气血并走于上而形成上实下虚所致，治疗以平肝镇潜为主。不少医家运用张山雷之法，在临床取得效果。然而实践证明，过于强调平肝镇潜，不敢运用风药，是一种偏见，而且偏离了中医治病核心——辨证施治。因为肝的病变与脾胃的升降有密切相关，故治疗中风不可忽视脾胃的症候。脾胃居四脏之中为枢纽，气血逆乱，无不与之有关。中风表现，如见脾虚而清阳不升，可用风药配合益气药治疗；如属腑实而浊阴不降，则用祛风通腑泄浊。肝郁从实转化，致化热伤阴，肝阳化火、化风，若肝木犯土，影响胃的通降功能，出现阳明腑实证，可从阳明胃腑入手，治以通腑法。叶天士《临证指南医案·肝风门》言："肝风内扰，阳明最当其冲犯。"临床常见肝风犯胃，常见面赤，眩晕，头痛，伴恶心呕吐，便秘，肢麻震颤。如见肝经热盛，伴见胃腑实证，大便秘结，往往胃腑通降，肝火肝风便能随之平息下来。

1974 年，先父治一潘姓老媪，素患肝阳眩晕。于 9 月 4 日，突然发热恶寒、头项痛、无汗，口眼歪斜，言语謇涩，左手足运动不利。据述大便七八天未解，腹部胀痛，舌苔黄，脉浮弦。辨为外感风寒，内挟腑实而导致中风。急需表里双解，用三化汤。以羌活9g祛太阳之风，大黄9g，枳壳、厚朴各6g以泻腑实。服后汗出热退，大便通畅，诸症亦逐渐消失。本例患者平素肝阳较旺，有高血压而不自知，突因外感风寒，内挟腑实而致脾胃升降失司，引起风阳上扰而致中风。用三化汤，以升脾之羌活与降胃之承气并用，脾胃升降得复，诸症自然缓解。其实通降胃腑径能平肝阳，息肝风。据报道，用承气汤加减能治疗脑出血，笔者亦常用于脑卒中急性期表现腑实者，效果良好。如果这类病人使用潜阳息风，不可能获得如此效果。

4. 调和肝脾法的临床运用

肝病与脾胃病相互影响而致肝脾同病，临床较多见，调和肝脾法的运用也很广泛。据临床报道，调和肝脾法能治疗许多消化道疾病，如难治性胃食管反流、肠易激综合征、慢性肝炎、肝纤维化、原发性肝癌、胃神经症、消化性溃疡、功能性消化不良、黄疸、胆囊炎、胆石症，临床上广泛用于内、外、妇、儿、皮肤科等常见病与疑难病的治疗，如肿瘤、抑郁状态、癌性腹腔积液、肠癌肝转移、溃疡性结肠炎、功能性便秘、失眠、心血管病、慢性心力衰竭、甲状腺功能亢进、月经病、宫颈高危HPV感染、男性不育症、小儿厌食症、叹息样呼吸、儿童性早熟、斑秃、黄褐斑、面部痤疮等。从现代药理研究来看，调和肝脾的代表方逍遥散等，具有调节消化系统及中枢神经系统的作用，还对心血管、内分泌及性腺功能有一定影响，这与临床上所显示的功用颇相吻合。

在2017年举办的首届营养医学国际高峰论坛会议上，国际自然医学学会中华区主席胡晓燕博士表示，虽然导致孤独症的原因很复杂，但是孤独症患者的肠道问题引起了有关专家的注意。孤独症患者常伴有异常饮食习惯及胃肠道症状。通过营养干预，如食疗、膳食补充剂等，可使孤独症的症状获得改善。从表现来看，孤独症属于中医学的郁证，可采用肝脾同调来进行治疗。一般使用逍遥散，或四逆散合补中益气汤等治疗，能获得一定效果。

第四章

从心的本质及心脾相关探讨五脏之主

中医学脏腑具有多种功能的错杂特征。中医学谓心功能本义是主神明,次为主血脉。脏腑生成,以脾为最原始,心随脏腑生化而成,心是完善了脾的功能。虽然《内经》认为“心为君主之官”,但深层分析心、脾功能的特点及关系,可以看出中医脏腑的核心并非在心,而是在脾。

一、中医心的本质探讨

中医学谓心,与西医学所称心脏,是两种不同的概念。中医学认为心,主要是主宰神明,即与神智、意识活动有关,其次有主血脉功能。

1. 心的本义主神明

《素问·灵兰秘典论》言:“心者,君主之官也,神明出焉。”神明含有精神、意识的意义。心为生之本,主要在对精神活动的调控作用,是心对形神的主宰。《灵枢·邪客》言:“心者,五脏六腑之大主也,精神之所舍也。”《灵枢·口问》言:“心者,五脏六腑之大主也……故悲哀忧愁则心动,心动则五脏六腑皆摇。”可见,心为五脏六腑之主,是在精神层面上,心能够稳定机体脏腑与外在自然、社会环境的平衡,以之说明心的重要性。《灵枢·本神》言:“所以任物者谓之心。”心能对外界事物作出相应的思维反应,表明心相当于大脑神经功能。

心有主司人体感觉的功能,《内经》言“诸痛痒疮,皆属于心”,说明心能感触机体痛痒,以采取主动避让和防护。痛痒感觉受到心的控制,感觉程度与心情有关,痛痒多与火热有关,可采用清心、宁心、养心治疗。心称君主之官,能够发觉并协调各组织的病变,产生应激反应。《素问·刺禁论》言:“心部于表,肾治于里。”张志聪《黄帝内经素问集注》言:“心为阳脏……故心气分部于表。”是说心部统外表,司五官、九窍,能认识外物,通过五官与外界环境处得平衡,故经云:“心开窍于舌”,“心开窍于耳”,“目者,心窍也”。心气通三窍,主宰五官,以达到“任物”的作用。《管子·心术》言:“心也者，智之舍也。”心是思虑器官，是感官的主宰，使“心处其道，九窍循理”，以达到认识外物的目的，心对外界的境遇作出应对反应，平稳处世。所谓“心领神会”，指心主管人的精神意识，思维情感等心理活动，还体现在道德、情操上，如项穆《书法雅言》言：“故心之所发，蕴之为道德，显之为经纶，树之为勋猷，立之为节操，宣之为文章，运之为字迹。”可见心与大脑神经功能有关，《内经》言“审察于物而心生之”，认为意、志、思、虑、智是心的功能，具有感知、记忆、思维、情感、想象等活动表现。《内经》言心为君主，“主明则下安，以此养生则寿。主不明则十二官危，使道闭塞而不通，形乃大伤”。言心病则使各脏腑相联系的通道闭塞，这显然是指心似同神经的协调功能。所以养生保健及疾病的调养，常注重精神心理的调养。

2. 心主血脉是个解剖概念

中医学对脏腑的认识起始与解剖有关。《素问·痿论》言：“心主身之血脉。”这是解剖上所见，心脏连着血管。《医学入门》言：“心乃内运行血，是心主血也。”也是指解剖上的心。但是中医学论脏腑功能，大都脱离解剖脏器，所以谓主导血脉的功能，却并不在心。《素问·平人气象论》言：“胃之大络，名曰虚里，贯膈络肺，出于左乳下，其动应衣，脉宗气也。”是说心脉搏动，是由于胃气与肺的宗气功能，并非心气动力。又说：“绝不至，曰死。乳之下，其动应衣，宗气泄也。”推动血液循行的是来自脾胃的水谷精气与吸入的清气在胸中结合成的宗气。即《内经》谓：“肺朝百脉”“脉宗气”是也，其动力来源是脾之中气。中医学治疗西医学所称的心脏疾病，运用经方大都治气、治水、治饮为主，即从肺、脾、肾入手论治，单纯从心、从血脉论治反而少见。

3. 心主神明与主血脉的关系

心主神明，其主血脉并非主流。《灵枢·本神》言：“心藏脉，脉舍神。”将心主神明与主血脉联系在一起，谓心主血脉内涵着主神明功能。中医学论脏腑功能与解剖脏器是不同意义，如《医学入门》言：“心者……有血肉之心，形如未开莲花……有神明之心，神者气血所化生之本也，不着色象，谓有何有，谓无复存，主宰万物万事，虚灵不昧者是也。”可见心主血脉是解剖上的认识，而主神明是个功能态的认识，没有具体形质。心“主神明”与“主血脉”，这两种功能在临床虽有一定联系，但心主要意义在主“神明”。自从西医传入中国后,许多医家对此质疑。有些医家提出“脑主神明”“与心无直接联系”。亦有提出“心脑共主神明”,折中地将“心脑疾病”联系在一起。这些观点都偏离了中医脏腑理论的基本精神,所以改变不了“心主神明”和五脏分主五神五志的中医临床指导思想。中医学论脏腑功能重在实用意义而轻解剖,言脏腑往往是多脏器、多系统的组合,临床表明心的这两种功能有一定的内在联系,这是中医脏腑理论的特征之一。

二、心主的“神明”与五脏相关

心主神明,含有大脑神经功能。但中医学却将大脑功能分主于五脏,认为人体五脏与天地同一性,是顺应自然运行的小天地,没有什么精神主宰,所以对大脑功能没有作特别的论述,而是融入五脏,在脏腑功能中体现出来,这也是体现了古代的哲理精神。

1.“神明”是伴随脏腑演化而逐渐形成

中医认为脑“神明”是随着五脏功能的演化而逐步形成。生命的初始态最先形成脾胃,其中就包含神经功能,随着生物功能的复杂化而分离出单独的神经系统,并随着脏腑的演化而逐渐趋向完善,所以大脑功能始终与五脏活动密切相关。

中医学没有将如此重要的大脑放在至上地位,而是附属于肾。肾主骨生髓,脑为髓之海,故称“脑髓”,归属奇恒之腑之中。论其功能为“头者,精明之府”,认为头脑与头面感官功能一样,在病理上“髓海不足,则脑转耳鸣”“上气不足,脑为之不满,耳为之苦鸣,头为之苦倾,目为之眩”。古人明白损伤大脑会危及生命,《素问·刺禁论》言:“刺头,中脑户,入脑,立死。”知道大脑对人体生命的重要性,故中医将大脑的精神、神经活动功能归属于五脏,“五脏者,所以藏血气魂魄者也”“人有五脏化五气,以生喜怒悲忧恐”,认为神识活动是五脏的综合作用,五脏的功能正常,脑的功能才能得到正常的发挥,而近代对“脑”与精神活动相关的直解,这是与西医学混杂了概念。《素问·三部九候论》言:“故神脏五,形脏四,合为九脏。”王冰对“神脏五”注释:“神脏五者,一肝,二心,三脾,四肺,五肾也。神藏于内,故名焉。”可见人“神”是体现在五脏功能之中。《内经》谓五脏主五神是“心藏神,肺藏魄,肝藏魂,脾藏意,肾藏志”,说明精神与生理活动的关系,情志的异常、过度反应必然会影响五脏功能。任何一脏病变都会影响大脑而出现“神识”变化，大脑有病，可出现五脏的功能异常，故治疗大脑神志疾病，大都从五脏辨证治疗入手。这是从功能态上对大脑的认识，通过“司内揣内”而获得，不是在解剖组织上。古人知道脑的独立性与重要性，但没有将大脑单独列为一个脏器，因为中医学重临床，对大脑病症，是按临床具体表现从五脏辨治，单纯对大脑病变论治，落不到实处，而且也无从着手。

2. 中医学对“神”的归属认识

人类具有高度发达的意识、精神活动，中医学十分重视人类的神识，把主神明的心脏定为“君主之官”。中医学认为“神”属于脏，而脑却属于腑，未言其主神志功能，这显然与西医学的认识有别。王清任《医林改错·脑髓说》谓：“灵机记性不在心在脑一段，本不当说，纵然能说，必不能行。”此语道破中医临床的本质，中医学注重功能认识而轻解剖实体。王清任提出耳听、目见、鼻闻归于脑，而临床对耳、目、鼻之病变是从五脏论治。所谓“五脏藏神”，认为大脑“神识”功能是由五脏协调而成。《素问·灵兰秘典论》言：“心者，君主之官也，神明出焉……肝者，将军之官，谋虑出焉……胆者，中正之官，决断出焉……膻中者，臣使之官，喜乐出焉……肾者，作强之官，伎巧出焉……”譬如睡眠与五脏活动及五脏之间协调有密切相关，如肝疏泄生发气机，心脾之化营生血，肺主气行营卫，肾主水蒸腾津液，五脏之间协调：肝脾调和、肝肺升降相因、肝肾藏泄适宜、心肾水火相交、脾肾先后天互养。五脏功能失调，如心血虚亏，肝阳亢盛，脾虚气陷，肺壅痰阻，肾精不足，皆能导致失眠，临床上失眠常从五脏相关论治。如大脑功能衰退，谓脑海空虚，责之于脾肾，衰老脾肾虚亏，会致脑力衰减，所以抗衰补脑大都采用益脾补肾。中医学和西医学对“神”的归属认识完全不同，是典型的重功能认识而轻解剖实体，注重于临床应用。

中医学论脑病，主要从五脏辨治，所以从解剖上改造中医学神志理论，于临床无益。五脏藏神，还体现了中医学的人文思想，通过人文关怀，有助于五脏疾病的痊愈。情志活动分属五脏，各有所主，如心主喜，肝主怒，脾主思，肺主悲，肾主恐等。实际上情志活动较为复杂，并非与五脏所主如此对应，还与脏腑的虚实病变有关，在《灵枢·本神》中言：“肝气虚则恐，实则怒……心气虚则悲，实则笑不休。”张景岳《类经·情志九气》言“五志有互通为病”，如喜属心可及肺，怒伤肝可及心、肾，心脾皆可病于思等，打破了五志相应五脏的局限，颇切合临床实际。中医学论神识与五脏关系，主要立足于临床诊治。

3. 从神经功能的进化看心肝脾关系

在五脏中，神志与肝有特别的关系。早期肝协调内外环境的功能，随着生物进化，神经功能趋向完善，出现“神识”，于是演化出心的功能，肝心协同共同完成机体内外环境的协调。临床上善治郁者常以肝心并治，如采用丹栀逍遥加安神药，或合安神定志丸增强效果。肝与心在主神明上是相关的，与其说心主神明，不如说心肝共主神明，因为肝功能态的出现早于心的功能，心的功能更加完善了肝脾之调节功能。心、肝、脾起着稳定机体内外环境的作用。所以现代精神、神经系统疾病大都责之于心、肝、脾治疗。

20 世纪 70 年代，美国医学科学家保尔·迈克里安提出，大脑是一个进化了的器官，大致分三个区域，每个区域经过一个相当长时间之后都有发展变化，形成大脑进化的三部曲。人的大脑有三个独立的部分：第一区域是脑茎，是大脑最为古老的部分，位于头脑的最低层，执行维持生命基本运动的功能，比如呼吸、心脏活动等，控制“本能”反应，掌管基本的生理需求，为爬行动物大脑（这相当于“脾”阶段的结构，满足基本生理需求）。接下来是大脑旧皮质，是旧脑，或叫原哺乳动物脑，包括海马、丘脑和杏仁核，控制喜怒哀乐情绪和基本需要，如饮食愿望、繁殖需要等，负责处理情感，这是哺乳动物大脑（产生了对外界的情感交流，出现了“肝”的调节功能）。最后是大脑新皮层，或叫“新覆盖层”，负责抽象概念，比如语言、塑造和预言未来能力、逻辑推理能力、计算能力以及思考能力，这一部分仅在灵长类，尤其在人类中最为发达（这才是最后形成的成熟的“心”层次，功主神明）。这三个部分由神经纤维连接，但每部分都有一定的自主性。这是一个“三位一体”的大脑，可见人性之中存在兽性。由于人类大脑拥有发达的新皮质（颞叶区），把大脑各个部分联接起来，才有种种复杂的情感和行为（完善的五脏神），而动物的情感则单纯得多。这个过程表明大脑进化与中医的脏腑生成是息息相关的。从中医脏腑形成规律看，脾→肝→心，几乎与大脑神经的进化呈同步，也诠释了脾肝心三者与大脑神经相关的实质。

三、神识活动的源本在脾

张景岳提出"五志有互通为病",认为情志导致疾病,五脏之间相互影响。神识源本生于脾,且神气赖于脾胃供养,故脾胃有主导神识作用。从"形神合一"理论来看,情志活动依赖于五脏精气血的充盈和阴阳平衡,但主要调控在脾。

1. 脾胃内涵"神经"功能

生物演化是以消化道(脾胃)为中心,随着各种功能的系统化,逐渐形成了各脏腑,脾胃需要与其他脏腑的协调,则从中演化出主司"协调"的组织,形成了神经系统,而消化道固有的调节系统退居为潜在功能。现今科学家发现,腹部有一个非常复杂的神经网络,人类许多感觉和直觉是从腹部出来的,因此将腹部称为人的"第二大脑",或称"肠脑",这套"系统"能下意识地储存人体所有心理反应信息,在需要时向大脑传递。腹部为第二大脑的发现表明了胃肠道不受神经控制,独立存在着内控系统。传统习惯说"肚里有主意",似乎祖先很早就认识到腹部存在思想意识。情绪可以影响消化功能,比如强大的工作压力,会引起胃肠道疾病,反之消化道障碍亦可引起精神变化。在治疗上,调节消化道功能,可纠正神经功能。现研究证明,在人的肠肌间神经丛内存在着自己的神经系统,它分泌的神经递质也同时存在于大脑皮层——神经系统内。这种神经递质是一种肽类激素,故也叫"脑肠肽",它具有神经递质和内分泌激素的双重身份,也承担着人体的免疫作用。人体这个巨大的神经内分泌免疫网络系统,叫作"脑肠轴"。由于脑 - 肠的协调作用,调控着人的神经 - 精神心理 - 胃肠道功能的正常工作。

同时发现,胃肠道组织中的神经细胞数量之多,与大脑接近,因此,胃肠道总是在与大脑进行着比其他内脏组织更密切、复杂的"互动"。相关研究还发现,阿尔茨海默病患者大脑细胞的特异性病理改变——淀粉样变,会出现在肠道;而帕金森病患者脑组织中的雷维小体,也会出现在肠组织中;为此,美国医学博士埃默伦·迈耶将肠神经系统称为人体的"第二大脑";并认为肠神经系统不仅独立主持胃肠的功能活动,而且与恐怖症、抑郁症等部分心理障碍及精神疾病有着密切关系。

随着神经内分泌学科的发展,人们发现生物活性肽类在神经系统和消化道中双重分布，这些肽类具激素和神经递质的双重作用。由此人们提出了脑肠肽概念，这提示神经系统和胃肠道之间在起源和功能上，有更为密切的关系。在消化道与脑之间，可能存在着未知的庞大联络网，二者可能存在着反馈关系。有人甚至认为，胃-肠-胰内分泌系统，通过脑肠肽影响脑肠轴，很可能是因为脾胃既为高级神经活动提供有关物质基础，又调节神志活动平衡。胃肠系统除了消化功能外，还分泌出几十种生物活性物质，尤其是脑肠肽类物质在脑和肠均存在，其对两个器官影响的潜在机制引人深思。有人发现古老的腔体生物拥有早期神经系统，随着进化而分裂，一部分形成中央神经系统。这提示胃肠道与神经系统之间在功能和起源上，存在着更令人瞩目的关系。

2. 神志疾患从脾胃辨治

神志活动由五脏气机所主宰，五脏气机之枢纽在中焦，中焦脾胃能主持神志活动，调理脾胃气机可治疗神志病。从神志与五脏的相关来看，"脾主思"，张景岳说"苦思难释则伤脾"。其实不独是思，五志皆与脾相关。《素问·本病论》言"脾为谏议之官，智周出焉"，谓脾具有认识了解周围万物的功能。《难经·三十四难》言："脾藏意与智。"意与智均属于人体高级神经活动。五脏分主五神，以脾主意，孙思邈《备急千金要方》言："心有所忆谓之意……意者，脾之脏也。"中医学认为脾胃消化食物与吸收营养是显性功能，其意识活动为隐性功能。《灵枢·癫狂》："狂始生，先自悲也，喜忘、苦怒、善恐者，得之忧饥，治之取手太阴、阳明，血变而止，及取足太阴、阳明。"许多传统的神志疾病治疗，采用调理脾胃。消化道病变会引起精神活动障碍，《内经》记载"胃不和则卧不安"，调脾胃的半夏秫米汤能治失眠。《脾胃论·安养心神调治脾胃论》言："若心生凝滞，七神离形，而脉中唯有火矣，善治斯疾者，惟在调和脾胃，使心无凝滞。"治疗神志疾患，在五脏协调基础上，充分发挥脾胃的枢纽作用，能增强效果。

许多精神与神经病变，可用调理脾胃功能来治疗，如抑郁症、失眠、神经衰弱、精神分裂症等疾病，临床可用归脾汤、甘麦大枣汤、温胆汤、参苓白术散等，从调理脾胃入手治疗。许多脑病出现实证，可用泻下通腑治疗，如用大承气汤加减方治疗中风闭证、急性脑血管病、中枢神经感染性疾病、中毒性脑病、感染性精神障碍、躁狂症等。现代药理研究也证明了许多调理脾胃的方药,对中枢神经系统有一定作用。临床上治疗常见的失眠,许多名医注重脾胃。卫向龙提出抑郁症发病与“思”关系密切,脾主思,抑郁症亦有心神之变,心神化源于脾,从脾论治,心为所辅。路志正对五脏藏神,尤其重视脾胃对五神的影响,认为脾胃功能失常是失眠发生的病机关键。周仲瑛认为失眠涉及心、肝、肾、脾、胃,重视脾胃与其他三脏的因果关联。邓铁涛认为失眠病位以心、肝、胆、脾、胃为主,病机可概括为虚、实两端,然均不离脾胃。

四、五脏的核心不在心而在脾

生命体为了适应复杂的环境,需要机体内、外的交流与联系,于是产生了“心主神明”,使生命体及生命体与外环境得到了协调。其实心的功能即是脾胃功能的延续,腹部为第二大脑的发现,说明了脾胃中本来就存在着神经协调功能,随着生命的进化,为了更加适应复杂的外环境,于是形成了“心”,使之有了分工与专职的功能,但五脏的核心仍在脾,不在于心。

1. 心称君主之官的因由

人们对“心为君主”的初始认识,在原始世界上有一个共见。约4000年前的《吉尔伽美什史诗》书中明确地指出情绪和感受发源于心脏。约3200年前的印度吠陀梵文赞美诗《梨俱吠陀》中写道:心脏是思想的起源地。现藏于大英博物馆的源自古埃及,描述了3000年前埃及神话的夏巴卡石碑,亦强调心脏在思考中的重要性。而《圣经·旧约》提及,与夏巴卡石碑同一时期的犹太人认为:人类和上帝的思想都源于心脏。2600多年前《管子·心术》写道:“心之在体,君之位也。”表明心在身体各器官中的统帅作用。古代的心脏中心观,合乎人们日常感觉,在感觉和情绪发生变化时,心脏跳动的节奏也会随之发生改变。“发自内心”这种古老的说法,与我们日常感知的经验相一致。认为心居中心,其活动(心搏)对生命起着重要作用,合情合理地从表象揣摩,使这种想法能够持续存在。中国古代以心为君主之官还有一个历史原因,就是和先秦较主流的政治文化观念“普天之下,莫非王土”,以致汉代宣扬的忠君思想有着很大关系,以示之高于一切,并以儒家思想传承下来,这种观念随着中医发展逐渐淡化。

2. 心主神明和主血脉的功能有赖于脾胃

水谷精气、气血是五脏的物质基础，“血气者，人之神”，也是神活动的基本物质。从脏腑功能看，心主神明和主血脉的功能，与脾胃关系密切。《素问·六节藏象论》言：“五味入胃，藏于肠胃，味有所藏，以养五气，气和而生，津液相成，神乃自生。”说明脾胃为神气之源，是心主神志的功能得以发挥的保证。《内经》言，“血脉和利，精神乃居。故神者，水谷之精气也”，“阳气者，精则养神”。又言：“五谷之津液，和合而为膏者，内渗入于骨空，补益脑髓。”神气与脑髓全赖脾胃运化水谷精微供养。《灵枢·动输》言：“胃气注于肺，其悍气上冲头者，循咽，上走空窍，循眼系，入络脑。”脾胃运化水谷精微，化生气血，上荣养脑。杨孝文提出“人脑更为复杂的功能，如社交、决策和同情，似乎都是从控制食物摄取等基本系统进化而来”。生物的头等大事是求食，大脑是基于脾胃发展而成的。

心主血脉，脉象有神无神，主要在于胃气。《素问·经脉别论》言：“食气入胃，浊气归心，淫精于脉。”《灵枢·决气》言：“中焦受气取汁，变化而赤，是谓血。”可见心主血脉，依靠脾胃来维持。皇甫中《明医指掌》言：“血是人身水谷精，生于脾胃统于心。”表明血的生成在脾。《杂病源流犀烛·诸血源流》言：“血生于脾，统于心，藏于肝，宣布于肺，根于肾。”从血的源流体现了五脏的整体协调，以脾为源本。

3. 脾为五脏的主宰

中医学的脏腑功能是多个形体结构单位相互协作的结果，那么五脏六腑的协调中心在哪里？生物的进化表明，生物体在未出现“神明”之时，就存在着“神经”调节功能，原始生物没有“心”的形成，最初始的是脾，对整体功能的调控尽在其中，尽管演化出五脏，但“初心”不会变。脏腑学说谓心为五脏六腑之主，这仅是在精神层面上协调脏腑功能，“心”为五脏一员，心主神明，只是突出精神与生理活动的重要关系，并非主宰五脏六腑。

从生物进化来看，比如节肢动物蟑螂，其神经功能并不发达，它的脑子只是整条神经上许多膨大的神经节的一个，就是断了头的蟑螂也还能存活，甚至还会顺利产卵，主要是蟑螂的脾胃功能特别强，食性非常广泛，抗饥能力很强。可见维持生命的活力与脾胃的功能有重要关系。

从历代医家所论及临床实践来看，心并没有主司五脏的功能，而显示五脏核心作用的是脾胃。五脏各有特性，在不同条件下，会出现不同的脏器为尊，对他脏起主导性影响。如心为君主之官，肺者脏之长，肝为五脏之贼，肾为先天之本，十一脏皆取决于胆，这些特点都是在不同角度的认识，而居于主导地位，这需要整体看待。《内经》说："凡此十二官者，不得相失也。"即各脏腑之间的整体协调关系，不能破坏，才是一个健康的人。而脾是比较独特之脏，不论在人体的生理、病理及疾病治疗上均处于主导的地位。

心主神明，是协调脏腑功能之主，而主司人体生命活动在脾，脾承载四脏，是心所不能所及的。比起脾的作用，心显然是处从属地位。《内经》言："脾气虚则四肢不用，五脏不安。"《备急千金要方·脾脏脉论》言："脾主意。脾脏者，意之舍。意者存忆之志也，为谏议大夫，并四脏之所受。"心神乃认知的肇始，脾意乃认知活动的中间环节，为情志变化的枢纽，五脏藏神，脾胃是枢轴。《说文解字》释"心"曰"人心，土脏，在身之中"。清代黄元御《四圣心源·劳伤中气》言："中气者，和济水火之机，升降金木之轴。"历代医家大都尊崇脾胃为五脏主宰之说。清代张琦《素问释义·玉机真脏论》言，"五脏相通，其气之旋转本有一定之次……其左右之行，则水木左升，火金右降，土居中枢，以应四维"，"中枢旋转，水木因之左升，火金因之右降"。故无论外感，内伤诸因致病，无不涉及脾胃。马天驰等认为脾胃为五脏六腑之源，阐述了"治脾以安五脏"的重要意义与内涵。临床许多实例表明脾胃在五脏六腑中起着核心作用。

五、心脾相关病变证治举要

心脾的关系，主要是气血关系，少有母子相生的火土关系。临床谓补火生土，是个借喻，并非指心火，而是指命门之火。心脾之间的病变常相互影响，心脾的相关病变，在临床上表现类型很多，以虚证表现居多，如心脾两虚（包括气虚、血虚、气血两虚、气阴两虚），心脾阳虚，心脾热盛等。

1. 心脾两虚证

心脾的病变互见，最为多见的是心脾两虚，如思虑过度，心血暗耗，使脾失健运，反之，脾气虚弱，化源无能，或脾不统血，出血过多，导致心血不足，出现面皖心悸、失眠多梦、食少体倦等病症。这是临床最常见的心脾气血两虚证，经典治方是《济生方》归脾汤，原治"健忘"，认为"脾主意与思，心亦主思，思虑过度，意所不清，神宫不职，使人健忘，当理心脾，使神意清宁，思则得之矣"。是心脾同调的代表方剂。现代医家将此方着眼于心脾两虚，为调补气血之要方，广泛用于内、外、妇、儿、耳鼻喉科等近百种疾病，获得良好效果。本方虽谓心脾两治，从组方分析，重点在治脾，《绛雪园古方选注》言："归脾者，调四脏之神志魂魄，皆归向于脾也。"《续名医类案》言："归脾汤兼补心脾，而意专治脾……五脏受气以其所生也，故曰归脾。"可见养心安神要在益脾。《世医得效方·失血》言："归脾汤治思虑伤脾，心多健忘，为脾不统摄心血，以致妄行，或吐血下血。"以本方治脾不统血。心脾两虚之病证，采用补脾养心，还有常用的炙甘草汤，治疗脉结代，心动悸，临床能治疗各种心律失常。

2. 心脾阳虚证

本证表现心悸胸闷、畏寒肢冷、恶心肢肿，治以振奋脾阳，用桂枝甘草汤、苓桂术甘汤、四逆汤等方，体现"从脾治心"之法。甚者发生"脾心痛"，即《灵枢·厥病》言："痛如以锥针刺其心，心痛甚者，脾心痛也。"《张氏医通·心痛胃脘痛》释："脾心痛者，多由寒逆中焦。"实多因中阳虚衰，寒伤心脾，治用温中散寒之类方。张璐于其中载一名医案："李士材治张侗初，善怒善郁，且酬应繁剧，胸中痛甚，夜不成寐。医用菖蒲、枳朴、木香、豆蔻。殊不知此证属虚……遂以归脾汤，倍用人参、当归，不十剂而胸次快然安寝。"本病例对临床心脾同病的治疗颇有启示。

3. 心脾热盛证

心脾热盛之表现，主要循其经而发，多见口舌生疮、舌肿、重舌，口疮灼痛，口渴，口臭，心烦失眠，大便干结，小便黄赤，舌红苔黄腻，脉滑数，多因酒食热物而诱发加重，可辨证选用清胃散，泻黄散，黄连清心饮，清心莲子饮。常见心脾有热，可发为消渴病，表现烦渴不止，可用白虎加人参汤加减。

4. 心脾相关病变须重视治脾

张景岳言："脾胃之伤于情志者，较之饮食寒暑为更多也。"脾胃对情志刺激有较强的敏感性。西医学研究发现，消化系统最易受精神、心理应激及其他内外因素刺激，消化系统心身疾病的病种和发病率居所有心身疾病之首，故心所主"神明"病变之治，要注重于调治脾胃功能。许多大脑神经病变，表现脾气虚亏证，则用补中益脾，如补中益气汤可治疗脑动脉硬化性眩晕、中风、痴呆、失眠、癫痫、重症肌无力、神经性头痛、运动神经元性疾病等。现代研究证明许多调理脾胃方药，对心神之类疾病有良好的作用，如六君子汤、黄芪建中汤、半夏泻心汤、理中汤、甘麦大枣汤等，临床报道能治疗失眠、精神分裂症、焦虑性神经症、抑郁症、脑震荡、癔症等。适用的证候，是精神、神经系统病症伴见消化系统症状者。临床实践表明，从调理脾胃入手，对神经、精神（心神）疾病有肯定的效果。

第五章

肺本质的现代释义与脾肺相关源流探讨

肺主天，脾主地，天、地之气通肺脾，肺脾协调，则人身内健外顺。肺的功能是基于脾的功能演化形成的，用西医学解释，相当于呼吸、循环系统功能，脾肺相互协作，化生与输送气血津液至全身各器官组织。脾肺的母子相关，在临床上颇有实用意义。

一、肺的功能及其现代释义

肺的主要功能是主全身之气，这气主要有两种，一是由脾吸收而上输的水谷精气，由肺敷布全身，二是肺将吸入的清气（空气中氧气）与水谷精气结合成宗气，贯心肺而司呼吸。肺是进化中发展起来的，有了肺的功能，就能吸入外来清气，增强脾胃的运化、转输功能。中医学认为肺是华盖之脏，主宣发、肃降，通调水道，下输膀胱，协助脾转输水谷精微、水液到全身，并排泄废水。

1. 肺主气、朝百脉与循环系统的关系

肺主全身之气。饮食水谷由脾胃化生为水谷精气，上输于肺，再由肺布散全身。肺作为体内外之气交换场所，将吸入的清气与水谷精气结合成宗气，积聚于胸中“气海”，起贯心脉、司呼吸的作用，使人体有了生命活力。《灵枢·邪客》言：“宗气积于胸中，出于喉咙，以贯心脉，而行呼吸焉。”肺主气，不但司呼吸，且与血液循环系统紧密相关。《素问·平人气象论》言：“胃之大络，名曰虚里，贯膈络肺，出于左乳下，其动应衣，脉宗气也。”所谓“脉宗气”，就是说心脉搏动为宗气功能。《灵枢·邪客》言：“五谷入于胃也，其糟粕、津液、宗气分为三隧。”宗气生成于脾胃。《灵枢·营卫生会》言：“谷入于胃，以传与肺，五脏六腑，皆以受气……营周不休，五十而复大会，阴阳相贯，如环无端。”这充分说明了肺主一身之气，同时主司全身的血液循环系统，而传输五脏六腑。《素问·经脉别论》说：“食气入胃，浊气归心，淫精于脉。脉气流经，经气归于肺。肺朝百脉，输精于皮毛……气归于权衡。权衡

以平，气口成寸，以决死生。”进而说明了肺朝百脉与西医学的全身血管相吻合，是主司全身的血液循环，营养各脏。手太阴肺经的寸口，是临床借以切脉诊病之处，既由宗气所贯，又体现了胃气，能反映出五脏气血盛衰及其病变。张景岳《类经图翼》说：“肺者生气之源……司清浊之运化。”是指肺具有运化全身营养与代谢产物的功能。《灵枢·决气》说：“上焦开发，宣五谷味，熏肤、充身、泽毛，若雾露之溉。”肺居上焦，具有输送营养精微到全身各组织的功能，与现今的循环系统相当。西医学研究亦提示，中医学所谓的肺“与血液运行有十分密切的关系”。

2. 肺为相傅主治节的现代释义

《素问·灵兰秘典论》云：“肺者，相傅之官，治节出焉。”历代的释义众多，肺主气联系“相傅”与“治节”的生理意义，是治理调节人体气血津液和脏腑功能的运行，使之达到一种与自然万物和谐有序的状态。明代李中梓《内经知要·藏象》言：“肺主气，气调则脏腑诸官听其节制，无所不治，故曰治节出焉。”张景岳《类经·藏象类·十二官》言：“肺主气，气调则荣卫脏腑无所不治，故曰治节出焉。节，制也。”因为“相傅”一词在中国传统文化中有着特殊的历史含义，具有上辅君主、下理国事的职责，以天下太平、长治久安为己任。从肺主气功能看，能调节全身各脏腑功能，体现了肺在脏腑中的特殊地位。肺主治节，含调“节律”之意，肺能调控和维持人体生命活动中各种生理节律。现代研究发现肺主治节的生理机制主要指对呼吸节律、心搏节律、心搏频率以及心搏频率与呼吸频率之间的比例，还有卫气节律与寤寐节律的调控，还包括对血液循环，血压及水液代谢的调节。肺是水之上源，肺“治节”失调会导致汗证、水肿、咳喘、痰饮、心悸、泄泻、消渴等水液代谢失常相关的病变。

3. 肺主皮毛的现代研究

中医学谓肺主皮毛，西医学已证实肺与皮肤均是人体的呼吸器官，共同完成人体与外界的气体交换。从生物进化角度来看，从简单蛋白体到低等无脊椎动物，因没有专门的呼吸器官，所以由细胞膜或机体表面的细胞作为“肺”直接与外界进行气体交换，而高等无脊椎动物则是由表皮的一部分转化形成独立的呼吸器官。对于人类来说，胚胎期的原始组织由外胚层、中胚层和内胚层组成，而肺与皮肤就是由外胚层发育而来，体现了“肺合皮毛”

的生物学含义。《内经》言“卫出上焦”,是说肺具有防卫功能,这体现在肺主皮毛上,卫护人体。现代研究表明,肺与免疫功能有关。

综合肺功能的论述:主气司呼吸,主宣发肃降,通调水道,朝百脉,主治节,协助心运行气血,合皮毛;张景岳《类经图翼》言:“肺者生气之原……吸之则满,呼之则虚,司清浊之运化。”可以看出肺的主要功能,一是解剖脏器的呼吸系统功能,二是功能态上呈现的循环系统功能,还涉及部分的泌尿、免疫系统功能。

二、肺脾功能相关的探讨

中医学的脏腑生成学说认为,肺增强并完善了脾的功能。从脏腑相关来看,脾土与肺金存在着相生的关系,许多功能都紧密地联系在一起。肺脾两者功能的相关性,主要体现在水谷精微的转输、水液的代谢及卫外功能。

1. 肺脾合作完成营养的供给输送

脾化生的水谷精微转输到全身各组织器官,有赖于肺气的宣发。肺吸入外界清气(氧气),结合来自脾的中气,形成宗气来完成运化、转输的任务,起到“水精四布,五经并行”的作用。龚廷贤《万病回春》说:“愚谓人之一身,以脾胃为主,脾胃气实,则肺得其所养,肺气既盛,水自生焉,水升则火降,水火既济则令天地交泰之会矣。”肺主气的功能需要脾胃之气来养护,肺为脾输送营养精微,至全身脏腑组织,皮毛肌肉,四肢百骸。《医碥》言:“饮食入胃,脾为运行其精英之气,虽曰周布诸脏,实先上输于肺,肺气先受其益,是为脾土生肺金。”肺与脾的功能,相互协调。肺为脾输送营养能量及体液的功能,相当于西医学的循环系统,常见关乎循环系统的疾病,如风湿性心脏病、冠心病、肺心病、心衰等的临床治疗,大都着重于肺、脾,甚则及肾。

2. 从水液的代谢谈肺脾相关

脾为胃行津液,上输于肺;肺为水之上源,通调水道,肺脾共主水液运化。《素问·经脉别论》言:“饮入于胃,游溢精气,上输于脾,脾气散精,上归于肺,通调水道,下输膀胱。”人体的水液代谢,由脾肺的协同作用,布散周身,共同完成津液正常吸收、输布与排泄,维持平衡。肺脾运化水液的关系,一方面是饮入于胃,脾气上输,由肺敷布,把水引入三焦,下注膀胱,从小便而出，助脾运化水液，另一方面，脾居中焦，为气机升降枢纽，肺之肃降，津液下布，必赖脾之转输，得以通调。肺脾功能协调，水液运化正常，如果肺脾功能一旦失调，水液停滞便会形成水湿、痰饮。

脾运失司，则水停成痰，上壅于肺，则咳喘多痰。《证治汇补·痰症》说："脾为生痰之源，肺为贮痰之器。"《素问病机气宜保命集·咳嗽》言："嗽是无声而有痰，脾湿动而为痰也。咳嗽谓有痰而有声，盖因伤于肺气，动于脾湿，咳而为嗽也。"常见支气管炎，咳喘多痰，反复不已，常与脾虚失运，肺通调水道失司，水停而致痰饮形成有关，脾虚则是痰饮持续存在的主因，现代研究发现所谓"痰饮"是气道黏液高分泌所致。李天昱等发现使用健脾益气化痰方药能够改善气道上皮杯状细胞分泌及黏蛋白水平，有降低哮喘气道高分泌作用。故用健脾益气法来杜绝生痰之源，促使肺部气道通畅。

3. 肺脾在卫气功能上的关系

卫出上焦，卫外功能是通过肺主气的宣发布散至全身而实现的。卫气源于脾胃运化的水谷精微，言"卫为水谷之悍气"。《灵枢·五癃津液别》言："脾为之卫。"《素问·咳论》言："感于寒则受病，微则为咳，甚则为泄为痛。"其中"为咳"是寒伤肺卫症状，"为泄为痛"是寒伤脾胃症状，可见肺卫与脾胃同为防御屏障，只是所处层次不同。广州中医药大学曾研究卫气学说，发现导致卫气虚损的动物模型最合理的病因是风寒刺激，而卫气虚损的病理特点是免疫功能下降，体温调节功能障碍和能量代谢功能低下，这与各地报告"脾虚证"本质的研究结果颇相一致。风寒外侵可导致卫气虚弱，进而可造成脾阳虚衰。肺为华盖又为娇脏，脾土一虚，肺脏先受病，故《脾胃论·肺之脾胃虚论》谓"脾胃虚则肺最受病"，肺脾休戚相关。周之干《慎斋遗书》言："胃中阳气，贯于五脏之内，假令胃中阳气不到于肺，即是肺之脾胃虚也。"孙一奎《医旨绪余》言："脾胃一虚，肺气先绝。"肺主皮毛具卫外的防御功能，亦即"脾旺四季不受邪"的延伸。

从进化论来看，在生物处于单细胞阶段，皮毛与消化道是同一器官，说明脾与肺的起源密切关联。人体的卫气功能，相当于西医学所谓的免疫功能。西医学研究表明，人体免疫系统除细胞免疫和体液免疫外，还存在着黏膜免疫。肺脾两脏协同的卫外功能，在免疫学机制上，可理解为人体的免疫球蛋白绝大部分分泌到肠道、胆道等消化系统黏膜和呼吸道黏膜上。许朝进等发现肺脾气虚患者的黏膜部位细胞和体液免疫功能存在低下表现，并进一步证实参与黏膜免疫的细胞分子就是卫气重要的物质基础，卫气的“司开合”功能与肠黏膜M细胞相关。

三、脾肺相关在临床诊治的运用

临床上许多肺脾相关的病证，如常见的感冒、咳喘、痰饮、水肿、泄泻等病程中出现较复杂的病机，关乎肺脾功能失调，采用脾肺同治法，能起到相得益彰的效果。补肺能益脾，《备急千金要方·脾劳》言：“凡脾劳病者，补肺气以益之，肺旺则感于脾。”在脾脏虚劳时，可通过补益肺气使之康复。临床常用的“培土生金”，即补脾益肺法，特别是肺病重症，需要从脾求治。何文娟等运用顾护脾胃的思想治疗重症肺系疾病，如呼吸衰竭、大咯血、重症哮喘，收到良效。

1. 感冒

肺主卫表，外邪入侵，首先犯肺。治疗外感表证，无不与脾胃相关，《伤寒论》有太阳伤寒证与太阳中风证，前者用麻黄汤宣通阳气，后者用桂枝汤调和营卫，虽有虚实之分，但组方均与脾胃相关联。麻黄汤中麻黄、杏仁宣肺解表，桂枝、甘草扶阳补中，虽治肺表而配合调中，桂枝汤服后啜稀粥来助胃气，使脾阳鼓舞、营卫得和。可见卫阳郁阻，须得鼓舞脾胃之气。桂枝汤既能治疗太阳表证，又能治疗太阴脾胃虚寒证，桂枝汤临床可用于治疗皮肤病，自汗症，易感及脾胃虚寒证，就说明该方是两调肺脾的。李东垣言“脾胃虚则肺最受邪”，特别是对于虚人之外感，必须温补中气以托邪外出。如人参败毒散、参苏饮的组方就是显示出这个意义，扶正解表即是扶脾之正气以解肺之卫表，临床常见，感冒反复不已，须借补益脾气，以解肺卫表邪，才是治本之举。

2. 咳喘病

咳喘之发生，大都在肺，然而反复不已者，常涉及脾。咳嗽初发多由外邪感肺，肺失宣降，故治疗大都以宣通肺气为主，如咳嗽反复发作，或者久咳不已，会出现肺脾同病。《素问·咳论篇》言“久咳不已……此皆聚于胃，关于肺”，谓咳嗽不已，则病及肺胃，也是咳嗽与肺胃相关的最早论述。北京名医王伯岳：“久咳不愈，更应注意到脾。”咳喘大都夹痰，标在肺而本在脾。

李潆《身经通考》言:“若脾气虚冷,不能相生,则肺不足而易感风邪,故患肺病恶寒者,多由脾虚得之。”临床常见老年慢性支气管炎患者,经年咳嗽多痰,入冬加剧,多与脾虚,肺卫衰弱有关,治需标本并施,脾肺同治,待病情缓解,再以益脾固本。陈恂等研究表明小儿健脾益肺方能有效缓解哮喘相关病理改变。小儿脾常不足,易食积生痰,治在脾胃,《丹溪治法心要》言“五更嗽多者为胃中有积食”,小儿咳嗽,多发于早上,以食积为主。有些明显与饮食相关者,表现为纳呆便滞,痰鸣口臭,苔腻,治以消食和胃,配宣肺化痰,可用保和丸加减。

临床对肺痨咳嗽重病,往往使用养阴润肺常法无效,宋代名医许叔微说:“虚痨将危,滋阴不如补脾。”临床见有些肺结核患者,形体消瘦,神疲乏力,久服抗结核药治疗,食欲不振,生化无源,特别有些患者对抗结核治疗不适应,肝功能异常,或发生过敏,变症百出,治疗大都须从培本养元入手,采用补土生金法,培补脾胃,补充营养,才能根除此疾。岳美中用肺脾同治治疗空洞型肺结核,始终以香砂六君及参苓白术二方为主,随证加用养肺止咳药等获愈。

3. 水气病

仲景治疗水气的方剂众多,朱丽颖等将其概括为从肺论治(越婢汤系统)与从脾论治(防己黄芪汤系统)两大类,指出越婢汤系统偏重于宣发肺气而利水,防己黄芪汤系统偏重于调补脾胃运化而消肿。但临床水气病的治脾、治肺不能割裂,两者相辅相成,比如从脾论治不效,可借肺通调水道的作用,加用一二味调肺药物,能起意想不到的疗效。李赛美主编《名师经方讲录》(第一辑)载江西中医药大学杨扶国教授谈治疗水肿经验:“水肿从肺治。”在诸利水方药,如五皮、五苓中加入桔梗、杏仁,能起到更奇妙的效果,这是开肺气以通水道之理。张志聪《侣山堂类辨》记载一验案,治一水肿者,久服诸利水药无效,后用苏叶、防风、杏子三味,即肿胀俱消。可见宣通肺气,疏表理气,能消水肿。如《中藏经》五皮饮,主治皮水,功在理气健脾、利水消肿,用药妙在桑白皮,为肃降肺气以通调水道,协助脾运以利水。

4. 淋证

凡治淋证者,首辨虚实。初起属实居多,治疗多与肺相关。肺与淋证有密切关系，肺位于上焦，对水液代谢有重要的调节作用，如虞抟《医学正传·淋闭》言："夫膀胱者，主足太阳寒水之化，其体有下口而无上口也。生长在申，是故西方肺金以为之母而资其化也。"若肺受外邪侵袭，致肺气郁结，通调失职，三焦气化失司，水道不通，水液排泄受阻，易出现淋涩癃闭之症。历代不乏从肺治淋者，如《医学正传·淋闭》又言"渴而小便不利者，热在上焦气分，肺金主之，宜用淡渗之药，茯苓、泽泻、琥珀、灯芯、通草、车前子、瞿麦、萹蓄之类，以清肺金之气，泻其火以滋水之上源也"。而虚证属劳淋之类，则多从脾虚论治，《灵枢·口问》言："中气不足，溲便为之变。"如果脾不升清，则清浊不分；土不制水，则水不安位，可发为淋。制方用药遵东垣升降之法，以补中益气汤加减治之。该病虚实夹杂者则以脾肺同治，标本并施，常获良效。

5. 泄泻

论治泄泻，大都从脾胃入手，《景岳全书》言："泄泻之本，无不由脾胃。"但在有些治泻组方里，无论是补脾虚还是祛胃湿之方，常配宣肺之味，如治脾虚泄泻方参苓白术散，祛湿止泻剂藿香正气散，均配用桔梗，功在开宣肺气，以助脾升清。泄泻虽病在脾，但亦关乎肺，如《类经》言："肺脉小甚则阳气虚而腑不固，病当为泄。"可用补肺气、温肺阳、敛肺气的药物配合使用，使肺气固，脾胃健，则泄泻自止。对于某些屡治不效的泄泻，运用宣肺发汗的方法，以升清阳止泄泻，正如张从正《儒门事亲》言："设若飧泄不止，日夜无度，完谷下出，发汗可也。"近代名医范文甫治上海一名贾久泄案，更为神奇，从"按其脉，右寸独紧，呼吸略气促，便意急迫"，辨为肺移热于大肠之候，投以麻杏石甘汤，麻黄用9g。药后当夜得微汗，即日泄泻停止，五月之病，安然而愈。

四、肺与胃腑相关及其临床意义

前人从临床发现肺气失肃降发生痰嗽喘息，与大便秘结有密切关系，使用通泻大便之品，会肃降肺气，使痰嗽喘息得以缓解。这是长期临床观察，形成"肺合大肠"的概念。大肠与胃腑同属传导之腑，"化糟粕，转味而出入"是一致的，胃为六腑之主，胃和则六腑具和，所谓肺合大肠，亦即合胃腑。胃腑通降则大肠通利，肺的肃降则正常。

1. 肺实泻胃腑的临床治验

肺合大肠，在临床表明，肺实病变，可用泻大肠来缓解症状。现代国内外许多学者已从胚胎发育、气体排泄途径、神经系统调节、解剖结构联系、黏膜免疫、内分泌物质影响等多角度探索了“肺”与“大肠”之间的联络机制，不同程度地丰富和发展了“肺合大肠”理论的科学内涵。

痰浊壅塞气道，肺失清肃而喘咳多痰，往往泻大肠有止咳平喘、消痰作用。黄星垣教授说：“由外伤失血、中毒等引起的急性呼吸道窘迫综合征（ARDS）其临床表现极似阳明腑实喘满证，主要病理改变为肺内微循环障碍，选用大承气泻下法荡涤积滞，通畅腑气，亦收到较好疗效。”［天津医药，1985（2）］大承气汤能改善动物肺水肿，促进肺泡上皮增生和修复，改善肺泡通气血流比例，从而验证了中医学谓“肺与大肠相表里”的客观性，并为本方类治疗呼吸窘迫综合征提供了新思路和依据。北京友谊医院治成人急性肺炎，用泻热汤（即调胃承气汤加玄参）通腑气，突出泻热，可扭转病情，一般24~72小时可退热。［中医杂志，1980（4）］这是泻大肠以治肺炎的实例。临床经常碰到慢性阻塞性肺疾病患者，急性发作时肺感染而伴见腑实证，治疗时配合通腑法，亦能较快地缓解肺部症状。

“肺实咳嗽喘息泻大肠”有效，有两种说法：一为日本大塚敬节说：“因腹压或肠压高而引起呼吸喘促，余曾用疏通剂或泻下剂或利尿剂以减轻腹压，颇收意外之效。”所谓腹压与肠压亦不光在大肠，因为大小肠、膀胱俱属六腑。中医学说“胃以降为和”，概括六腑功能，胃失降和，何以会发生咳嗽喘气？这是大小肠与胃充满食物与糟粕残渣时，产生更强的一种压力，于是腹压、肠压增高，谓致喘之由。肺通调水道，下输膀胱，小便不利亦会影响肺气肃降，所以利小便能平喘。二为匡调元《中医体质病理学》说：“胃肠道内气体主要依靠肠壁血循环吸收由肺排出，其排泄量较由肛门排泄的量高20倍。胃肠道以小肠吸收气体能力最强，常人的小肠每小时可吸收二氧化碳为2 500毫升及其他气体1 300毫升。肺有病变而导致换气障碍，血液中气体不易排出，于是气体分压增高，小肠中气体不能吸入血，弥散入小肠黏膜下层而形成气泡层。用泻下药排去肠内气体以减轻小肠充气压力，间接减轻肺部排气负担，改善肺循环而收平喘止嗽的疗效。”

现代研究表明，以肠道微生态为生物媒介形成肺与肠道之间的互动关系,即所谓的“肺-肠轴”。有前瞻性研究发现:3周龄婴儿粪便里高浓度的厌氧菌与第1年呼吸困难发生率增加存在相关性,而且与日后的哮喘和其他肺部疾病相关。这些研究都揭示了肺与肠道的密切内在联系。笔者当地曾流行着一个古老的乡风,新生婴儿需服少量清泻“胎毒”中药,如黄连、大黄、金银花等,以增强小儿抗病体质,减少病患,可见是有一定道理的。

2. 大小肠的胃实病变与肺

大小肠中实证病变,与小肠中气体有关。小肠中气体来源:一是随饮食下咽空气,二是肠内细菌产气,三是血液中气体扩散入肠内。气体进入小肠后,很快地经过大肠从肛门排出,或由肠壁吸入血液中上行由肺排出。正常人体内大约保持150毫升气体,且大部分在结肠内。若肠道的功能异常就会产生更多气体,即“胃失降和”,大小肠下行传导失职,所以肠道功能异常,常见大便结或不畅,肠鸣音减弱,于是食物滞留产生大量气体,出现明显积气腹胀。如果是热病,由于发热体温上升,肠道对体温上升最敏感,而致肠蠕动减弱,食物通过肠道时间延长。由于发热影响酶促作用,使食物消化不完全,同时小肠中食糜为半液体态,发热蒸发水分后,在大肠中形成燥屎便秘而小肠中产生大量气体。由于气体的特征,即气体分子以高速运动相互不断碰撞,气体温度是其分子运动的一种度量,若热量越高则分子运动越速,气体的温度与压力和体积均成正比,如体温升高则气体的压力增加,体积亦随之膨胀,于是肠压增加,便形成痞、满、燥、实的大承气汤证。痞满就是鼓肠腹胀,燥实即燥屎便秘。肠中气体不能从肛门排出,便吸收入血,如上逸从肺呼出,则身热气粗,正如《伤寒论》208条说“短气,腹满而喘”和242条说“喘冒不得卧”的阳明腑实大承气汤证。此时,若肺已有病变,由于炎症病灶渗出物已充满肺泡,骤然大量气体又上集于肺,于是气道壅塞谓“痰浊阻肺”,出现更严重的喘促痰嗽症状。必须攻下通便,排去肠中燥屎与积气,使气体有下出之路,以减轻肺的排气负担,使肺循环得到改善,而喘息痰嗽症状随之缓解。或许认为攻下的排出气体,只是减轻症状,因为致病因素没有消除,疾病本身仍未解决。可是从实践观察,只要症状得到缓解,便是疾病好转,人体的自然免疫功能会从容战胜疾病。

3. 治肺常用药葶苈、苏子、射干等与大黄异曲同工

咳喘表现实证,一部分病机是肠道壅实失于下行,致气上遏于肺,出现严重的喘咳症状。如《金匮要略》说“肺痈喘不得卧者，葶苈大枣泻肺汤主之”。南京中医学院(现为南京中医药大学)金匮教研组编著的《金匮教学参考资料》言：“肺与大肠相表里，脓未成时务使大便通畅，方使其邪有出路。若大便秘结，病势必重。”可见葶苈的泻肺定喘，功在攻下通便。《本草纲目·十剂》说：“泄可去闭，葶苈、大黄之属是也；葶苈苦寒，气味俱厚，不减大黄。”可见葶苈泻肺定喘作用与大黄似同，临床常见肺炎、气管炎、支气管喘息、百日咳等喘嗽多痰伴见实热便秘，使用葶苈有定喘止咳、消痰之功。临床报道《金匮要略》已椒苈黄丸、葶苈大枣泻肺汤治肺源性心脏病喘不得卧，有显著效果。临床常遇到小儿肺炎咳嗽痰喘不安，多方医治不效，审其属于实证，麻黄与葶苈同用，均能取效，治案较多，不胜枚举。邵长荣《结核性胸膜炎24例的临床分析》用小陷胸汤合栝蒌薤白汤、葶苈大枣泻肺汤和控涎丹[上海中医药杂志，1963(9)]，其治效主要在攻泻通便作用，这三方功用基本一致，无非程度上的差别。葶苈苦寒之性不减于大黄，所以久病体虚无热者不能轻用。

治疗喘息痰嗽用苏子为主药的方，有苏子降气汤和三子养亲汤等，临床用于慢性支气管炎、支气管哮喘、肺气肿及肺心病等喘息痰嗽发作者，有定喘止嗽、降气消痰作用。《本草纲目》谓苏子“利膈宽肠”，主要是借苏子油润，滑肠通便而获得降气涤痰，止咳定喘效果，故虚喘不可轻投。三子养亲汤还有莱菔子、白芥子均能降痰通便，实喘用之立竿见影。《金匮要略》治咳逆上气用射干麻黄汤，《本草纲目》谓“射干苦寒……泻实火，利大肠”，《普济方》言其治“二便不通”，可见射干亦泻下药也。《金匮要略》治“咳逆上气”的皂荚丸，《本草纲目》谓皂荚治“风热大肠痰闭……通肺及大肠气”。《经方实验录》谓：“甘遂之破水，葶苈之泻肺胀，与皂荚之消胶痰，可称鼎足而三。”诸如此类的定喘泻肺，降气消痰药，都有泻下作用。由此推导紫菀、杏仁治气逆咳嗽，可能与其润肠通便有关。泻下药不仅能平喘止咳消痰，且有预防效果，《医宗金鉴》说：“哮症发于冬初者多，先于八九月未寒之时，用大承气汤泻下其热，至冬寒时，无热可包，此为妙法。”可见大承气汤泻下治热哮，还能改善体质，有预防作用。

4. 咽喉疾患关乎肺与大肠的诊治

中医学说的肺，包括整个呼吸道，呼吸气出入和发音的喉咙亦属于肺的范畴，咽喉为肺气之门户，所以咽喉发声嘶哑，亦归于肺病，因于虚者为金破不鸣，实者为金实不鸣，治疗责之于肺。喉科中有很多急症，如缠喉风、锁喉风等猝然起病，喉头阻塞，呼吸迫促，汤水难下，常见于急性喉炎及气管白喉，因伪膜堵塞气管和喉头而组织水肿，易致窒息死亡，除风火热毒使用清热解毒，利咽消肿外，若痰浊阻塞病势危急，须急泻大肠。上海市大学教材《五官科学（中医专业用）》用《重楼玉钥》的雄黄解毒丸（雄黄、巴豆、郁金）。福建省中医研究所（现为福建省中医药科学院）用雄黄解毒丸合三物白散（桔梗、巴豆、贝母）[福建中医药，1959(2)]，主药均为巴豆，泻大肠治肺实。或用利气夺命散（牙皂、礞石、月石、芫花、明矾），以芫花与牙皂为主药，蠲痰泻水，使一二度气管白喉阻塞避免了手术痛苦[上海中医药杂志，1962(4)]。此亦泻大肠以通肺气开咽喉而救急。

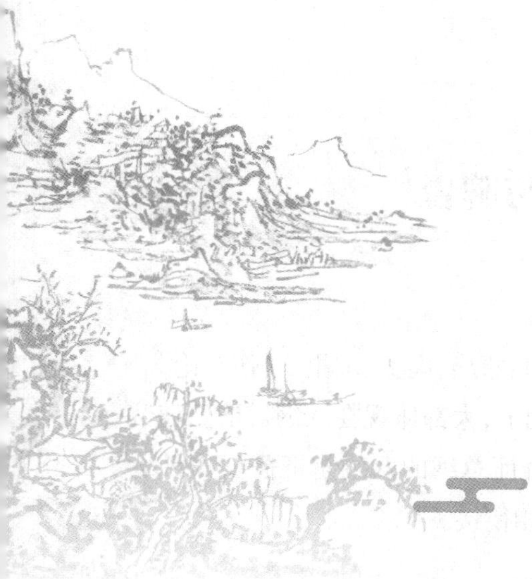

下篇

脾胃理论的临床应用

中医临床的特征，就是辨证论治。中医学的辨证论治方法很多，有六经辨证，卫气营血辨证，三焦辨证，脏腑辨证，气血津液辨证，病因（风寒暑湿燥火）辨证等，但这些辨证都离不开八纲辨证总纲，而临床上八纲辨证的具体运用离不开脾胃。脾胃在疾病的防治中起着核心作用。

第一章
八纲辨证的调整与脾胃

八纲辨证素为中医辨证之纲领，内含阴阳、寒热、虚实、表里。《伤寒论》的论治是以六经辨证为纲，但在临床具体运用上，大都体现在八纲辨证。随着临床医学的发展，病证的复杂多变，作为辨证总纲的八纲辨证需要作调整，使之更适应临床需要，有助于与脾胃理论相衔接。

一、八纲辨证随临床发展须相应调整

八纲辨证是以寒热、虚实为核心，但临床常见的燥湿辨证，与寒热、虚实的关系密切，在临床使用的频次与意义不亚于寒热、虚实辨证。所以应当对原八纲进行相应的调整，使之更有利于临床发展。

1. 阴阳与六要的关系

阴阳是中医学对人体复杂的生理病理现象最高度的概括，也是八纲辨证中的总纲，六要为寒热、虚实、表里。阴阳之证落实到具体的表现是在六要之中，一般称阳证为里实热证，阴证为里虚寒证。阴虚即虚热证，阳虚即虚寒证，阴盛即寒实证，阳盛即实热证。所以阴阳的辨证，在临床主要是体现在寒热、虚实上。在表里辨证上，表属阳，里属阴，表示病位与病证变化趋向。表证与里证都具有寒热、虚实之证。可见八纲辨证主要是在于寒热、虚实。阴阳是显示了表里、寒热、虚实六要的对立与统一的属性，与六要在不同层次上，所以阴阳不应混同于六要之间，不能与六要并列，应当作为总纲领，另外列出，称之为阴阳（两门）辨证。

2. 燥湿辨证可列入八纲辨证

临床的八纲辨证，以寒热、虚实占主要地位，但是临床极为常见的还有燥湿之证。燥湿是临证所见发生率最高的证候群，牵涉内容非常广泛。燥湿辨证虽然不在八纲之中，但是在临床上实际使用的频次与作用意义，不亚于寒热、虚实。清代石寿棠《医原》提出“燥湿二气为百病之纲领”，以燥湿二气统天地阴阳之气。黄元御《四圣心源》言：“医家识燥湿之消长，则仲景之堂奥可阶而升。”对燥湿辨证作出很高的评价。燥湿之病证临床所见相当广泛，临证辨治与寒热、虚实之证有着千丝万缕的联系。临床上燥湿与寒热、虚实的概念同样，既是致病因，又表示为病机证候的概括表现，也存在阴阳对立统一的属性。燥湿辨证在临床上有其独特的地位，很有实用价值，且颇有指导意义。因此八纲辨证之中应当列入燥湿二纲。

3. 新八纲应为表里、寒热、虚实、燥湿

八纲辨证应当适应临床发展的需要，而作出更新。马萌认为“燥湿二气可虚可实，可寒可热；而且，燥湿与寒热虚实密切相关”，提出将八纲之中阴阳抽出为“两纪”，“将表里、寒热、燥湿、虚实称为‘八纲’”，是很有实际意义的。燥湿辨证在临床极为常用，且常与寒热、虚实辨证交织一起。从理论分析及实践表明，燥湿辨证列入八纲辨证范围，对临床更具有纲领性指导意义。

六要的表里、寒热、虚实，应当改为寒热、虚实、燥湿，其组成的相互关系结构如图 10，在病位辨证上，其外为表，其内为里；作为纲领，其右为阳，其左为阴。

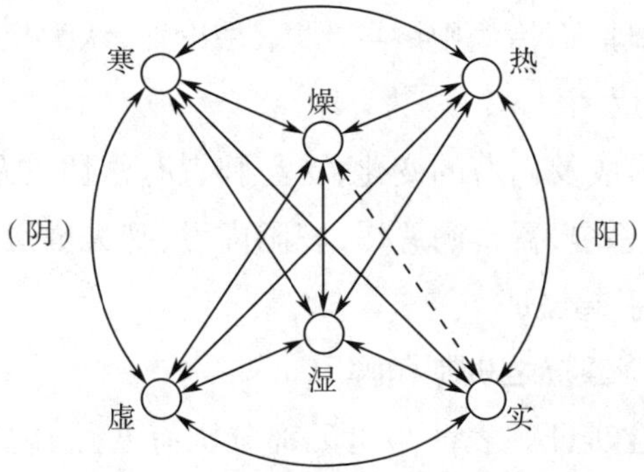

图 10　寒热、虚实、燥湿的相互关系示意图

图 10 展示寒热、虚实、燥湿之间的关系，及六者之间所存在的相关病证。举寒、热为例，如寒证的相关病证有寒热互结、凉燥、阴寒内盛、寒湿、虚寒证等。热证的相关病证有寒热错杂、燥热、虚热、湿热、实热证等。诸证均可以此类推，形成相关病证。当然临床上还有更为复杂的兼夹证，如虚寒夹湿，实热夹燥等。而且虚证涉及阳气、阴液（精血），实证尚有郁、痰、水、瘀

等，以及脏腑功能的异常。从表里辨证来看，表证亦有寒热、虚实、燥湿之不同表现，但以里证为多见，且表里互见的病证则更为错综复杂。临床病证千变万化，一种疾病往往有好多个，甚至十几或几十个证型，对初学者来说是很难把握的，所以掌握纲领性辨证很重要，可依此为纲，从简驭繁，能为万病指掌。

二、八纲辨证与脾胃

八纲辨证是中医辨证的纲领，表里居其首，表里均有寒、热、虚、实、燥、湿之证，临床上常表现出夹杂并见。其病证的发生与变化，多数与脾胃有密切相关。

1．病之寒热、虚实、燥湿基于脾胃强弱

寒热虚实为中医学的真髓，辨治的大纲，临床表现以里证为主，具体到核心病证，无不涉及脾寒、胃热、脾虚、胃实。里证的寒热虚实证，在《伤寒论》谓阳明病为胃家实，即里实热证，进入太阴病为里虚寒证。日本栗原广三《皇汉医药全书·第二部病理解说》在第七章《疾病由于胃肠之强弱》中指出："人身之气血，无不禀于胃脘之肠；以是而病之虚实寒热，又基于胃肠之强弱；不深寻此理，而治病则谬矣（张景岳论）。"认为疾病的寒热虚实，是基于脾胃的强弱而发生。

燥湿病证的形成及病情的变化，更与脾胃有密切关系。从脾胃的功能特点来看，脾喜燥恶湿，胃喜润恶燥，脾阳虚亏，脾失健运易导致湿滞，胃失润养，胃阴不足常引起燥证。

2．表里含升降浮沉之机制在脾胃

表里证是病位辨证。表证与里证都分别有寒热、虚实、燥湿的不同表现。表证与里证，如果从动态来看，则表现出升降、浮沉的现象。中医治疗学升降浮沉概念的运用，主要与中药的性能相关，即利用中药的这种性能，来纠正相应的机体功能的失调，或者有助于祛邪外出。如《内经》言："高者抑之，下者举之。"这是纠偏矫正的治疗法则，恢复脏腑的正常功能，又言"其高者因而越之，其下者引而竭之"，这是因势利导而逐邪外出。两者的导向不同，但旨在扶正与祛邪，须在辨证治疗中把握。升降浮沉在临床运用上离不开表里，升浮是向上，外达于表，属阳，而沉降是向下，趋向于里，属阴。

《读医随笔》谓表升里降:“如人身,热气蒸腾,只是向上,其表升可知也;水谷入胃,糟粕下传,此必有气以行之,其里降可知也。”出表入里的动态变化离不开脾胃的升降枢纽功能。东垣《内外伤辨惑论》语:“四时者,是春升、夏浮、秋降、冬沉,乃天地之升浮化降沉化者,脾土中造化也。但言补之以辛甘温热之剂,及味之薄者,诸风药是也,此助春夏之升浮者也,在人之身,乃肝心也;但言泻之以酸苦寒凉之剂,并淡味渗泄之药,此助秋冬之降沉者也,在人之身,是肺肾也。”谓人身升降浮沉的运作在脾胃中土。调理脾胃的关键在于调升降,《吴医汇讲》言:“治脾胃之法,莫精于升降……使升降失宜,则脾胃伤,脾胃伤则出纳之机失于常度,而后天之生气已息,鲜不夭折生命者矣。”可见调理脾胃升降,至关重要。东垣常用表药升阳补脾,仲景擅用下药通里降胃。

第二章
寒热与脾胃

寒热是中医辨证中最基本的纲领。中医学的寒热概念来自自然,寒热本来是人类对自然环境最基本的感受,而中医临床最初认识的也是寒热的概念,首先是来自药食使人体产生的寒热反应而作出的认识。如将食后能够改善与消除恶寒,增进食欲的药物称为温热药,将食后改善与消除恶热,减退胃火的药物称为寒凉药,主要是从脾胃反映出来的征象,逐渐形成了寒热概念,也是中药最基本的属性。

一、寒热的本质

阴阳学说体现在中医学上,主要在寒热。仲景谓病发阴阳,是从寒热论,所谓阳热阴寒,阴阳便是寒热,为中医学最基本概念。从生理上论阴阳,阳气有温养卫外功能,阴液有濡养滋润作用。在病理上,阴盛或阳衰者为寒证,阳盛或阴亏为热证。中医学辨寒热是个关键问题,临证如不讲寒热,便不是中医。李中梓《医宗必读·药性合四时论》言:“凡温热之剂均以补虚;凉寒之剂均以泻实。”提出以寒热统虚实,确为卓见。

1. 从阳动看寒热的本质

前人以动静分阴阳。动即生热,动与热是一体的。热力学定律:“热”几乎涉及所有的自然过程。可见热是绝对的,寒是相对的。中医学说的寒与热也同样,完全凭自体的参照系来决定。自然界的热是物质的根本属性,寒是相对的低热状态。因此要探讨寒热问题,首先要明了热的本质。

近人梁月英讨论寒热的本质问题[中华医学杂志,79(12):705],认为“寒证的原因可归于机体的热量不足,生理功能代谢低下。热的原因为机体热量过剩,常见急性炎症充血与血管扩张……研究结果认为交感神经和肾上腺系统的功能活动增强,在热证的形成起着极重要作用。功能活动降低是形成寒证的重要因素”。恩格斯曾说过:“热就是物质运动的一种宏观现象。”但热的本质是微观的,为物质分子热运动。中医学说的寒与热是包括微观分子热运动的宏观现象。

中医学说的火与热本质一样，仅程度上不同，朱丹溪说得简明："凡动皆属火。"可见火也就是分子热运动的宏观现象，包括微观分子热运动。由于宏观热现象伴见症状和发生机制不同，所以有少火、壮火、君火、相火、命门火、邪火及五志之火等不同的名称。

寒热是中药最基本的属性，通常情况下，温热药作用于机体一般表现为功能亢奋，机体消耗能量多，产生热量多，寒凉药则相反。基于热力学表达的中药四性评价方法体系认为，任何的化学反应发生时，均伴随有能量的转移和热变化，而这些能量的转移和热变化均可用热力学理论和方法加以刻画和分析。中药复方通过不同药性药物的配伍作用，调控生命体系能量的代谢、转移和热变化，使机体维系新的稳定有序状态，可能是治则"寒者热之，热者寒之"作用机制之一。

2. 阳热证与阴寒证

辨证论治，热证用寒，寒证用热，不容有丝毫差错，正如王叔和说："桂枝下咽，阳盛则毙；大黄入腹，阴盛则亡。"桂枝与大黄都是常用药，由于辨证错误，会产生严重后果。《景岳全书》谓"寒者，阴之类也，或为内寒，或为外寒，寒者都虚；热者，阳之类也，或为内热，或为外热，热者多实"。这是寒热的阴阳属性，与虚实的相关性。

阳热证，疾病表现为亢进性、兴奋性、进行性的状态，由于阳盛而阴虚，物质质点排斥力增强，分子热运动旺盛，代谢功能亢进，心搏增加，血行加速。热则膨胀，血管扩张而面红目赤，头痛眩晕，舌红绛，脉浮洪滑数。热盛，易出汗，口干渴饮，便结尿赤等现象均为排斥力增强的表现，一般指里实热证。亦有发热不明显而里实热剧，常见如癫狂病，体力倍增异于常人，所谓"登高而歌，逾垣而走"，甚至通宵不寐，毁物伤人等，悉属阳热证。治以清阳明胃为主。

相反的阴寒证，分虚实二证，实证乃吸引力强，分子热运动缓慢，所谓"寒性收引"，常见水肿、臌胀、癥瘕、积聚、外科阴疽等以凝缩、沉滞为特征的顽固性病证，治以温通解寒凝。若虚者，则阳衰而阴盛，其热量代谢降低、体温不升、形寒肢冷、肢体蜷缩、血行凝滞、口淡不渴、面色苍白、舌淡脉迟，为虚与寒伴发阴寒病证。若阴寒到极点，反而虚阳上浮，出现假热，如颧红、咽痛，烦躁而渴不欲饮，身热反欲得衣，为进入濒危的阴盛格阳的少阴证。里虚寒证，治以温阳散寒为主。

对寒热之证的辨别，大都以恶寒，发热为主要依据之一。寒证大都表现恶寒，但阴寒郁结致阳气不伸亦有表现发热的。热证表现发热居多，但火热郁结致阳气失疏亦常表现恶寒。这需要全面分析，四诊合参，特别是对脾胃所反映的征象，是作出正确判断的主要依据之一。

3. 从“伤寒”“温病”看寒热

外感病中，以“伤寒”与“温病”最为多见，前者指病因而言，后者多指病机表现。《伤寒论》将外感病称之“伤寒”，说明寒者易伤人最为多见。《难经》言“伤寒有五”，将外感病冠称“伤寒”是有一定道理的。“伤寒”在病变过程中，有热化之证，但伤阳多见，导致阳衰而病深。而明清时期兴起之“温热病”，表现病情以“温热”为多见，因为人体活动以阳气为主，疾病的发生、发展过程中，阳气与入侵的病邪抗争，大都出现阳热亢奋症状。凡六淫之邪，入侵人体久必会化热。所以《内经》病机十九条中，以“火、热”为最多，这是金元刘河间最早提出“火热论”之缘由。后世的温病学说，弥补了《伤寒论》之缺憾。故“温病”足以与“伤寒”相媲美。中医学治病热，使用清热泻火之剂，是清泄亢奋、有余之阳热，朱丹溪说得很透彻，“气有余便是火”，火为“元气之贼”。温热病与伤寒病一样，最终是导致阳气的大量消耗，致阳气衰亡而不治。

二、寒证多见的疾病

阳气是人体生命之本，最易为阴寒所伤。六淫之邪，以“寒邪”伤人最剧、最常见。仲景言“宗族死亡者，伤寒十居其七”，王叔和阐述《伤寒论》特别指出“寒邪最为杀厉之气”。《伤寒论》113 方，功用神奇，而用桂枝、附子、姜有 90 余方。东垣《内外伤辨惑论·肾之脾胃虚方》言：“夫六气之胜，皆能为病，惟寒毒最重，阴主杀故也”，尤其下元肾亏者，最易受损。祖先在低劣的生活条件下，露宿风餐，最易为寒邪所伤。《伤寒论》首篇“太阳病”所论最多，因为太阳，在天为寒水之气，太阳经在人体居阳位之首，分布最广，外来寒邪伤人，太阳经首当其冲，为先受邪之地。许多疾病开始最多见此病证。

1. 寒伤肺卫疾病

肺主皮毛，风寒感冒大都为此类疾病的起始。由寒冷环境导致阳气郁阻，寒是吸引力增强，所以寒邪所致症状为肌肤收缩，血流凝滞，无汗，面白肢冷，如果患者素体阳虚，热量不足，则症状加重，治用温阳补火以祛寒。现代常见的空调病、冷房病、电风扇病等，乃人为的寒冷环境中发生的疾病。受寒与伤风感冒相同，严重的恶寒发热、头痛、身痛、无汗，即风寒表证，因此空调病用麻黄辛温，宣肺散寒，为捷效的良药。寒邪伤人，侵犯机体，发病主要在平滑肌，对气温的寒与热最敏感，遇寒冷则痉挛收缩，遇温热即舒张。人体感受风寒，皮肤及皮下血管平滑肌痉挛收缩，血流减少，体温放散受限，形成既发热又恶寒、头痛的风寒表证。若肺气管平滑肌因风寒而痉挛收缩，于是呼吸不畅，喉痒咳嗽不已，甚至喘咳交作。麻黄汤辛温散寒，能解除风寒约束，以缓解皮下血管平滑肌的痉挛收缩，能解除散热障碍以退热，用麻黄汤往往覆杯取效。气候寒冷常影响呼吸道，鼻黏膜受寒收缩则鼻塞流清涕，气管黏膜受寒收缩则呼吸不利而咳喘。临床常见急慢性气管炎、哮喘等的发生，皆因呼吸道平滑肌受风寒而导致痉挛收缩，于是喘咳交作。用麻黄能外散风寒，缓解支气管痉挛，以定喘止咳。特别如哮喘病，为支气管平滑肌收缩痉挛的顽固性慢性炎症病变，病因虽然复杂，绝大都由风寒触发，在急性发作初起，治疗常以麻黄剂为首选方药。

2. 寒伤胃肠疾病

《内经》言："感于寒之为病……甚则为痛为泻。"胃肠道易受寒冷刺激而发病：一为寒冷刺激迷走神经反射使胃酸分泌过多，胃及十二指肠黏膜血管收缩，抗酸能力减弱，容易引起消化道疾病。二为胃肠道平滑肌，受寒冷的刺激，猝然痉挛收缩，而腹痛泄泻。特别是夏季炎热，人们贪凉喜冷，夜卧当风，脐腹之肤特别薄弱，风寒侵袭从脐入腹，小肠首当其冲。小肠平滑肌受寒即痉挛收缩，于是痛泻交作，一般用藿香正气散、胃苓汤散寒止泄；如有表证，用麻黄剂亦有效。若严重的突然腹部绞痛，上涌下泄，以至失水亡阳，四肢厥逆，为寒邪直中三阴，可急以附子理中汤、四逆汤类以温中散寒。常见的急慢性胃肠炎等皆此类。

用艾炷灸神阙或关元，直接加温于脐部，以缓解小肠平滑肌痉挛，能温中散寒，且能回阳固脱。临床常见中风虚脱、急性胃肠炎、霍乱吐泻失水，亡阳虚脱，汗出厥逆。古代无输液急救办法，就是直接用艾灸加热于脐腹部（小肠所在处），功同四逆汤，能急救回阳。特别是艾灸神阙，治脱证、肠鸣、腹痛、泄泻不止等。神阙穴，书中列为禁针穴，缘脐孔为结缔组织瘢痕，消毒困难，易感染。如经严密消毒，从脐孔进针治疗各种疾病，功效显著。临床用于脱证，汗出肢冷、气弱脉微之际，或急性胃肠炎等，发则吐泻交作，导致阳气骤亡，用盐填神阙，加艾炷灸，借以温暖小肠，从而能获得回阳固脱作用。1960 年 9 月，先父曾治一女孩，6 岁。突然昏厥急症入院，诊脉极微，心搏缓慢，心律不齐，肢冷，双目直视，深度昏迷，亟为危殆。迭用强心、输液均无效，遂用艾条灸神阙穴，达 30 分钟，即肢温，脉复神清，不药而愈。1965 年先父在农忙季节下乡巡回医疗。有一午餐，由于炊事员失当，致社员发生急性食物中毒，引起急性吐泻，有部分社员因吐泻而汗出肢厥，使用药物供应不及，遂用盐填神阙加大艾炷灸，旋即吐泻止，汗收肢温而愈。

3. 寒伤肢体肌肉关节疾病

中医学称寒伤肢体肌肉关节疾病为痹证，论痹常将风寒湿并举。风能加速热的对流而降温，若寒冷加风力则寒冷势必更剧。湿为潮湿，空气水分饱和，进而使寒冷的伤害更加强烈。风与湿均能强化寒冷的伤害作用，所以风寒湿并而致痹症状较重，张景岳说："痹症以风寒湿合病为大则。"临床虽有行痹、痛痹、着痹等不同，但这是症状上的形容词，主要为寒邪伤害，以温经配合祛风、除湿能增强驱寒效果。寒邪一旦痹阻筋骨，血行瘀积，水湿壅滞，与湿瘀交作成痹，易成顽疾。常见痹证往往因寒冷诱发或复发，出现关节痛楚、麻木、重着等症。治疗用温经散寒，通络止痛，麻黄为常用药。若寒痛甚用附子、乌头等温经散寒，入络通痹力更强。临床常见的风湿性关节炎、类风湿性关节炎、坐骨神经痛、痛风等痹症，悉以疼痛为主症，病程长。虽然寒主疼痛，但病症是不断变动的，若久痛不除必然入络夹瘀，又久痛夹虚，甚则化热，不是光用散寒止痛就能解决问题，需辨证施治。

4. 寒伤经脉疾病

多见寒伤血管、神经系统，如动脉炎、静脉炎、末梢神经炎、多发性神经炎等，这些疾病有寒证、热证，但以寒证居多。这些炎症西医治疗多数使用"激素"。从中医看来，激素是属于"热性"药物，治疗当然有效。严冬季节，中风和心血管疾病会增加。这是气温降低，体表皮肤血管收缩的影响，内部的血流负担加重。有报道指出，室温每下降4℃，大约血压的收缩压即升高5mmHg，相当于增加5%引发心脏血管疾病的机会。因寒冷时引起末梢血管平滑肌痉挛性收缩，使毛细血管血流的阻力增加，血压上升，易引起高血压，甚至导致中风。中医经典的治疗中风的方剂小续命汤，以祛风散寒为功，与现代中医治疗中风动辄活血化瘀截然不同，却颇符合寒伤血管的机制。所谓“六经风中”就是指风寒外袭肌表所致的中风，以祛风解表、温经散寒为主。如风寒引起冠状动脉的平滑肌发生痉挛收缩，引起心肌的一时性缺血而心绞痛发作，《难经》有“损其心者，调其营卫”。临床常用桂枝汤调和营卫以散寒，甚者加附子温经脉。寒冷的凝缩性使凝血时间缩短，会导致血液的黏性增大，从而诱发动脉血栓，引起心肌梗死和脑血栓的发生，现代名医李可救治急危重心衰、心肌梗死，使用破格救心汤，投以大剂温阳益气，获得成功，救治之本即在于脾肾阳气。

5. 寒伤肾水所主之生殖系统疾病

肾为寒水之脏，主生殖。如素体阳虚者，其生殖系统易为寒冷所伤而致病，所以古语云“伤寒易伤下虚人”，就是这个意思。临床常见妇女如寒湿痛经、闭经及宫寒不孕等，男子的阳痿、缩阳（俗称夹阴伤寒）等，临证所见不少。由于阳虚之体，下元虚冷，易为阴寒所直中，影响肾所主的生殖功能，可直以附子剂温阳散寒治疗。

三、热证的诊治

热证的表现与论治与寒证相反。热证有表热与里热不同。表热证，一般都认为是属风热外感病之类，大都见于热病初起。但是许多皮肤病，属于表热证亦不少。临床论热证大都为里热证。

1. 里热证诊治概要

里热证，多由寒邪入里化热，或火热暑等阳邪侵入，或伤于辛热之品，或体内阳热亢盛等所致。里热证有虚实之分，虚热证大都由于阴虚火旺所致，治疗应从本解决，以滋阴降火法。实热证须分清，是属气分热，还是血分热，气分热者主要表现是《伤寒论》阳明病，即所谓“胃家实”是也，是邪热入胃的里热证典型表现。仲景说：“阳明居中，土也，万物所归，无所复传。”“温病”有从卫入气，从上焦到中焦等不同，但均以胃肠为重心。叶天士说：“三焦不得从外解，必致成里结，里结于何，在阳明，胃与肠也。”吴又可言：“伤寒时疫，皆能传胃，至是同归于一。”陆九芝亦言：“夫人病之热，惟胃为甚，胃热之甚，神为之昏，从来神昏之病悉属胃家。”说明外感热病，均传变入胃成里实热证，为热势炽盛极期阶段，分无形热盛经证与有形热结腑证，前者治以石膏为主的白虎汤类方，后者使用大黄为主的诸承气汤类方。《医学入门》谓石膏“以味甘，能缓脾生津止渴；以味辛，能解肌热出汗，上行至头；以气寒，能清肺润肺制火”。石膏清热生津，能通胃肠燥热便秘。张锡纯说：“凡遇阳明应下证，亦先投以大剂白虎汤一二剂，大便往往得通，病亦即愈。”董廷瑶介绍“治一六岁儿童，昏厥动风，用承气大便不行，小便反短，用白虎大便乃行”。

里热证属于热入营血者，要辨入营分，还是入血分，按叶天士的治则“入营犹可透热转气……入血就恐耗血动血，直须凉血散血”，热入营分，治用《温病条辨》清营汤；热入血分，治用《千金方》犀角地黄汤等。

胃为“水谷之海”纳谷，又纳水液。一旦邪热入胃，易伤津失水。陈修园说：“《伤寒论》方，以存津液为主。”在“温病”更重视津液，谓“存得一分津液，便有一分生机”。温病初起发热微口渴，即有伤津征象。如发热持续，则口渴更甚，若进入阳明则大渴引饮或口干舌燥，甚至出现狂躁、谵妄、昏迷等神经症状。治疗的关键在于清热存津。

里热的证治比较直观，较有难度的是伴有兼夹病证与病邪，如夹湿、夹痰、夹瘀、夹浊毒等，治疗用方要考虑如何配伍。再则是表现假象，如出现真热假寒，或真寒假热，辨证要特别注重脾胃所反映出的症状，仔细观察来协助分辨真假。

2. 河间对“火热”诊治的特色

热证的常规诊治，并非难事，实热以清热泻火，虚热以滋阴降火。如果联想到金元四大家之河间“火热派”的观点，就别有一番话题。河间研究《内经》长达35年，特别是对其病机十九条的临床体会最为深刻，他的首部著作《素问玄机原病式》，就是着眼运气，一反当时流行习惯，提出“火热论”，对火热病机有独到见解。此书是根据《内经》病机十九条，结合临床从“五运六气”逐条分析，认为“火、热”致病者最多。刘完素论风、热、湿、火、燥、寒六气所致疾病，风类3种，热类34种，湿类8种，火类22种，燥类3种，寒类9种。属火热者占71%（56/79）。所述内容，亦以火热之论最多，对有些论之尤详，如热类的“吐下霍乱”“战栗”，火类的“聋”“暴病暴死”等4个病种(4/79)，论述篇幅占全书近半，体现了河间的学术思想。刘完素认为“六气皆能化火”，反对死板机械地搬用运气学说。为后世的温病学派开一先河。

刘河间论述火热证病机有个重要观点，认为因“怫郁”而成者居多。在《宣明论方·热门》中提出热病所致之不治，“皆是怫热郁结不能解散，以致危殆”。在《素问玄机原病式·热类》中，反复强调这种病机：谓“吐酸”之热属郁结不通畅，“法宜温药散之，亦犹解表之义，以使肠胃结滞开通，怫热散而和也”，以开通郁热为治本之法；认为“转筋”，“多因热甚、霍乱吐泻所致……或不因吐泻，但外冒于寒，而腠理闭密，阳气郁结，怫热内作，热燥于筋，则转筋也。故诸转筋，以汤渍之，而使腠理开泄，阳气散而愈也”；论“吐下霍乱”之病机为“肠胃怫热郁结”，各种治疗主要在开通郁结。可见河间治火并非单纯的“热者寒之”，而注重于“火郁发之”。

从河间组方用药来看，使用清热药不如辛温药多，且所用辛温药大都为辛开宣郁。如河间《宣明论方》载方351首，平均每方7.35味，全书用药8次以上的共86味，其中寒凉药36味(占41.9%)，温热药40味(占46.5%)。在《宣明论方》卷一、卷二论述的62种病证中用寒凉药者不过1/6，广泛使用温热药，在卷四的热门中，所列14方，大都使用寒热并用，单纯用清热药的仅大金花丸1方。可见河间治热证，注重辛温宣郁。东垣创立调理脾胃诸方，不少效法河间，东垣的门人王好古在编集其师医学论述的《此事难知》中言：“刘氏用药，务在推陈致新，不使少有怫郁，正造化新新不停之义，医而不知此，是无术也。”说得极为中肯，直言河间学说之要旨在于宣通“怫郁”。河间认为火热证所难治者，在于“怫郁”，不仅是辨识难，治疗用药亦难。河间的学术思想在子和、东垣、丹溪身上得到传承，也为后世医家对“火热”的论治开启了新思路。

四、寒热之证与脾胃

寒热之证有表里不同，表证主要表现恶寒伴发热，分表寒与表热，表寒以恶寒为主，表热以发热为主，里证辨寒热，有阴寒与阳热各异，表里寒热的病机核心是阳气的病变，凡表证是阳气怫郁不伸，故恶寒而得衣被不解；里寒为阳气虚弱而郁，故恶寒而得衣被会缓解；里热为阳气亢奋而郁，故发热而不恶寒反恶热。一般论寒、热之证大都是里证，主要关乎脾与胃。

1. 里热与脾胃

里证的部位主要在腹腔，所居脏器是胃、小肠、大肠、胆囊、膀胱等六腑，六腑以胃为主，胃和则六腑俱和。《伤寒论》太阳病不解，传里入阳明为胃家实。所谓胃家，当不只是胃，是以胃为主，包括大小肠等，阳明病就是胃实热，陆九芝《世补斋医书》说："阳明胃为发热的渊薮。"柳宝诒说："胃最善容纳邪热，邪热入胃即不复他传，故温热病热结胃腑，攻下而解者十居六七。"中医说的里实热是在肠道。消化道容积很大，一旦发热，容易出现壮热、大汗出、大烦渴、脉洪大的阳明经证，即白虎汤证。若发热不解，贮藏在大肠的粪便，由于发热蒸发，水分丧失形成燥矢，蒸发的气体遂充满肠间，则出现腹胀满、燥、实、痛的腑实热证，甚者累及神志出现"谵语"等危重症状。此时若排出大便，则胃家实热即解，即叶天士说的"急下存阴，其治在胃"。在热病过程为最多见。

2. 里寒与脾胃

与里热相反的里寒，病位在脾。脾与胃功能相对，胃以下行为顺，以降为和；脾以上行为健，以升为和。里虚寒证在《伤寒论》中为太阴病与少阴病，太阴病为脾虚寒证，进而虚寒更甚为少阴病，主要症状为下利、自利，或吐利，或下利厥逆，或下利清谷，甚则亡阳虚脱等，尽是胃肠道虚寒证，病在腹腔中，用理中四逆辈，就是温中散寒。

综上所述，腹腔中为脾胃所在，为生命的中心，既不容邪热干扰，发生阳明胃家实的热证，所以急下以存阴，亦不容寒侵厥逆下利，陷入亡阳的境地，用四逆辈回阳救逆，主要用附子。附子的作用，就是温暖腹腔以散寒。可见，里证的寒证与热证，以及其表现出不同的虚实之证，尽在腹腔之中，以脾胃为中心。

五、寒热的辨治主要在脾胃体现

中药从口尝气味及口服药后消化道的反应，获得对寒与热的认识，即基于脾胃反应现象。从生活上体验到临床运用，逐渐形成寒热的概念，从而奠定中医的寒热基础。且中药是口服为主，所以脾胃的寒热反应极为重要，也是辨寒热、识病证的关键。温热药与清凉药入腹，最敏感的反应就在脾胃。寒热之证，治以温清药剂的效果，首先在脾胃上体现出来，如果辨证不确，误用温清之剂，不适的最快捷反应也在脾胃。

1. 温热的效应

上海名医姜春华说："凡辛辣药物或食物，多有刺激兴奋作用，譬如胡椒、桂枝、生姜等品，吃后口有辛辣之味，胃有燥热之感，而食欲增进，消化旺盛，而整体有热感，甚至面红头汗。因这些药物使人有温热的作用，就称它为是热性。"若在寒冬季节，畏冷怕风，肢寒腹痛，如饮以辛辣姜汤，感到身温肢暖、寒除痛止，即为寒者热之。可见热性药首先在于增加胃肠道的热量。寒证为胃肠热量不足，脘腹冷痛喜温，呕恶欲吐清水，大便溏薄，服寒凉药食或受凉后加剧。《伤寒论》太阴病脾胃虚寒用理中汤，进而少阴病则厥逆下利，为虚寒更甚，用附子剂以温热胃肠。临床常见受寒后腹痛泄泻，使用温热药即痛止泻除，如寒邪伤表而恶寒，温热药入腹，立即汗出而寒除。可见温热药的作用就是增强胃肠道的热量。所谓饥寒交迫，饥与寒相因，愈饥愈寒，得食产热则能御寒，特别是食后 2~3 小时，产热最旺盛，说明胃肠道为热能的源头。阳虚里寒证的治疗，是通过温脾阳来实现的。

2. 清凉的效应

寒与热相反，寒性药有清热作用，在日常生活中，如在炎夏季节，烦热汗出，渴喜冷饮，若饮凉茶，恣啖瓜果，下咽入腹，顿觉全身凉爽，汗止渴除，这就是热者寒之。袁枚《随园诗话》描写服清热药如"醍醐灌顶"，心静渴止，俄顷热退，甜然入睡而愈。前人饮寒水以治热病，屡见寒水入胃浃然身凉热退，在文献中不乏记载，故清热效应也是通过胃肠起作用。清热药有共性也有个性，但主要是共性。张景岳《景岳全书·新方八略·寒略》言："夫火有阴阳，热有上下。据古方书咸谓黄连清心，黄芩清肺，石斛、芍药清脾，龙胆草清肝，黄柏清肾。今之用者多守此法，是亦胶柱法也。大凡寒凉之药，皆能泻火，岂有凉此不凉彼者。"确为经验之谈。临床施用清热药，有甘寒、苦寒、咸寒等区别，各有所长，其适应症状亦有差异，但胃肠道对清热药的反应是一致的。使用清凉剂的效应，要依靠脾胃功能来实现。如果是脾运不佳，清热药入腹即感脘胀不适，甚至恶心呕吐，不能运化，怎能起效。因此临床在使用清热剂组方上，必须考虑到脾胃的运化能力。

第三章
正虚邪实与脾胃

虚实的概念,《素问·太阴阳明论》言“阳道实,阴道虚”,谓虚实的阴阳属性。《素问·通评虚实论》言“邪气盛则实,精气夺则虚”,常称正虚、邪实。中医认为疾病的基本病机是邪正斗争,张景岳言:“然六要之中,惟虚实二字最重要。盖凡以表证、里证、寒证、热证,无不皆有虚实。既知其表里、寒热而复以虚实二字决之,则千病万病可以一贯矣。”所以临床上虚实辨证是为纲领之一。

一、疾病是邪正抗争所致

人体患病,《内经》谓“邪之所凑,其气必虚”,气就是正气,认为疾病发生是由于致病因素超过机体的自然抗病能力。“扶正祛邪”本质是恢复和提高机体的组织能力,调整物质、能量、信息的交换,恢复内外环境的动态平衡,维持机体系统的有序稳态。中医的基本治则是扶正祛邪,其本质就是扶植正气,祛邪也是为了扶正,所以使用祛邪法,十去其六七,中病即止,然后养正。中医认为扶正祛邪,在平衡虚实,调和阴阳,离不开脾胃。

1. 中医对正与邪的认识概念

“正”与“邪”只是一个设定的概念,许多书本解释:正是抗病能力,邪是致病因素。但是不能将“邪”说成病毒、细菌或病原体等,将祛邪药说成抗病毒、抗菌作用,因为所谓“邪”只是个虚设的概念,是病变过程中,一种特定的“实证”表现的症候群,是适用于“祛邪”药所能改善的一种表现证候,与适用扶正药的虚证,刚好是阴阳相对立。比如中医对肺炎的治疗,并不是针对病原——肺炎双球菌或者腺病毒等,而是对病原菌侵入人体后所产生的“寒、热、痰、瘀”和“虚、实”的病理表现及以肺脏病变为中心的多脏腑功能失调的病理状态,采取相应的祛邪或扶正或两者并用的方法治疗。如中医治肿瘤,认为补肾健脾、益气补血是扶正,是提高人体的免疫功能,而使用活血化瘀、清热解毒是祛邪,用来抑制肿瘤的生长。其实作用并非如此，现代药理研究表明有许多扶正药具有抑制肿瘤作用，而许多祛邪药有增强免疫功能作用，只是适用的“虚证”“实证”表现病候不同而已。如有些补益药的药理作用，显示有抑菌抗炎作用；而许多清热解毒药，属祛邪作用，但药理却显示，有些是通过改善机体免疫功能来达到消灭病原菌的目的。

中医将致病因素归咎于“邪”，为大众皆知，流传已久，现代许多人认为不科学，其实“邪”是对疾病某种表现的解释。如有些原因不明的发热、倦怠、厌食、久治不愈的感冒，需要判断清楚属正虚，还是邪实。比如使用补益而引起症状加剧者，常用“邪闭”来解释，使用“驱邪”法来处理，常能很快改善症状。如东垣年代，出现大批发热患者，作为“外感”被误诊、误治，东垣从中识出是属“内伤”气虚，采用温补来除大热获效。西医治疗疾病，特别对感染性疾病，大都针对病原菌，使用相应的抗生素；中医治疗从邪正抗争出发，所谓祛邪，是从病情表现的证候出发，为改善和纠正病证之偏性而设。所谓“祛邪即扶正”，许多祛邪法，如“散寒”“祛湿”，实际是改善病机的手段，在于消除异常症候，并非针对某种病原。中西医对疾病的解释是完全不同的概念，所以难以运用相对应的言词来汇通。

2. 腹诊的虚实辨证

腹诊对虚实的辨证颇有临床意义。腹诊在《内经》《难经》均有记载，未言及治法。仲景《伤寒论》《金匮要略》对腹诊以及所得出的腹证有了具体记述，如心下痞、按之濡或按之坚，胸胁苦满，胁下硬满，小腹急结等，是将腹诊与其他诊法结合起来，综合分析病变的性质与部位。日本江户时代名医吉益东洞尝说：“腹者生之本，故百病以此为根，是以诊病必须候腹。”腹诊是为中医切诊的内容之一，而且腹诊比较客观，有些与方证相对应，比脉诊容易掌握。腹诊不但对内科疾病，特别是脾胃病有特殊诊断意义，还对外科、妇科、儿科疾病均有特殊的诊断意义。

腹诊主要用以辨别患者病证的虚实，为可下与不可下的根据。大塚敬节《汉方诊疗医典》言：“腹诊的目的，在于判断虚实、确定治疗方针。”若按之腹壁肌紧张有力拒按为实；如腹壁肌柔软无力喜按者为虚。实者按之满痛而拒按，如结胸，癥积，蓄血或燥矢等皆为实证。按之柔软满而不痛者为痞，甚至喜按者为虚证。张仲景《金匮要略》说：“病者腹满，按之不痛者为虚,痛者为实,可下之。舌黄未下者,下之黄自去。”又说:“按之心下满痛者,此为实也,当下之。”腹诊主要在辨虚实。如丹波元简《诊病奇侅》说:“以坚软拒按与否,可以知虚实也。”《丹溪心法·腹痛》言:“凡腹痛以手重按者,属虚,宜参、术、姜、桂之属;凡腹痛以手不可按者,属实,宜大黄、芒硝下之。”实证即可下的指征。腹诊还有一个意义是辨别脏腑病位与气血属性,可诊察肝脏、胆囊、阑尾及妇科病变等,是西医谓之辨病位。中医腹诊的辨病位,没有西医之明确,其临床意义主要在于辨方证。如小柴胡汤证,出现呕不止,郁郁微烦,心下急(按之痛),则伴里实,须用大柴胡汤。又如太阳病外证已解,少腹急结(压痛)者,可攻之,用桃核承气汤。以腹诊辨虚实,在后世医案中记载很多。

3. 虚实的表现与预后主要在脾胃

虚实的主要表现与治疗预后,大都关乎脾胃。在《素问·玉机真脏论》谓临床虚实的主要表现:“脉盛、皮热、腹胀、前后不通、闷瞀,此谓五实;脉细、皮寒、气少、泄利前后、饮食不入,此谓五虚。”主要表现腹胀、前后不通、泄利、饮食不入、气机升降失司等,为脾胃失调症状。至于皮肤的寒热,一般认为热归实,寒归虚。谓虚实病证的预后:“浆粥入胃,泄注止,则虚者活;身汗得后利,则实者活。”可见虚证、实证得愈主要在于脾胃功能的恢复,表现虚者泻止,实者便通。清代王三尊《医权初编》言:“是知脾胃实,诸病皆实;脾胃虚,诸病皆虚,此医家之大关也。”

热病的变化过程中,所谓“实则阳明,虚则太阴”,意为从实病变则是阳明胃经病,从虚病变即表现太阴脾经病。临床典型表现:阳明病为里实热证,太阴病为里虚寒证。前者病变在胃,后者病变在脾。《伤寒论》第70条言:“发汗后,恶寒者,虚故也。不恶寒,但热者,实也。当和胃气,与调胃承气汤。”仲景从寒热的表现,判别虚实,并提出治疗大法“当和胃气”。见里实热者,用下法,着意于“调胃”。

二、实证主要是胃肠实

《内经》有“邪气盛则实”。凡实证,大都指里实,病在腑。腑实的病证,是由邪入阳明,成阳明里实证,谓胃家实,为胃肠充实而致疾病恶化,形成更为强烈的症状反应,甚至会出现危重病症。

1.《伤寒论》"胃家实"的含义

《伤寒论》阳明病的提纲言"阳明之为病，胃家实"，即指热病发展到极期，主要表现胃家实。胃家包括胃和大小肠，《灵枢·本输》言："大肠、小肠皆属于胃。"实是指邪气实，即是阳明里实热证。仲景认为阳明病主要表现"内实，大便难"。从"燥屎"的表面意思上看是干硬的粪块，其实是表示燥热与宿食糟粕互结成阳明实热之表现之一。并表明使用泻下法，促使大便畅通，就会明显缓解里实热证候。六腑以通为用，胃腑通则六腑皆通，其治在胃。临床上各种疾病凡出现里实证大都以通胃腑救治。胃腑通降，则里实便得平。《伤寒论》有"不大便六七日，头痛有热者，与承气汤，其小便清者，知不在里，仍在表也"。便秘会增剧里实证，但里实证并不一定便秘，主要是实热结里，如《伤寒论》321 条"少阴病自利清水，色纯清"，而见"心下必痛，口干燥"是里实热，"急下之，宜大承气汤"。吴又可治瘟疫，善用大黄，罗列可下者 30 余症，但便秘者仅一二耳。反之，便秘并非皆实证，亦有虚证，用攻用补均须四诊合参，不得因便秘就用泻实药。大黄主要是泻里证的实热，并非光通便秘，与甘遂、黑丑、葶苈、防己、槟榔等均为泻实药。里实病症很广泛，临床所见下痢、毒蛇咬伤、破伤风、狂犬病等，皆可见有此证表现，临床常见停痰、留饮、宿瘀、积食等均表现为实证，治用涤痰、逐饮、行瘀、消食等，皆祛邪实之证。

2. 便秘的危害与致病

便秘是常见病证，也是脾胃功能失调与脏腑功能升降失司的重要表现，便秘处理不妥当，甚至会危及生命安全。大便秘结，往往排便困难而用力，除腹壁因压迫可诱发疝气、痔疾、脱肛外，还会使高血压、冠心病等心血管病加剧，甚至有些中老年人，因用力排便，产生压力，突然血压升高导致血管出血或脑血管瘤破裂，或排便引起突然心脏停搏而死亡，因为大便时用力震动引起颅内压增高诱发脑出血，或心室受震颤，致心搏输出量减少，冠状动脉发生梗死。可见便秘致死的原因，主要是排便时屏气努力太过所致，因此凡是长期高血压，动脉硬化及心脏病的老年人，要留意大便是否困难，并进行调治，在大便时切勿拼命努力，以免发生意外。便秘时肠中水分吸收变成硬块，即张仲景说的燥矢，燥矢堆积，肠道中压力增强，如在肠壁收缩条件下，肠道中毛细血管和小动脉均受压迫，从而使血压升高。肠梗阻不一定尽是食物残渣阻塞，如肿瘤、结石、寄生虫或肠套叠均能阻塞肠道形成肠实，日本人井上兼雄《养生学要论》说："蛔虫或粪便结块及肠管扭曲致肠管闭塞均能闷死。用动物实验，将肠管结扎，很快死亡。"做动物人工闭塞肠管实验，实验动物很快死亡并发现脑部溢血。据报道乳腺癌、直肠癌等均与便秘有关。

长期大便秘结会发生肠中自体毒素中毒症，在临床上分急性与慢性两种，以慢性为常见，急性的伴同其他疾病并发，其临床表现多种多样。急性肠自体中毒常常伴同热病发作，其自体毒素可协同疾病而致其恶化，遂形成急性的、更为强烈的病症。如热病过程的阳明腑证，就是自体肠中毒素协同发生的病症，用泻下药泻去大便，排出病人自体肠中毒素，疾病便会好转。章柏年《蕉窗话医》中"下法一得"，说："忆在芷湘医院当学生期间，几乎每晚替老师包泻盐，轻者 20g 一包，重者 30g 一包。亲见西医师对多数病人，先服一包泻盐，泻去肠间积滞，再根据泻后的病情，进行治疗。有不少病人经泻后病情好转，便不需服药。我在初学医时，莫解其故。后读《儒门事亲》有下法能使'陈腐去而肠胃洁，癥瘕尽而营卫昌，不补之中，有真补存焉'。此乃张从正好用下法治病理论根据，读后始恍然大悟。以后对下法，念念不忘，应用于临床确能缩短疗程，不再畏用下法，如痢疾的里急后重，葛根芩连汤加大黄。肠痈、黄疸急性期，肝胆疾患等等，用大黄远比不用大黄效果好。"说明人体自身肠中毒素，会伴随着疾病的发生而加重症状。热病过程的阳明腑证治疗，往往攻下后疾病即能转危为安。曾有报道有个胡姓民间医生以迷信行医，就是用玄明粉，凡是求医须先饮一杯，肯定有一些慢性疑难久病，偶有获得疗效。因此群众视之若神明，不是没有原因的。

3. 通腑法治疗急危重症的作用

实证在临床上常伴有便秘，如昏谵、痉挛、头痛等脑神经症状，要是伴见大便秘结，大便通下后症状会立即缓解。便结导致的危重病症，用泻下后则能化险为夷，临床不乏见之。临床上常见，便秘肠道阻塞会形成一种极强的压力，能强化疾病的各种症状，而趋于恶化，若通下大便使压力解除，各种症状均能相继缓解，人体从而发挥自然抗病能力，使疾病随之痊愈。

大凡急危重病出现里实证，治疗之要在于通胃腑：①脑血管疾病脑卒中，用通腑法，如三化汤、通脑灵合剂（生大黄、制大黄各 30g，水蛭、胆星、桃仁各 10g)、中风急性期用通腑醒神胶囊(人工牛黄、虎杖、番泻叶、瓜蒌仁、天竺黄等)等,均为通腑攻下。急性期脑卒中,通腑法辨证运用:平肝通腑法用天麻钩藤加硝黄,滋阴通腑法用增液承气合镇肝熄风,化瘀通腑法用桃仁承气汤,化痰通腑法用温胆汤加硝黄。②内脏损伤,如胸廓内伤,瘀血内积,复元活血汤、大成汤用大黄通瘀。③急腹症:急性阑尾炎、盆腔炎用大黄牡丹皮汤;胆囊炎胆结石,急性机械性、粘连性、蛔虫性肠梗阻用复方大承气汤;急性胆囊炎、急性胰腺炎用大柴胡汤。④肺部疾病,如急性肺炎,急性支气管炎,呼吸窘迫综合征用大承气汤等。⑤心血管病:心肌梗死用陷胸汤,肺心衰用葶苈大枣泻肺汤。⑥急性菌痢用大黄黄连泻心汤,急性黄疸型肝炎用茵陈蒿汤,肾功能衰竭用大黄附子汤,产后恶露不下、发狂谵语用桃核承气汤。对危重病候出现里实证大都以通胃腑救治。

三、虚证的诊治关键在脾

虚证主要表现是不足,所谓“不足者补之”,治用补法。补虚法于临床辨证使用,最主要的关键是脾胃,因为脾胃功能健全,才能显示出补益药的效果。在《珍本医书集成·杏轩医案》言:“稽古补虚方法,千蹊万径,而其关键总以脾胃为之主脑。”脾胃在补虚中起重要作用。

1. 阳气来源于脾

人的生命活动需要阳气,阳气是脾胃对食物消化吸收后所产生的能量。脾的功能在进食时启动,胃肠道温度在食后进行消化的一段时间为最高,尤其是消化吸收最旺盛的小肠部分。这种温度从食后 1 小时内开始产生,至食后 2~3 小时代谢率达到最大值,往往持续 7~8 小时左右。这从生活中可体验到,当饱食后便感到全身温暖,抗寒冷能力增强,说明饱食能御寒,医学上叫“食物的特殊效应”。在小肠中消化时,大量水液和水谷精微溶合成的乳糜状液体,必须吸收入体内,这种吸收机制,在目前知道的主动性载体理论,载体转运需要 ATP 分解,吸收过程叫钠泵。钠泵(Na^+K^+—ATP 酶)消耗能量最大,胃肠道吸收过程中,大量钠泵转运,必然会产生大量热量。近人有报道,红细胞钠泵活性低下,用温阳药使钠泵活性明显提高[中西医结合杂志,1985,7(5):416]。可见食物在胃肠道中消化过程需要阳气,所谓“脾无阳不运”,但消化吸收过程又能产生大量阳气。消化吸收功能属脾,所以说脾阳生发阳气，为全身阳气之本。人体的阴阳之虚，主要关键在阳气，而补阳气主要在脾。《理虚元鉴》说："治阳虚有统，统于脾。"可见治疗阳虚的病证，主要在于温补脾阳。

2. 虚证与饮食

《内经》论虚证："脉细，皮寒气少，泄利前后，饮食不入，此谓五虚。"此虚证主要表现为脾胃虚寒，就是《伤寒论》的太阴病，表现食不下，自利。太阴病进而为少阴病，表现下利、脉细、厥冷，也是虚寒证。胃肠虚寒则饮食不入，于是形寒、气少、便溏、脉微细，均为必然症状。《内经》又言："浆粥入胃，泄注止，则虚者活。"就是说胃能纳谷泄泻止，即"安谷则昌"，在后世许多文献上都有此类的论述。

《中医学概论》说："凡得食稍安者，多属虚；得食更剧者，多属于实。"得食能稍安多属虚。尤在泾《静香楼医案》说："咳嗽食后则减，此乃中气虚馁所致。"《眉寿堂方案选存》说："食粥后有片时安静，岂非水谷镇胃，虚阳不致扰动。"食粥后症状稍安，借此以知虚证。《续名医类案》载"龚子材治昌平王天成，头晕恶寒，身体倦怠，得食稍愈，劳则益甚，用补中益气汤加蔓荆子愈后，因劳复热，恶寒谵语不寐，得食稍安，再用补中益气汤而愈"。前后两次均抓住"得食稍安"症状，使用补中益气汤而愈。先父尝治一男子，彻夜不眠已数天，一夕因不眠而起床食稀粥一碗后上床顷刻便能熟睡，可见进食能镇上扰神明之虚阳，于是滋补脾肾而获效。饮食下咽进入胃肠，胃肠开始活动，气血得到充养，使大脑得到安宁，便能入睡。可见饮食能镇虚阳，即补土宁神。

但得食即安须辨虚实，临床上常见慢性消化性溃疡或慢性胃炎，往往饥则胃痛，得食即安，用补脾益气获效者并非罕见。但亦有胃火或蛔虫症等嘈杂吞酸，似饥作痛，得食即安的类似症状，并非皆属虚。须知得食即安只是问诊的一端，不能持此便概言虚证，临床辨治须四诊合参。

3. 诸虚不足以补脾胃为主旨

治诸虚不足，当以补脾胃为主旨。《金匮要略·血痹虚劳病脉证并治》对"诸虚不足"治疗首用建中，补益脾土，用桂枝汤的衍化方小建中汤，黄芪建中汤为主，其意在益气补脾。还有治"虚劳诸不足，风气（风为百病之长）百疾"的薯蓣丸，亦以健脾为主。历代名医家，对补虚之法各有其长，但主要治法首先考虑补中益脾。王三尊《医权初编》言："一切虚证不问在气在血在何脏腑，而只专补脾胃，脾胃强则饮食自倍，精血自旺。”《医方集解》中言：“诸虚不足，先建其中，中者何？脾胃是也。”若是脾胃不健，诸补徒然。《慎斋遗书·虚损》言：“凡由上损下，由下损上，最要一关，皆在脾胃。脾胃一伤，便不可救……生死凶吉，内视脾胃二经也。”吴澄《不居集》言：“盖人之所赖以生者脾胃也，虚损之赖以可治者亦脾胃也。”治疗诸虚之患的效果，关键在于脾胃。《续名医类案·虚损》言：“补虚之最切要者，在扶胃气。”胃气强则食补、药补均起效应。喻嘉言《寓意草》说得更为直接：“补虚有二法，一补脾，一补胃。”

虚为不足，表现多种多样，如久病大病后，大汗、大出血或大吐泻后，表现为腹痛喜按，肢体乏力，少气懒言，唇舌面色不华，脉搏无力等。由于出现的症状不同，有气虚、血虚、阴虚、阳虚等区别，目前虽用现代医学语言难以完全解释清楚，但是消化道的某些改变与虚弱表现却有密切关系：一是小肠中绒毛细胞寿命短，绒毛细胞过早地失去正常的吸收能力，同时绒毛变短，吸收面积缩小，二是小肠主动吸收的钠泵，是一种 ATP 酶，分解 ATP 而获得能量，ATP 是细胞产的热能。异常分解 ATP 可以成为一个形成虚证的原因。因为生命活动都需要一定的能量维持，要是能量的产生发生障碍，或者消耗过多就会出现这种虚证。要改变这种虚羸状态，主要关键在于小肠，因为小肠中拥有水谷精微，为全身营养的大本营，能量的发源地。任何虚羸疾病，只要心境恬淡，脾胃功能健全，进行药食并调，均能渐趋康复。现今虽然有了静脉给药，并可输入营养，解决了不少难症危病。但是这些毕竟是权宜之计，生命终究还得需要脾胃功能维持。《孟河费氏医案·费绳甫·虚劳》言：“凡遇虚证，千万勿忘有顾胃救人之第一必效之法在。”诚有阅历之言。《孟河丁氏医案》言：“久病劳损，扶养中土为第一要法，所谓人以胃气为本，得谷自昌。”补虚离不开脾胃为本。

四、扶正祛邪与脾胃

临床上无论是扶正，还是祛邪，都必须顾护脾胃。要做到补益不碍胃，祛邪不伤脾。

1. 祛邪治病勿忘顾护胃气

仲景治病用攻邪诸方的设计，无不顾及胃气，如十枣汤，主药是多种峻下逐水药,即以十枣为名,提示用方要注意胃气,葶苈大枣泻肺汤也是用大枣配苦寒泻肺的葶苈子,在攻邪治疗之中,提醒人们要顾护胃气。又如《伤寒论》言:“阳明病……若腹大满不通者,可与小承气汤,微和胃气,勿令至大泄下。”提出脾虚者“此但初头鞕,后必溏,不可攻之,攻之必胀满不能食也”。即使是大承气汤证,用后“若一服利,则止后服”,所谓中病即止,不可过用伤及胃气。清代李培郁《医理汇精》言:“凡治病勿伤胃气,久病宜保脾土。”在治病过程中,须时时顾及胃气。

以攻邪为特色的张子和,在临床治疗用药,很注重顾及胃气。张子和《儒门事亲》言:“《内经》曰‘精不足者补之以味’。善用药者,使病者而进五谷者,真得补之道也。”子和治疗“病虚”,反对峻补,善以食疗及调和胃气之药,如胃风汤、五苓散、白术丸等,从养胃气来治虚,是子和之疗虚特色。朱丹溪在《格致余论·张子和攻击注论》中述其罗师治疗的一个病例:“观罗先生治一病僧,黄瘦倦怠……”先“每日以牛肉、猪肚、甘肥等,煮糜烂与之”“察其形稍苏,与桃仁承气,一日三帖下之,皆是血块痰积方止。”丹溪对此治案感悟:“因大悟攻击之法,必其人充实,禀质本壮,乃可行也。”朱丹溪在论中强调“病邪虽实,胃气伤者,勿使攻击”,朱丹溪并举临证数实例,以警示后人在治病过程中,处处要顾护脾胃。李中梓《医宗必读》言:“胃气一败,百药难施。”徐春甫《古今医统大全》言:“凡治百病,胃气安者,攻之则去,而疾恒易愈。胃气虚者,攻之不去,盖以本虚,攻之则胃气愈弱,反不能行其药力,而疾所以自如也。”明示攻邪须顾胃气。

2. 扶正与祛邪的相互关系

中医治病是以人为本,祛邪的目的是扶正。临床要认清“正”与“邪”的关系,正邪斗争在临床表现是一个整体,如邪实的同时必伴有正气功能障碍,所谓祛邪,实即在恢复正气功能。如腑实,是腑气失于通降,攻实就是在于恢复腑气通降功能;解表发汗也同样,所谓驱邪外出,实即在于恢复被郁阻的阳气功能,解表作用在于畅达阳气,这个概念李东垣《脾胃论》讲得很明确,谓“风药非解表,为助阳也”。所以说祛邪便是扶正,这个理念在《伤寒论》表达得很分明,张山雷在《籀簃医话》引陆九芝语:“仲景法主于存津液,夫人而知之矣。然其所以存津液者,汗、吐、下、和、寒、温之六法皆是也。六法中尤以急下存阴为刻不容缓。”一语道破仲景精神。

金元张子和，私淑河间，反对使用标准“局方”，认为“以古方治新病，甚不相宜。”他擅长用汗、吐、下三法治病，特别是将汗法发挥到极致。张子和《儒门事亲》汗法中言：“发汗之法，辨阴阳、别表里、定虚实，然后汗之，随治随应。设若飧泄不止，日夜无度，完谷不化，发汗可也。”并举治泄泻医案，投诸温脾止泻无一效，与桂枝麻黄汤汗之而愈。这与东垣说的发汗能升发脾阳的思想颇为一致。子和的攻邪理念，在于复正，使邪去而正气及早得到恢复，认为人体生理状态是血气流畅，治病原则在“血气流通”；认为经中言“其补非今之所谓补”，谓补法“乃所以发腠理，致津液，通血气”；强调以通为补，主张恢复血气流通以复正，为其独特见地。以“攻邪”著名的张子和在《儒门事亲》特撰“补论”，认为治病“至约之法，其治有三”即汗、吐、下，“虽不云补，理实具焉”，认为祛邪便是扶正。有一张广西壮族自治区流传较广的“养气汤”，就是香附、姜黄、甘草三味药，主要是行气活血作用，能养气以健身防病，正应张子和谓“《内经》一书，惟以血气流通”。他认为治病，就在于“通气血”。这就是吴鞠通《医医病书》提出的通补法，认为“补五脏补以守，补六腑补以通，及补经络筋经亦补以通，补九窍亦补以通”。临床以通补法用处较广。

至明代医家出现温补学派，注重温补，对于补、泻的用法，提出鲜明的观点，如张景岳在《景岳全书》言：“补泻之法，补亦治病，泻亦治病，但当知其要也……攻但可用于暂，未有衰久之病而屡攻可以无害者……延久之病而虚弱者，理宜温之补之，补乃可用于常，未有根本既伤而舍补可以复无者。”李中梓《内经知要》言：“千万法门，只图全其正气耳……实而误补，固必增邪，尚可解救，其祸犹小；虚而误攻，真气立尽，莫可挽回，其祸至大。”其实宜攻宜补，不可束缚于某个流派观点，临床使用，须从辨证出发，但其宗旨是在于复正。在邪正交争之时，当重视扶正，如少阳病之用人参，邪陷肌表，反复不解，扶正为了祛邪，如喻嘉言《寓意草》言：“虚弱之体，必用人参三五七分，入表药中，少助元气，以为驱邪之主，使邪气得药，一涌而去，全非补养虚弱之意也。”

中医认为虚证的治疗，不独在于“虚者补之”，理虚用的方法很多，如《金匮要略·血痹虚劳病脉证并治》治疗虚劳，有补脾、补肾，亦有温阳、安神，有寓补于调，用桂枝加龙骨牡蛎汤；也有寓补于攻，用大黄䗪虫丸治疗干血劳等，都是从临床实际出发。

3. **扶正补虚的临床效用**

补益药是针对“不足者补之”，就是虚亏什么，补充什么，一般分气虚、血虚、阴虚、阳虚。其实临床运用彼此互有关联，因为气血相生，阴阳互长，补气与补血，补阴与补阳，常相互配合，还有五脏之虚，常运用五脏之间的相济互养的关系进行调养。现今多发“疲劳综合征”、老年性疾病，许多内伤病，不乏属于虚证。《杂病广要·内因类》引《管见》语“虚生百病，实则少病”，正应《内经》谓“邪之所凑，其气必虚”。张景岳对补法运用有独特见解，《景岳全书·传忠录》言：“凡临证治病，不必论其有虚证无虚证，但无实证可据而为病者，便当兼补，而调营卫精血之气；亦不必论有火证无火证，但无热证可据而为病者，便当兼温，以培命门脾胃之气。”景岳所说不无道理，人体许多疾病，特别是久病不愈者，只要无实证、热证可据，均可考虑运用补脾益气配合流通气血治疗，在临床颇为切用。

(1) 亚健康状态，“积劳成疾”，出现虚弱症状者，可以补法治之，恢复健康。多数以养肝脾为主。

(2) 内、儿、妇科多数疾病的后期、恢复期，或久病不愈，往往正气虚亏，补益能促使机体恢复。

(3) 贫血，各种贫血，包括血液病、再生障碍性贫血、溶血性贫血所致的贫血均有效果，需要脾肾同补。

(4) 外科术后诸症，创口愈合困难；疮痈后期，疮面大而不能收敛，或脓水清稀，内长息肉使疮面难愈合；补益药能制止息肉生长，促使疮口愈合，常随证与清热、活血、利湿、托毒药配伍。

(5) 骨伤科的筋骨损伤，经常规治疗仍恢复困难，骨折愈合缓慢，或者局部肿痛时好时坏，功能久久不能恢复，或是陈年伤痛，辨证使用补益法治疗能促使局部症状消除，疼痛缓解，功能恢复。

(6) 恶性肿瘤，特别是晚期多发转移，往往西医缺乏有效治法，中医可用补益气血，健脾养胃为主的辨证治疗，改善体质与症状，能提高生活质量，延长存活时间。

(7) 皮肤病，如慢性荨麻疹、湿疹等一些顽固性皮肤病，反复不已，无明显寒热表现，可用补益气血配用活血利湿药，效果胜于西药的激素，并能杜绝复发。

(8)老年病，主要表现特点以气血虚亏，脾肾不足为主，所以多数老年病的治疗以扶正补虚为主，经常服用滋补药可以增强老年人体质，减少老年病的发生，且能达到延年益寿。

这些不同疾病，出现虚损症候，均可用补益法治疗，促进机体自我修复。运用时可根据各种疾病的具体表现，与理气、消痰、祛瘀、化湿等治法配合，增加临床效果。

第四章

表里证与脾胃

表里辨证一般认为是辨别疾病的病位内外与病势深浅，也预示着病势趋向，临床上主要是凭症候表现特征去辨别。《内经》认为，皮毛经络为外，外有病属表；脏腑骨髓为内，内有病属里。病势趋向的治疗又与升降浮沉的调节相关。表里证的发生与治疗、转归，都与脾胃密切相关。

一、表里证的相互关系

表证表现的性质特点，往往与机体的内在因素有关。表证的表现特点：脉浮，头项强痛而恶寒，主要是“恶寒”，所谓“有一分恶寒便有一分表证”。里证阳虚也有恶寒，但这两者是阳气郁滞与阳气虚衰的虚实不同。表证与里证的表现特征，有着因果关系。

1．表证的特征与内在因素

在八纲辨证中的表里，是指表证与里证。中医指的表里还有一种概念，所谓“以表知里”（人的认识总是从直观和表象开始），其意是通过表现在病人表面的症状，而进行分析、推断测知产生这些症状的内在机制。可见出现表证的特征，必有内部的病机变化。《素问·八正神明论》谓：“观其冥冥者，言形气荣卫之不形于外，而工独知之。”言医生应该具备“司外揣内”的能力。

表有卫外之能，卫表与脾胃关系密切，《内经》云“卫者，水谷之悍气”，叶天士在《临证指南医案·不食》言“卫外之阳，内应乎胃”。认为卫阳与胃气呈表里相应。太阳病表虚证，即桂枝汤证，其内因存在着太阴脾胃虚寒的因素，近代经方家曹颖甫说“以之治太阳病之系在太阴”。表证的寒热不同也常与体质内因有关，如风邪伤表，如遇阳热之体，则易发为风热，如风寒证的发生，往往与阴寒之体有关。表寒是由寒冷导致阳气郁阻，里寒者阳气不足，容易加重了表寒症状。中医论寒有表寒与里寒，虽为不同因素，但是表寒往往以里寒为基础，里寒亦常因表寒诱发为条件，互有因果，临床表寒证伴见里寒阳虚者较多。曾治程某，男，36岁。素体多汗怕冷，二周前劳后汗出当风，当夜恶风、纳呆、头痛。入夜厚被汗出而仍然恶寒不减，肢体疼痛，舌淡苔薄白，脉浮缓。用桂枝汤合参附汤，一剂即应。

2. 从“伤寒”与“温病”谈表里

热病的诊治，虽有“伤寒”与“温病”之分，但临床辨治从表证入里证，并无分歧。伤寒六经辨证，温病卫气营血与三焦辨证，归纳起来开始都是表与里的辨证。热病初起均出现散热功能障碍的表证，所以《伤寒论》与《温热学》的表证，都有不同程度的恶寒现象，只是偏重于表寒与表热有所差异，治疗上伤寒与温病也没有明显的界限。上海程门雪倡伤寒温病融合的辨证学说，认为温病的各种辨证治疗方法是伤寒六经辨证治法的发展与延续。

表证发热日久不解，传变入阳明和气分，为热病过程中发热最鼎盛的时期。《伤寒论》的阳明病为胃家实。所谓胃家，就是胃肠道。温病家叶天士说：“三焦不得从外解，必致成里结，里结阳明胃肠也。”吴又可亦说：“伤寒时疫皆能传胃。”可见发热不解，而热势旺盛便会传变入里进入胃肠道。胃肠道为全身内外水液交流的处所，一旦发热，蒸发水液，于是出现大热、大汗、大渴、脉洪大的白虎汤证。白虎汤主药是石膏。张锡纯说热病用石膏，犹饮寒水也。寒水以寒清热，以水补水。若发热不解，热邪传导入大肠。大肠为贮藏粪便之处，分子热运动剧烈，由于水分蒸发形成燥矢，气体充满肠间，于是腹痛、痞满、燥实诸症出现，视其舌红，苔厚黄黑，脉搏沉滑，为腑证实热现象。阳明病和气分证基本一致，阳明病若累及神志，如出现烦躁、懊恼、谵语等严重症状时，当以急下存阴而强调救阴，若进入三阴则以救阳为主。

温病学说则认为继气分证之后，从失水到伤阴，而出现身热夜甚，舌红绛，心烦谵语等，已进入营分。若邪热依然猖狂则复从营入血，因热极则动血，阴虚则生风，而昏谵、肢厥、出血、斑疹等相继出现，为血分证。入营与入血，则重视阴液的存亡，以救阴为急。救阴与救阳，完全决定于临床辨证。三焦辨证也同样，无非突出三个特点，一是从上焦径入营分的逆传心包，二是在中焦增添了湿困脾阳，三是在下焦寒湿，会至伤肾损阳。至于湿从寒化，仍从《伤寒论》三阴病中论治。三焦辨证与卫气营血辨证虽有分歧，大体上并无抵触。在临证上，叶天士、吴鞠通不乏运用仲景的方与法，可见《伤寒论》为温病学说的先驱，温病学说是《伤寒论》的继承和补充。

二、表证的本质

表证，大都是指疾病初起阶段，有些是属于疾病的前驱期。表证有寒热、虚实之证不同，表实证是麻黄汤证，表虚证是桂枝汤证，表寒证为阳气怫郁，治以发散宣通阳气为主，伴里寒者佐温阳，表热以阳热亢盛为主，兼有阳郁，治以清热兼透泄。本节主要探讨表证的本质。

1. 从中医的病位辨证看表证

疾病出现表证的特有表现，需要采用解表药治疗。表证与病变在表，两者虽然都可运用解表药（配合）治疗，但病证并不相同，前者是具有特定的表证病候表现，但是病源可能涉及里；而后者则为许多皮肤病和发于肌表的疾病，临床不可混淆。病变在表皮，没有表证的表现，也需要使用解表药，根据不同症候作配伍，这是中医病位辨证的特色，也是因势利导法则的具体应用。

中医认为发生于相同部位的疾病，其病机有共通性。而同样的疾病若发生部位不同，病机却有区别，如《内经》谓：伤于上者属风，伤于下者属湿；热邪在上称风热，在下称湿热。如疮疡痈毒，病因是热毒，在西医看来大都属细菌感染，通常使用抗菌治疗。但中医需要病位辨证，发于肌表（如颈痈、乳痈等），初起或见有表证者，《内经》言"汗之则疮已"即用解表法，使疮痈在表之邪毒，随汗而解，多在疮疡初期，肿疡未化脓阶段，可用汗法，或配合解表药治疗。如果是热毒所致的疮疡痈毒发于里，如流注（深部脓肿）、无头疽（骨髓炎等）的治疗即直以清热解毒，行瘀通络，则不可用汗法。如不同的疾病，发生的部位相同，其病机具有共通性。一些皮肤病如瘾疹、药疹，甚至牛皮癣等，尽管是病因各不相同，西医的治疗方法各异，但中医认为病位在表则都可配合使用解表之汗法，笔者临床治疗顽固性银屑病，经常辨证配合发汗解表药收到良好效果。

2. 从西医学看表证

《人体信息控制系统生理学——现代中医生理学和中药药理学》（第一部）一书，运用信息控制系统理论，提出"现代中医八纲辨证施治学"，汇总了大量研究资料，认为八纲中的诸证是人体双向信息控制系统失调的各种疾病,并将表证理解为全部是体表交感和体内交感双向信控系统失调的疾病。这仅是对表证“发热、恶寒”的解释,但是不能圆满解释解表药显示的多种功能。解表药还能治疗与表证有关的众多疾病,如感冒、呼吸道感染、麻疹、肠炎腹泻、关节炎、黄疸、急性肾炎等。如果以其配合其他药物,作用就更广泛,如《脾胃论》中运用风药,助阳以健脾,升阳以胜湿,作用意义深远。以“体表和体内交感双向信控”,远远不能解释表证与解表的机制。

皮肤是人类进化得最成功的器官之一,因为人类与其他的动物有别,皮肤变薄,密毛大部分退化,而与体温调节有关的汗腺、皮脂腺是任何动物无法比拟的。皮肤与汗腺的进化,使人变成相对恒温。中医的望、切诊都离不开皮肤,是“由表及里”“司外揣内”诊断方法的生理基础。中医对皮肤、毛发及汗的观察非常细致。在治疗上也非常重视皮肤,除了针灸、推拿、外治法等,许多药物通过皮肤和汗腺的作用,以达到治疗目的。解表可通过汗法来解除表证与改善皮肤功能。

中医将外感热病分为表证与里证。表证,是调节体温的散热功能失常,临床常见有两类。第一多见于感染性发热,由于各种致病因素(包括细菌、病毒、原虫等)刺激,通过寒战而致产热功能亢奋,调动抗感染能力,产生表证发热。第二为寒性热,由于骤然受低温环境的影响,使皮肤和皮下血管收缩,血温不能到达肌肤而形寒怕冷,同时骨骼肌紧张收缩而产热增高,由于散热困难,便出现既恶寒又发热。寒性热和感染性发热虽然是两回事,但中医理论讲,两者机制是相通的。寒性热发作,会降低人体的抵抗力,致感染性致病因素乘机发作,受寒与疲劳是诱因,两种致病因素可夹杂一起。所以《内经》说:“人之伤于寒也,则为病热。”言感受寒冷也会发生热病。发热初起均伴恶寒,虽《伤寒论》言“不恶寒者为温病”。《温病条辨》言:“非全不恶寒,迨既热之后,乃不恶风寒耳。”对温病“初起恶风寒者,桂枝汤主之”。可见对表证本质的研究,可以缩小到小范围,即“恶寒”。从西医学看,恶寒机制是给人体发出信号:由于某种原因(如病原菌来犯),需要供能。通过供能,促进能源释放(而发热)同时也动员了人体的免疫功能。

三、解表的作用与脾胃

表证为外感初起比较轻的病证。表证的形成与脾胃相关,解表药的作用亦与脾胃功用关系密切。

1. 从麻黄的作用谈解表

麻黄为解表发汗的首药，常用于表实证，又可宣肺，利小便，能治水气病，对有表证之水肿，以上半身水肿者用之尤宜。张锡纯言："受风水肿之证，《金匮》治以越婢汤，其方以麻黄为主，取其能祛风兼能利小便也。愚平素临症用其方，服药后果能得汗，其小便即顿能利下，而肿亦遂消。"从目前麻黄的药理研究来看，其主要成分并没有直接明显的发汗与利尿作用，然而临床上麻黄通过辨证及复方配合使用时，其发汗与利尿作用却明显地表现出来，这是药理无法解释的。中医的遣药配方，并无固定的单向作用，主要是根据"证"的表现，辨证立法，依法立方，否则对麻黄剂能治有汗之证及尿频，多尿等疾患，就难以理解。麻黄(剂)的发汗利尿并非特异作用，而是表示一个治法，如治疗风水病(急性肾炎水肿)，除了麻黄剂，其他解表方如荆防败毒散，银翘散等亦有效果。故对中医药的研究不能脱离其理论，中医认为出汗与排尿全赖于气化，麻黄作用亦基于此。《本草正义》言麻黄之泄肺，治里水黄肿，表热黄疸及水肿气喘，小便不利诸法，"虽曰皆取解表，然以开在内之闭塞，非以逐在外之感邪也"。冉雪峰言："方制麻黄，意旨原不重表，不过借表以通气云尔。如虫行皮肤，是将通未通，当汗出，则通矣，气通则水亦通矣。"麻黄辛温轻扬善达，通络开闭，宣泄气机，达皮毛，通卫阳，能发汗解表，通水道，达下窍，化气利水。麻黄(剂)的作用是通过辛温通闭以促气化的整体调节来实现的，发汗和利尿只不过是改善病理失调过程中所表现出的一种现象而已，所以麻黄剂治水肿病，从临床观察服后不一定皆见汗出，或尿量增加。《经方实验录》载一案："治一妊妇肿病，面目手足悉肿。一时意想所至，径予麻黄汤加味。次日复诊，肿退其半。问曾汗出否？曰，否。问小便较多否？又曰，否。然余未之信也，予原方加减。三日，肿将退净，仍问其汗与小便各如何？则又绝口否认。"可见中医"气化水，水化气"之说是有实践可据的。

2. 解表的作用实质

表证一般示病情轻浅，病位在肌表，多见于外感病的初起阶段。表证的临床表现以恶寒、脉浮为主要症状。恶寒是机体需要增加热量和抗病力的信号，造成恶寒的机制有二：一是卫阳郁阻不得宣发，二是阳气虚亏温煦无能。表证之恶寒属于前者。机体生命力全靠阳气活动，赖以温煦，仗其防御，脉浮是阳气抗邪于外的表现之一。汗法是通过发汗来疏达腠理，使卫阳宣发，无汗者为阳气怫郁，汗出示阳气得以宣通，汗多则阳气泄亡。启玄子说："人汗泄于皮腠者，是阳气之发泄尔。"发热患者如见表阳怫郁，则热愈炽盛，发汗的意义是使被郁遏的表阳得以宣通，体温便会恢复正常。故服发汗药常须温覆、啜热粥，即是借温热和谷气之力促进卫阳功能恢复。临床汗法并非仅仅治疗伤风感冒，它能广泛地用于许多疾患表现为卫阳郁滞者，诸如水肿、泄泻、痢疾、咳喘、疮疡、黄疸及痹证等，文献记载尚可治疗中风、难产、带下、痉病、癃闭等疾患。尽管各种疾病引起的病因不同，治疗法则各有不同特点，但诸病症中存在着共同的病机，即阳气运行功能障碍，营卫失调，气机不宣，中医解表发汗的作用就是针对这个共同的病机，借宣散而恢复阳气功能。

譬如用汗法治疗水肿，并非使水饮之邪随汗从表皮逐出，而是借其温通助阳、促进气化之力而使水气消弭于自然。《脾胃论》言："诸风药升发阳气，令阳气生。"张子和将熏蒸、熨烙、导引、按摩等俱归于汗法，实质上皆取其宣通阳气之作用。五苓散是利水剂的代表方，《伤寒论》治邪传太阳膀胱腑之蓄水证，临床主要用治膀胱气化失司，水停而小便不利所致的各种病证。原书言五苓散服法："白饮和服，方寸匕，日三服。多饮暖水，汗出愈。"五苓散证不一定有表证，此处发汗亦非解表作用，而是通阳。冉雪峰注释："观伤寒多饮暖水，汗出愈，里气化，则外气化，外气化，则里气化，内外豁然，亦活泼泼一片化机。"五苓散服法是借出汗令阳气振奋，太阳经气疏通，使膀胱气化复常而小便得利。

3. 解表与脾胃

表为一身之藩篱，统摄营卫，具卫外防御功能，外邪侵犯机体首先出现表证。脾属中土，为营卫之源。李东垣说："脾全借胃土平和，则有所受而生荣，周身四脏皆旺，十二神守职，皮毛固密，筋骨柔和，九窍通利，外邪不能侮也。"脾胃具有护卫、防御功能。卫气滋养于中焦，卫表与脾胃功能有密切联系。故东垣说胃气、卫气其实一也，胃气虚则卫气弱。李东垣在《脾胃论》中认为外感、内伤发病，是"由脾胃衰而生"。临床上常见脾胃气虚则无以固护其荣卫，易致外邪侵袭，而发寒热；卫表失固，寒温不适则损伤脾胃，可致吐泻。

解表的作用机制离不开脾胃，如《伤寒论》解表主方麻黄汤，方中关键在桂枝，桂枝辛温通阳，善和脾胃，又合炙甘草和中顾胃气，徐大椿称此“二味扶阳补中”。麻黄若无桂、草之助，则发汗力大减，焉能胜寒水以解表实之证。桂枝汤的配合，更为突出，方中桂枝温中，芍药能益脾，甘草、姜枣能调脾胃。曹颖甫谓“桂枝汤乃太阴病第一方”。上海张伯臾教授亦谓桂枝汤有振奋脾胃功能作用，可广泛地用于虚寒性慢性泄泻、慢性胰腺炎、胃脘痛、神经衰弱、虚劳等内证。桂枝汤能发汗解表治外感，又能温中补脾治内伤，其统治表里的作用机制在调和营卫、振奋脾阳。姜佐景说：“桂枝汤证乃脾虚寒也，用桂枝汤鼓舞脾阳，鼓动营血达表以发汗。”更重要的服法，须啜热粥，以助药力，即借谷气益胃气，内充胃液以酿汗，并以鼓邪外出。啜热粥发汗，为民间常用之益胃解表法。

温热病发生过程，叶天士言：“热邪不燥胃津，必耗肾液。”故热病治疗对存津液、顾胃阴极为重视，所谓“汗者津之泄”。吴鞠通于辛凉解表剂银翘散、桑菊饮中用芦根、甘草护养胃津，以达邪。如在热病过程中，出现战汗，《外感温热篇》载“法宜益胃，令邪与汗并，热达腠开，邪从汗出”。叶天士言“法当益胃”即宣通中焦，滋养胃津，以助汗解。

无论伤寒、温病，如章虚谷所说：“风寒湿热之邪，初在表者，可用助胃以托邪。”特别是虚人感冒，脉微弱，补中托邪，尤为紧要。《景岳全书》论汗：“夫汗本乎血，由乎营也。营本于气，由乎中也。未有中气虚而营能盛者，未有营气虚而汗能达者。”可见脾胃中气对表证的诊治十分重要。肺主皮毛，主宰卫外功能，脾胃虚则肺最易受邪。人体的卫外防御功能，即西医学所称免疫功能，现代研究表明脾胃与免疫功能密切相关，对防卫功能起极重要作用。

4. 解表药的升阳益脾作用

脾胃功能全在阳气的升腾、运化。发汗药之性升浮，禀春夏之气有助脾阳之升腾，东垣《脾胃论》中所用升阳之味，都是具有发散作用的“风药”，提出发汗具升阳、助阳作用。发汗药用于表证是发散，伸达卫阳，用于脾虚证是升阳，鼓舞中阳，病异用同，其机制则一。如人参败毒散，以大队发散药配补中益气之味治久痢逆证，一般认为此证由“失于表证”“邪入于阴”，用逆流挽舟法,使“卫外之阳领邪气同还于表”。然邪气既内陷于脾,仍从表治,岂非刻舟求剑？此处发表药作用应视为协人参,共奏鼓舞中阳,升清举陷之功才较为合理。临床治疗脾虚气陷之泄泻,即使无表证亦可配合发表药治疗,有时单用解表药也能奏效。

前篇提及风药发表与升阳健脾有共通性,李东垣根据《内经》“春夏养阳”“辛甘发散为阳”的观点,提出“辛甘发散,以助春夏生长之用”,认为升柴等与参芪术草的辛甘配合,像春生夏长一样助阳气生。发表药性升发,与补脾益气药“同气相求”,有协同作用。柯琴言补中益气汤组方“补中之剂得发表之品而中自安,益气之剂赖清气之品而气益倍,此用药有相须之妙也”。东垣所创众多健补脾胃方剂,大都用补气药配发表药以助升阳。阳气主动,阳气不足则运行迟滞,补气配阳动之味能增强作用。临证见气虚未及阳衰者,配入小剂量的风药大有裨益。少量风药能增强补气药的功效,故谓“参术补脾,非防风、白芷行之,则补药之力不能到”,确系经验之论。所谓“脾胃不足,表虚邪袭,升其阳则表证自退”,从整体恒动观来看,外感表证与内伤脾胃在病机上有着因果关系;在治疗上,解表与助阳健脾有着内在联系。通过这个机制认识,不仅大大地拓宽了解表法的应用视野,丰富了有关疾病的论治方法,还可为解表及脾虚的本质研究提供新的思路。

第五章
燥湿的临床诊治与脾胃

燥湿的病变是临床极常见的证候群，牵涉内容广泛，在临床诊治中十分重要，清代石寿棠《医原》探索医之本原，提出“燥湿二气为百病之纲领”，以燥湿二气统天地阴阳之气，对之作了系统论述，并将外感、内伤等诸多疾病归纳为燥湿二因，并以燥湿之不同表现解释病机。石寿棠的燥湿理论，在前人的认识上，加以充实，形成了一套颇有特色的辨证思路，对后世有深远影响。燥湿与寒热、虚实之间关系密切，从理论分析及实践表明，燥湿辨证列入八纲辨证中，对临床更有纲领性指导作用。

一、人体的疾病与燥湿的关系

人体水分的出入平衡，对于人的生命十分重要，因为人体活力的维持，主要表现为新陈代谢，而水液的代谢尤其重要，涉及各脏腑功能活动，与阳气活动息息相关。燥湿病变是水液代谢失常所致，人体水液丧失为燥，水液停滞为湿。

1. 燥湿为诊治百病之提纲

人体水液占体重70%以上，是维持生命活动的重要物质，水液代谢对人体的生命活动起着极其重要的作用。人的衰老，实际上就是水液代谢的功能趋向衰减的过程。现代科学检验表明人体衰老随年龄增加而含水量逐渐递减。机体含水量下降是衰老的特征之一，不唯人体，凡动植物皆呈同样规律。古人将供养人体的物质称之为“水谷”，其“水”是指水分，“谷”是指食物。水分对于人体，在某种程度上比食物更为重要。所以人体水液代谢失调最易导致疾病，表现的病证主要是燥与湿。

《灵枢·顺气一日分为四时》言“百病之所始生者，必起于燥湿寒暑风雨，阴阳喜怒，饮食居处”，将燥湿列于百病起因之首。“天人相应”是中医的理念，石寿棠《医原》开篇谓“天地与人，同一理也”，提出：“夫乾为阳，坤为阴，乾坤化为坎离，是天地为阴阳之体，水火为阴阳之用。用伤则体害。水火有过不及之弊，在天地则不能无旱涝之灾，在人则不能无燥湿之患。”石寿棠非常强调病证辨识中燥湿辨证的重要性，言“天地之灾，不外燥湿，六气伤人，亦不外燥湿”。石寿棠提出诊治百病的提纲，即燥湿两纲，在《医原·百病提纲论》言：“天地之气，阴阳之气也；阴阳之气，燥湿之气也。”认为燥湿之病对人体影响最大，八纲辨证之阴阳、寒热、虚实，均在燥湿辨证之中，这对临床很有指导意义。

人体疾病不论外感、内伤，均不出燥湿两端。《医原》说：“外感百病，不外燥、湿二气……内伤千变万化，而推致病之由，亦祗此燥湿两端，大道原不外一阴一阳也。”燥湿之病证临床所见相当广泛，临证辨治涵盖寒热、虚实之证。

2. 燥湿与寒热的关系

燥与湿，应天地之气。燥为天之气，湿为地之气，水流湿，火就燥，各从其类。可见燥湿的寒热之性，有明显的倾向，燥湿可随寒热而转化。石寿棠说：“燥湿又因寒热而化，水气寒，火气热。寒搏则燥生，热烁则燥成；热蒸则湿动，寒郁则湿凝；是寒热皆能化为燥湿也。”所以临床上单纯的燥湿证表现较少，多见燥湿与寒热互结在一起。燥湿伴见寒热者，大都是外感，多见燥湿与寒热杂至。燥为阳邪，多由天之燥气下降，因燥而热为本因，故言燥热而不言热燥；寒燥为之变，是因寒而燥，所以不言燥寒。湿为阴邪，多由地之湿气上升，得阳气则化，得寒则易生湿，此为本因，故谓寒湿，而不言湿寒；而湿热为之变证，是因湿而热（湿郁化热），而不言热湿。

《素问·五常政大论》言：“寒热燥湿，不同其化也。”将寒热与燥湿一同列为天地之气化。阳胜则热而生燥，阴胜则寒而多湿，阴虚轻则生燥，盛则生热，阳虚轻则生湿，盛则生寒，寒热、燥湿之间可以相互转化。石寿棠言，“燥热为本，寒燥为变，寒湿为本，湿热为变”，“寒燥化为燥热，返其本也；寒湿化为湿热，因乎变也”。并提出：“人能体察燥湿二气之因寒因热所由生，而以之为纲。”可见燥湿病变，无不与寒热紧密相连。四季的阴阳交替，寒热变迁，伴随着燥湿的节律变化。临床上常见，热盛则易耗伤阴液而形成燥证，阴寒最易损伤阳气而形成湿证。

关于燥具有阴阳双重属性。燥的阴阳属性一直被争论：认为属阳，燥从热发，与湿相对，燥可祛湿，治燥药多汁多滋润；认为属阴，西方燥金，性肃杀收敛，向下向内，《素问·五运行大论》谓“西方生燥……在脏为肺，其性为凉”。春夏为阳，秋冬为阴，《医征》言“燥病属凉，谓之次寒，病与感寒同类”，此指外感六气而言。《景岳全书》提出“燥亦有阴阳”，燥从阳者因于火，燥从阴者发于寒。《四圣心源》:“燥为寒热之中气，上燥则化火而为热，下燥则化水而为寒。”燥的阴阳属性很难界定，可见燥具有从阴从阳的双重属性，临床应从实际出发。

3. 燥湿与虚实的关系

燥湿伴见寒热者，多见于外感，而燥湿伴发于虚实者，多见于内伤疾患。在病理上，燥是表示人体水液的不足，湿是由于水液运行阻滞。所以燥湿在临床意义上与虚实机制有些相似，也有一定的联系，但却有其特殊性。燥湿与虚实之间的关系，石寿棠言:“阳气虚，则蒸运无力而成内湿；阴血虚，则荣养无资而成内燥；思虑过度则气结，气结则枢转不灵而成内湿；气结则血亦结，血结则营运不周而成内燥。”湿病大都由于阳气虚亏，阳虚则水液运化障碍而酿成水湿病；燥病大都由于阴液不足，阴液虚亏则津液、营血荣养无源而呈干涸状态为燥病。

燥湿的内容虽然与虚实有些相似，却有其特殊性。燥湿之证的虚实特征：湿病，表现肢体困重，肌肤肿胀，脘痞纳呆，二便不爽；随之产生的痰、饮，甚至瘀等，无不与之有关，显然湿病是属于“有余”之实证。燥病，临床可表现口渴、舌燥，为津枯、液亏、血虚、营阴耗伤甚至阴精亏耗等，可见燥病是属于“不足”之虚证。临床上湿病表现大都是属于实证，或有本虚而标实；燥病表现大都是虚证，或有外感风燥伤人，但多有机体阴津虚亏之本因。

二、燥湿病证的形成

燥湿病证的形成是由于水液代谢障碍。人体水液代谢，主要由肺、脾、肾三脏承担，其枢纽在脾。《伤寒悬解·阳明燥金》言:“太阴性湿，阳明性燥，燥湿调停，在乎中气，中气旺则阴阳平和，燥湿相得。”《内经》病机十九条谓“诸湿肿满，皆属于脾”，脾运失司，易导致水液停滞而成湿病。湿与水是同物异名，水有形而湿乃无形的病理产物。《素问·阴阳应象大论》言“燥胜则干”，病机十九条未言及“燥”，河间《素问玄机原病式》补充“诸涩枯涸，干劲皴揭，皆属于燥”。认为燥湿相反，如春秋不同，表现不荣生，无水液，不滋润，不柔和等，其成因与风热火有关。

1. 燥湿病证形成的因素

燥湿起因，有外感与内伤不同。外感源于天，与季节气候相关，归属六气：风、寒、暑、湿、燥、火（热），其中以燥湿为主，多有兼夹，《医原》言："于外感中，分别兼风、兼寒、兼暑之因。"内伤中，《医原》言："湿之本气多从内受，总由脾肾阳虚，不能化水所致。"燥证内生有津液不足，阴液耗伤，精血下夺等不同程度表现。燥湿证就是体内的水分循环失去常态的病症。在生物体中水溶解许多物质，形成一种复杂的溶液，所称体液，细胞的生命就是生存于这种水溶液中，细胞吸取营养和排泄废物，以及调节体温和制造分泌液等，都需要水来发生作用。健康人每天排泄的水量是跟饮入水量基本平衡，保持着一个恒定的容量。要是水分循环失去常态，体内不能保持恒定的容量，水分容量不足便形成"燥"证，水分潴留则形成"湿"证。

燥湿病证的形成，常与气候、地理环境及人身体质有关，即因时、因地、因人而异。如因时而起："暑必夹湿，秋多燥气"，如《医原》谓："交夏……而湿气最盛……交冬……而燥气最盛。"一般认为暑热蒸腾而湿气最盛，秋风肃杀则燥气最盛，喻嘉言说："春月地气动而湿胜，秋月天气肃而燥胜，故春分以后之湿，秋分以后之燥，各司其政。"其实四季的气候异常变化，均可出现燥湿之证，《医原》言："久旱则燥气胜，干热干冷，则燥气亦胜，在春为风燥，在夏为暑燥，在秋为凉燥，在冬为寒燥；久雨则湿气胜，地气不收，溽暑阴冷，则湿气亦胜，在春为风湿，在夏与初秋为暑湿，在深秋与冬为寒湿。"大都见于外感病。六气伤人，常因人而异，石寿棠言："阴虚体质，最易化燥，即湿亦化为燥；阳虚体质，最易化湿，即燥亦化为湿。"朱丹溪言："肥人多寒湿，瘦人多热燥。"所以辨证时要注意体质因素。燥湿病证发生还有明显的地域性，如"西北地高，燥气胜；东南地卑，湿气胜"。叶天士《外感温热篇》言："吾吴湿邪害人最广。"居处东南沿海多湿地，则易患湿病，相对西北地域多燥气。国医大师路志正主编《中医湿病证治学》，提出北方亦多湿论，认为"湿邪害人最广"，为水、成痰、成饮，化生百病。临床所见燥湿病证，以湿证居多，十居其八九，单纯燥证相对少见，十居其一二。

2. 表湿的产生

表湿亦称外湿，其成因，多发于梅雨季节及潮湿地区，在空间上为岚瘴雨露多湿之乡，显然，环境的空气中饱和的水分是表湿形成的主要因素。有学者指出："人体的 69% 为水，其中蒸发过程起着重要的作用。例如一昼夜之内，每个人从皮肤表面及肺部蒸发出的水，有 800 至 1 200g，或者多一些(依工作程度不同),其中蒸发过程的速度,主要依周围空气的湿度而变,例如长期停留在充满水气的潮湿空气中的人,其蒸发过程受阻碍,人体器官中正常的热交换也受到破坏,人们就感到没精神,其工作效率因而降低。研究空气湿度对人体的影响,在医学是很有意义的。"说明环境湿度对人体的影响。中医文献记载较多,如晨雾山瘴,或天阴淫雨,或雨晴湿蒸,或卧湿冒雨,或汗出沾衣当风等,由于接触高湿度环境而发生肌表组织水分饱和,使蒸发过程受到抑制谓之表湿。

人体排泄水分一部分是由于肺的呼气和皮肤的蒸发,如果环境的空气湿度饱和,人体的皮肤和肺的水分便不容易排泄出来。要是健康人,管制水分平衡的调节功能正常,过剩的水分会从肾脏排泄出来,要是有了疾病,代偿排泄功能失调,过剩的水分便在体内潴留起来,所谓"水停其间"。会形成"发热不甚,恶寒凛凛,头重胀痛,如裹如蒙,身体重痛,四肢懈怠,甚至昏沉嗜卧"的表湿症状。从表现看像感冒病,为何叫表湿证,因为这是发生于空气饱和水分环境里的感冒病,机体的反应症状和一般感冒病不同,发热而热度不高,凛凛恶寒,特别是头重胀痛,有如裹如蒙的感觉,肢体沉重懈怠嗜卧,这是"湿"的特征。是因过剩的水分潴留在组织细胞间,细胞的容积膨大,压迫所在的神经,或者神经细胞本身亦水分饱和,神经的感应与反射迟钝,于是有如裹如蒙的胀痛感觉。所以中医治表湿用羌活、独活、麻黄、桂枝、防风、白芷等辛温发汗药,往往一汗即愈,意在通达表阳。

3. 里湿的形成

里湿即体内潴留水液过多,其成因有二:一为饮食不节,恣食瓜果冰饮,或嗜酒好茶等使脾失健运,发生里湿。二为脾阳运化障碍,致体内发生水液潴留的病理产物,形成里湿。其成因关键在脾阳。由于脾阳虚,失其健运功能,不能为胃行津液,则停留而成内湿,为痰、为饮;溢于皮肤,则为肤肿;留滞于筋肉之间,即肢体沉重屈伸不利;流入肠道,则便溏泻或小便不利。为何"喜饮酒茶,多食瓜果,其湿从内生"。日常如多吃一些瓜果酒茶,体内调节水分的功能,会将多余的水分排泄出来,以保持一个恒定的容量。要是人体有了疾病,调节水分的功能障碍,或者摄入过量,超过机体调节能力,即脾运失职,水分的运行失去常态,于是水分就潴留起来,形成了"脘腹痞满不舒,食欲减退,便溏尿少,渴不欲饮,或饮入即吐,舌苔厚腻"等里湿的症状。

饮食不节只是构成湿证的条件，脾运失调是致病的主要因素，两者相因而形成里湿。张子和《儒门事亲》言“五脏湿属脾胃”，诸湿均与脾胃相关。

4. 燥证的形成

燥有内外之分，外燥属六气之一，为外来病因，多见外感病，外燥源于天，与季节气候相关，燥为秋季之气，好发于秋天，根据节气，有温凉不同。《通俗伤寒论》言：“秋燥一证，先伤肺津，次伤胃液，终伤肝血肾阴。”表现一是易伤津液，《内经》谓“燥胜则干”，燥邪伤人最易耗伤人体津液，出现各种干燥征象。《医门法律》言：“夫干之为害……有干于外而皮肤皱揭者，有干于内而精血枯涸者，有干于津液而荣卫气衰，肉烁而皮著于骨者。”二是易伤肺，肺居上焦，属金，通燥气，伤肺出现肺津耗伤的征象。外燥是病因，伤人体表及肺之津液；内燥是病机，起于脏腑功能失调。

内燥的形成原因，有因热、因寒两种。根据其损伤的程度，又有伤津、伤血、伤阴精的不同。津液是人体水液的总称，津与液不同，皆来源于水谷精微，但分布与功能不同，《读医随笔》谓“津，液”同属于阴液。内燥通常是因为体内的津液被严重耗损，又无法得到及时补充所致的病证。燥因热生，多由内热所致，如饮食不节，过食辛辣香燥厚味，致积热内蕴，灼伤津液致燥；或由七情所伤，肝郁化热，或五志过极，皆从火化，郁热郁火灼伤阴液，而生内燥；或因气机失调，气滞血瘀，气血阻滞而化热，致津液输布障碍，脏腑器官失养而致燥。五脏皆能生热而致内燥，如因于肺热，多伤肺津，甚至肺阴不足；可因胃火内灼，耗伤胃阴；心火炽盛，劫烁心阴，耗伤心血；肝经郁热，耗灼肝阴，而上损心血，下耗肾液；肾命火旺，先耗肾液，上蒸则诸脏阴液皆受其灼。可见五脏皆会伤于内燥，致精血津液亏耗。燥可因寒生，多由阳气虚衰，阴寒内生，寒凝气机，气不输津，阴津凝滞，而失滋润致燥，内燥由生。《金匮要略》记载“肺痿”有因于肺中冷，治用温法；记述“消渴”病因肾阳虚亏，气不化阴，治用肾气丸。也有些燥证比较复杂，由于气化不利致津液不行，或瘀血内停，如《金匮要略》中“干血劳”，表现肌肤甲错。

三、燥湿病证的临床表现与脾胃

燥湿病证的表现，最早《内经》描述为：“太阴司天，湿淫所胜，则沉阴且布，雨变枯槁，胕肿骨痛阴痹，阴痹者按之不得，腰脊头顶痛，时眩，大便难，阴气不用,饥不欲食……阳明司天,燥淫所胜,则木乃晚荣,草乃晚生,筋骨内变,民病左胠胁痛,寒清于中,感而疟,大凉革候,咳,腹中鸣,注泄鹜溏。”太阴为湿土,故司天则湿气盛;阳明为燥土,故司天则燥气胜。燥湿的表现,有外感与内伤不同。外感归属六气,其伤人都见兼夹,如风湿、风燥、寒湿、凉燥、暑湿、暑燥、湿热、燥火等。内伤之燥湿较为复杂,湿证内生,多由于脾、肺、肾功能失调,表现水湿、水饮、痰湿、湿浊、湿毒等。燥证内生有津液不足,阴液耗伤,阴血、阴精虚亏等不同程度表现。临床也有外感与内伤之燥湿交结在一起发生的,如阴血虚亏之体再外感燥气,阳虚水停复致湿邪外侵,症状就更加复杂。《四圣心源》言:“脾喜刚燥,胃喜柔润,燥湿调停,在乎中气。中气旺则阴阳和平,燥湿相得。”燥湿病证与脾胃密切相关。

1. 湿证的表现特征

湿证表现特征主要有三:一为黏腻性,表现舌苔黏腻,病程缠绵难已,发热则身热起伏不扬。石寿棠谓“胶滞缠绵”“湿伤人隐而缓”,发病有隐袭性而不易察觉。二为重着性,表现头身沉重,四肢困倦,头痛如裹,关节麻木,下肢重着,石寿棠谓“伤于湿者,下先受之”。三为秽浊性,石寿棠谓“湿为浊邪”,表现尿混浊,大便溏滞不爽,皮肤湿疹,疮疡流浊水。临床“湿”的意义很广泛,表现出多样性,有黄疸为主,或脘痞呕恶,或头身困重,或便溏尿不利等,属多系统病种表现。“湿”的形成有一定条件,有外因与内因,故湿常和某些疾病结合在一起,可因感染的疾病不同,而有种种不同的湿证表现。如湿和感冒伴发叫伤湿或冒湿,往往微热形寒,头重如裹。湿和咳喘并发,咳嗽多痰叫湿痰。湿和疟疾并发叫湿疟。湿和痹病并发叫湿痹或风湿,肢体关节麻木酸痛。湿与霍乱伴发叫湿霍乱。湿与泄泻伴发湿泻。湿与黄疸伴发湿热黄疸。若皮疹见水泡糜烂渗液叫湿疹,疮疡见流溢脓水为湿疮。中医所说湿的意义较广,涉及西医学多系统病种表现,如传染病的肝炎、流行性乙型脑炎、伤寒、流行性感冒、出血热、钩端螺旋体病、菌痢等;消化系统的急慢性肠胃炎、慢性胃炎、消化性溃疡、胆结石、胆囊炎、慢性腹泻;泌尿系统的肾炎、尿路感染、尿路结石、前列腺炎;风湿免疫疾病的类风湿性关节炎;代谢性疾病的痛风、高脂血症、肥胖症;妇科的白塞病、子宫颈炎、盆腔炎、阴道炎;儿科的新生儿黄疸、婴幼儿腹泻、小儿夏季热;皮肤病的带状疱疹、湿疹、痤疮、黄褐斑、痱子、酒渣鼻;外科的鞘膜积液等。

2. 燥证的表现特征

燥证的表现特点，有外感、内伤之不同，又有寒、热之异。外感之燥，首伤上焦气分，肺金通燥气，外燥易伤肺，石寿棠谓，“燥从天降，首伤肺金”，出现“干咳连声，胸胁牵痛，气逆喘急”，“口鼻唇舌起燥，嗌喉干疼”，甚至出现咳痰不爽带血，可伴有尿少，大便干结。外燥有寒、热之异，分凉燥与温燥之不同，一般初秋多见温燥，表现发热，微恶风寒，头痛，少汗，咳嗽少痰，咽干鼻燥，口渴，舌红脉数；而深秋多见为凉燥，又称“次寒”，故表现介于风寒与温燥之间。

内燥是病变过程中阴液亏损而成，久病耗阴伤液，或因热病过程中，因热邪伤阴，或湿邪化燥导致，或大汗、大吐、大泻后，或失血，或亡精，或内热暗耗，或素体阴虚。表现津液不足，人体各组织器官以及孔窍失于润泽而出现干燥、枯涩失润为特征的病理变化，又称津伤化燥。临床常见皮肤干燥脱屑，甚至皲裂，鼻干咽燥、口唇燥裂、目干泪少、毛发干枯，爪甲脆断、尿少，舌红少津等。表现阴虚内热者，则见肌肉消瘦，五心烦热，骨蒸潮热，盗汗等，且因脏腑而异，如以肺燥为主，伴干咳无痰，甚至咯血；胃燥为主，胃阴津亏，伴舌红苔光剥；如肠道干燥，大便秘结等。内伤之燥，石寿棠谓之：“乃人之本病，由于精血下夺而成，或因偏饵燥药所致，病从下焦阴分先起，下焦失治，则槁及乎上，喘咳，痿厥，三消，噎膈之萌，总由于此。”可见内燥证甚者，多数难治。

3. 燥湿辨证的四诊合参

燥证表现比较直观，而湿证表现较为复杂，有些与气机失调混杂在一起，常见证候兼夹。对燥湿证的诊断，多从四诊结合。如望诊辨证，《医原》言，“肝开窍于目，燥病则目光炯炯，湿病则目多昏蒙”，“肺开窍于鼻，燥病鼻多干涩，湿病鼻多润泽”，“脾开窍于口，口苦属燥热，口甜属湿热”。从肾开窍二阴辨证：“燥病溺从清黄，湿病溺多浑浊……论大便，燥邪多硬，湿邪多溏。”如问诊，则问饮食喜淡喜浓、喜燥喜润、渴与不渴、饮多饮少、饮水解渴还是反而不适呕吐等去辨燥湿之证。《医原》提出切脉辨燥湿，认为“病有燥湿，脉有刚柔，刚脉者，即古所谓弦、紧、动、涩、牢、革诸脉是也，按之有尖滞弹指之象，主阴虚之燥病。柔脉者，即古所谓濡、缓、滥、滑、微、细诸脉是也，按之如丝线，湿泥柔软之象，主阳虚之湿病”。提出“欲知阴阳之气，须辨刚柔之质，不独内伤为然也，外感亦然”。燥证的辨证比较简单，湿证辨证较为复杂，有些与脏腑气机失调混杂一起，难以直观判别，须从湿证表现特征，细加分析辨认。

4. 燥湿之证的互相夹杂与转化

燥湿之证在病变的过程中，常出现燥湿互相夹杂之证。临床上多见寒热错杂、虚实夹杂，往往燥湿并见者易被忽视。《医原》言："燥郁则不能行水，而又夹湿；湿郁则不能布精，而又化燥。"其实临床经常见到燥湿夹杂之证，特别是表现口干舌燥，属气阴两虚，而伴有气虚失运导致的水湿停滞，治疗必须燥湿兼顾。对于燥湿病证的夹杂并见，临床辨识较有难度。吴鞠通《温病条辨·燥气论》言："盖以秋日暑湿踞于内，新凉燥气加于外，燥湿兼至，最难界限清楚，稍不确当，其败坏不可胜言。"在季节转换时，易见燥湿夹杂，尤须辨清，治不致误。

燥证与湿证在发展变化中，常出现相互转化。燥证可转为湿证，湿证也可转为燥证，石寿棠言："阴阳互根，气血同源，阳虚甚者阴亦必虚，气虚甚者血亦必虚，往往始也病湿，继则湿又化燥。阴虚甚者阳亦必虚，血虚甚者气亦必虚，往往始也病燥，继则燥又化湿。"在燥湿转化中，常会出现燥湿夹杂之候。河间《素问玄机原病式·热类》的"吐下霍乱"中言："诸泻痢皆兼于湿，今反言气燥者，谓湿热甚于肠胃之内，而肠胃怫热郁结，而又湿主乎痞，以致气液不得宣通，因以成肠胃之燥，使烦渴不止也。"燥湿转化与夹杂，在肠胃道病变之中较为多见，所以在辨识时要以脾胃为中心。《温病条辨·燥气论》又言："《经》谓粗工治病，湿证未已，燥证复起，盖谓此也。"故临床须仔细辨证，不可孟浪。

5. 燥与湿疑似证的鉴别要领在脾胃

对于燥湿的临床辨证，较有难度的是对疑似证的辨别。一般辨湿证与燥证，常以口渴与不渴作区别，其实这种辨别存在不确定性。阴虚内热多口渴，阳虚内寒亦有口渴，仲景早有明训，不可不知。津液、水液亦称阴液，必赖阳气健旺而运化正常，才能输布。所以不独阳热炽盛，灼伤阴液，导致阴津虚亏，产生口渴。如阳气虚衰，不能蒸腾，阴液不能输布，致脏器津液供养不足，亦会口渴。口渴症状，有由于津液亏耗，也有属于水停不化，辨别主要依据口感与脾胃反应症状。阴液虚亏之口燥，渴喜凉饮，饮后脘腹畅快，症状随之改善；阳虚水停之口渴，渴喜热饮，或饮水不欲咽，或饮入脘腹不适，甚至水入则吐。《伤寒论》中以"五苓散主之"有6条指征，其中5条有

“渴”，1 条是“欲饮水”，也表明口渴。这是仲景特别提醒后人，“渴”是水饮不化最多见的表现。

比如临床常见盗汗，一般都责之阴虚火旺，治疗不外滋阴降火、养血敛汗，使用当归六黄汤、麦味地黄丸等。但盗汗不少是属于湿郁化热所致。地处于东南沿海之域，盗汗属于湿热者屡见不鲜，因其表现具有“状若阴虚，病难速已”的特点，易于误诊。湿热内郁所致盗汗，亦有午后潮热，口干肢困，但常见渴不欲饮，身重胸闷脘痞，或恶心呕吐，口苦糊黏，或便溏不爽，尿短而赤，苔滑腻或黄腻，脉濡数或滑数。如湿热久羁，伤阴耗液之盗汗，更与阴虚盗汗颇似，务须明辨，尤必细察脾胃诸症候，庶不致误。

辨别燥湿，一般认为以舌诊较为可靠，其实不然，特别是老年人、久病，容易出现假象。昔曾治一老媪，76 岁，纳食脘胀，肢困乏力，舌淡苔厚白腻满布，脉象弦滑。多处求医，大都以健脾祛湿法治疗，反致舌燥口渴，纳食减退，苔愈厚腻。视其形瘦素喜滋润食品，径以滋脾阴药投之，竟获奇效，纳进而白腻苔亦减大半。燥湿的病变与个体的体质差异关系很大，复杂之证辨别不可囿于表象，必须问清饮食习性及体质特征，或先用饮食试探其胃肠反应情况，再下药则易中的。

燥湿在病变过程中，常常出现燥中夹湿或湿病夹燥，甚至是燥证似湿，湿证似燥，出现假象时，就给诊断带来了困难。《读医随笔》言：“燥湿同形者，燥极似湿，湿极似燥也。《内经》以痿躄为肺热叶焦，以诸痉强直皆属于湿，其义最可思。故治法有发汗利水以通津液，有养阴滋水以祛痰涎者。”临床常见：湿证表现口渴，便秘尿赤；燥证表现胸满，便溏咳痰。更有病湿脉涩；病燥脉滑。此类“湿证似燥，燥证似湿”之症候，临证不可不察。脾喜燥恶湿，胃喜润恶燥，所以燥湿与脾胃同气相感，燥湿病证的形成主要责之于脾胃，故对燥湿病证的辨证，以脾胃的反应症状最为可靠。

四、燥湿证的治疗大法与脾胃

燥湿证的治疗，《内经》最早提出治疗法则，“湿淫于内，治以苦热。佐以酸淡，以苦燥之，以淡泄之”，“燥淫于内，治以苦温。佐以甘辛，以苦下之”。治疗湿病使用苦温燥湿、淡渗利湿与芳香化湿，燥证采用养阴生津，增液润燥，这是一般的原则。燥湿是人体水液代谢障碍所致的病证，水液代谢与肺、脾、肾三脏有关，但枢纽在脾胃，对燥湿治疗的中心亦在脾胃。

1. 湿证的治疗

湿证一般分表里、寒热施治。表湿与里湿，互相影响。两者主要关键悉在脾阳，脾阳健运，表湿易祛，里湿亦能宣化。初起在表为表湿，用羌活胜湿汤发汗解肌以祛湿；里湿用胃苓汤。湿与寒结合为寒湿，湿与热胜结合为湿热，或为湿温。东南沿海以湿热多见，本病多发生于雨季或潮湿地区。湿热证，其湿为阴邪，热为阳邪，湿热结合则酝酿不易速解，中医治疗分湿胜与热胜，湿胜于热者治偏重在脾，热胜于湿者治偏重在胃。寒湿证的治疗，大都运用温阳健脾，驱寒逐湿，配合温燥除湿、芳香化湿，更是离不开脾胃。《温病条辨·寒湿》言："湿之入中焦……伤脾胃之阳者，十常八九。"寒湿之治，温壮脾阳尤其重要。路志正提出，"湿多兼夹，百病乃生"，"疑难重症，多从湿治"，"论湿治湿，本乎中土"，综合治湿，"平和"为要。

《医原》提出湿证治疗："治法总以轻开肺气为主，肺主一身之气，气化则湿自化，即有兼邪，亦与之俱化……宜用体轻而味辛淡者治之。"再视证候兼风、兼寒、兼暑等作配伍，治疗用药顾及脾土。认为"其体属阴，湿邪不易化热，多病太阴脾土……宜苦辛淡温法，如除湿汤，吴氏加减正气散之类。"暑病多为"湿热合邪"，治宜辨湿多、热多。"湿多者……用前辛淡法，忌用凉药；热多者……在气分，宜用前辛苦通降法。"治疗用药，总以调理脾胃为中心。湿证常伴各种疾病而发，如发于疟疾，发于痢疾，或发于霍乱等，都以本病与湿兼治之。

2. 李东垣的治湿特色

东垣在《内外伤辨惑论》中，对"《内经》有云：……治湿不利小便，非其治也"提出不同的见解，认为"今客寒湿之胜，自外入里而甚暴，若以淡渗之剂利之，病虽即已，是降之又降，复益其阴而重竭其阳也，则阳气愈削，而精神愈短矣，阴重强而阳重衰也"。治当"兹以升阳之药是为宜耳"。提出治湿以风胜湿法，使用羌活、独活、升麻、防风、甘草。"大法云：寒湿之胜，助风以平之。"东垣认为阳虚湿盛，不可一味利湿而损伤阳气，当用风药升阳、助阳，以之胜湿。东垣在《脾胃论》的"调理脾胃治验"中，从临诊实例认识，"癸卯岁六七月间，淫雨阴寒，逾月不止，时人多病泄利，乃湿多成五泄也"，"一日，予体重、肢节疼痛，大便泄并下者三，而小便闭塞。思其治法"，认为

"按《内经》云，在下者，引而竭之，亦是先利小便也。又云：诸泄利，小便不利，先分利之"。东垣认为治疗湿多泄泻，先圣有法，但却有不尽然之处。东垣结合实践提出自己的见解，认为湿邪伤人，其人阳气必虚，今用渗湿之法，虽然能够止泻，认为泄利是下降，利小便亦为下降，这样"降之又降"会助阴气，"重竭其阳气"，如此反助邪而损伤精神元气。提出治疗必须使用升阳风药，风既能胜湿止泻，且风药又能升阳益脾，是两全之法。东垣提出治湿用风药的理念，开启了临床思路。临床上对许多湿证，无论里湿还是外湿，特别是寒湿，使用或配合风药是行之有效的治法。

3. 燥证的治疗与肺胃

燥证分外感与内伤，治法不同，石寿棠言："外感之燥，津液结于上而患者，结者必使之开解，非辛润流利气机不可；内伤之燥，精血竭于下而为患者，竭者必使之复盈，非柔润静药，及血肉有情者以滋填之不可。大抵是病用药，最忌者苦涩，最嘉者甘柔。"外燥之治，要在疏解与修复津液。外燥之治分温燥与凉燥之不同。《通俗伤寒论》对秋燥初中末的不同提出"上燥治气，中燥增液，下燥治血"，颇有指导意义。内燥之证，须按脏腑辨证选用方药，有肺津伤，胃阴伤，肝阴伤之不同，随证选用沙参麦冬汤，《温病条辨》益胃汤，一贯煎等。津伤用养阴清肺汤，麦门冬汤，液亏用六味，大补阴丸，百合固金。滋阴与养津液并施，如复脉汤，天王补心丹。肾气不化之燥治法，根据《内经》谓"肾苦燥，急食辛以润之，开腠理，致津液通气也"，是指配用辛味滋肾的药食来行津液以润肾燥。

《内经》对燥的治疗大法"燥者润之"，"燥淫于内，治以苦温（认为燥偏向寒），佐以甘辛，以苦下之"。《本草新编》言"湿与燥相宜，用湿以润燥"，具体治法："气燥，辛以湿之，血燥，甘以湿之，脏燥，咸以湿之；腑燥，凉以湿之；内燥，寒以湿之；外燥，苦以湿之；久燥，温以湿之，近燥，酸以湿之；燥不同，审虚实而湿之，则无不宜也。"有瘀血致燥，用活血配养阴。

对阴液虚亏的治疗大法，在《理虚元鉴》中提出"阴虚为本者，其治之有统，统于肺"。因为肺为燥金，燥气外感，首先伤及肺津，次伤胃液。其实滋阴润肺，水源在于脾胃，《内经》指出，胃受水谷之气，上输于肺，肺受津液，而脾为胃行津液。故燥证初起润肺可也，病进必须益脾养胃。叶天士养胃阴之论，提出了治疗阴虚津伤的治疗大法，在临床上大有裨益。关于脾阴学说，明清许多医家论及，在临床上用药颇有特色，既养脾阴，又助脾运。

4. 燥湿夹杂证的治疗法则

临床不少疾病出现燥湿夹杂，治疗以润燥与化湿配合，两者孰多孰少，应随症状表现斟酌配比。选药应当润燥而不碍湿，化湿而不伤津，如山药、蒸玉竹、木瓜、扁豆花、川朴花之类。对燥湿转化与夹杂之证治疗，石寿棠提出："因燥化湿者，仍当以治燥为本，而治湿兼之；由湿化燥者，即当以治湿为本，而治燥兼之，此治法标本先后之大要。"治疗要分清标本主次进行，更要注意在运用润燥与祛湿时，须防止其燥湿转化，用药上在诸滋阴润燥剂中，少佐化湿之味；在温运祛湿剂中少佐润燥药，以防于未然。临床常见胃脘痛，表现形瘦口干，舌苔光剥，纳食脘胀，大便溏薄等脾阳不运伴胃阴不足，需要扶脾阳兼养胃阴。特别是重病容易出现燥湿错杂，如晚期肠癌，临床可见舌红苔腻，纳呆而大便溏滞，治须滋养与祛湿并施。又如干燥综合征，表现是燥证，与湿病相反，但其病机与水液代谢障碍相关，存在着湿阻，即水运障碍，治疗关键在脾、肺、肾三脏，治法有养肺输津，清胃泻火、益胃升津，健脾化湿，益气升津，滋补肾阴，化瘀润燥等。南京中医药大学黄煌教授治疗干燥综合征，提出运用小柴胡汤加减，如属脾虚失运，合五苓散健脾利湿，也是治疗一法。

常见糖尿病，大都以"消渴病"论治。临床所见糖尿病虽以燥热多见，但不乏存在水液瘀阻之象，应谨察病机，滋养之中配合化气以行津液。笔者曾治一中年糖尿病患者，口渴多饮，测空腹血糖 19.24mmol/L，糖化血红蛋白 13.1%，西医建议住院治疗，患者不愿用西药，遂至中医门诊。刻见：口渴多饮，善饥而纳入时胃脘饱胀，大便偏软，夜尿频多，舌红有瘀斑，苔薄腻，脉细小滑数。属脾胃两伤，湿热夹瘀。处方：生晒参 10g，苍术 10g，炒白术 20g，葛根 30g，麦冬 15g，石斛 10g，天花粉 10g，黄连 6g，厚朴 6g，化橘红 10g，山药 30g，赤芍 15g，红花 8g，丹参 15g。嘱心情放松，饮食控制。2 周后测空腹血糖 7.2mmol/L。如此随证加减调治 3 个月，复查空腹血糖 5.78mmol/L，糖化血红蛋白 5.4%。糖尿病单纯燥热者少见，大都表现燥湿与虚实夹杂，治疗时把握好两者配比是关键。叶天士在《医效秘传》"治脾肾要知燥润得宜"中说："大抵人之虚，多是阴虚火动，脾胃虚弱。真阴者水也，脾胃者土也。土虽喜燥，然太燥则草木枯槁。水虽喜润，然太润则草木湿烂。是以补脾胃及补肾之剂，务在燥润得宜，随病加减为妙。"确为临证指南。

第六章
从气-液病变的治疗看脾胃的作用

在中篇的第一章第三部分提到气血津液，即阳气与阴液，笔者称之为气-液学说。阴阳学说解释人体的生理、病理活动便是阳气与阴液，即“气-液”的活动变化。气是指阳气；液是阴液，包括津液、血液、精液，这是中医理论主要内容之一。五脏功能各有主司，通过气-液的升降出入（新陈代谢）相互紧密联系在一起，形成一个整体。《吴医汇讲》中蒋星墀言：“此升降出入四字，为一生之橐籥，百病之纲领。”中医理论最不容易为人们理解的是脏腑、气-液学说，其在临床的应用，多数是有赖于经验，所以如何表达，使其与西医学有共同语言，是个重要课题。

一、气-液代谢在人体的重要作用

人体脏腑经络，全凭气血功能联系成整体。王清任提出“业医诊病，当先明脏腑”，注重气血的整体联系，认为“治病之要，在明白气血，无论外感内伤……所伤者无非气血”，“气通血活，何患病之不除”。中医认为人体生命活动就是气-液的变化活动。人体的病变，归根到底就在于气-液代谢失调。中医理论对气、血、津液等有充分的论述，将其概括为气-液轴，更能充分说明整体联系。

1. 人体的气-液代谢

气-液轴的活动变化，由气化活动去完成。气化是人体内物质代谢的活动，是指气与津液、血液、精液等各自的代谢及相互转化，也就是人体内物质与能量的转化，是阴阳变化的具体体现。五脏各有气，其实一也，如气虚证，虽有肺气虚、脾气虚、心气虚等不同，但治疗主药是一样的，均可用参、芪，只是兼伴症状不同，配合不同药物而已，比如宗气推动血脉运行，营养全身，其实内含脾肺心功能。

津液、血液、精液，虽各不同特征，其实亦为一个整体，它们之间可相互转化，在生理、病理上又相互影响。《灵枢·决气》言：“人有精、气、津、液、血、脉，余意以为一气耳……腠理发泄，汗出溱溱，是谓津……谷入气满，淖泽注于骨，骨属屈伸，泄泽，补益脑髓，皮肤润泽，是谓液……中焦受气取汁，变化而赤，是谓血。”《灵枢·营卫生会》言：“中焦……泌糟粕，蒸津液，化其精微，上注于肺脉，乃化而为血，以奉生身。”《读医随笔·气血精神论》言：“精者，血之精微所成。”《景岳全书·血证》言：“血即精之属也，但精藏于肾，所蕴不多，而血富于冲，所至皆是。”《灵枢·五癃津液别》：“其液别有五……为溺……为汗……为泣……为唾……不行则为水胀。”津液、血液、精液是阴液的三个层次，只是所处的脏器不同，所呈现的功能不同。阴血的营养作用比津液进一层，而阴血更进一层化为阴精，这是支持人体生命的基础物质。

《四圣心源》谓气血原本在于脾胃：“气源于胃，血本于脾……是以脾为生血之本，胃为化气之原。”所谓营卫，实即气血，只是强调其功能不同而已。《四圣心源》言：“营卫者，经络之气血也。”所以营卫亦称之为营血与卫气，即谓有营养作用与卫御作用的意思。《灵枢·邪客》谓：“营气者，泌其津液，注之于脉，化以为血，以荣四末，内注五脏六腑。”阴液中，清轻者为津液，浓厚者为阴血。津液与血液一体，临床上常谓水血同源，两者相互转化，在病理上相互影响，津液之病理产物为痰饮，营血之病理产物为瘀血。众所周知“痰瘀同源”，在形成病机和治疗方药上都有相互关联。

2. 气-液代谢的现代解读

人体的水液是生命活动的基础。大家都知道机体的调节功能有神经与体液两者，从进化论的观点看，体液调节是更基本、更原始的调节方式。例如植物(包括原始动物)并不存在神经调节，却存在原始的体液调节，比如树皮损伤了，伤口在体液调节的作用下愈合结疤，这是植物原始抗损伤的调节表现。神经调节是在生物进化过程中，多细胞动物为了适应更复杂多变的环境，在原始的体液调节的基础上产生出的更高级的调节方式。实验表明，神经系统的生长、发育及再生、修复是在体液调节尤其是免疫调节的作用下完成的。体液调节包括免疫调节、内分泌调节等。

现代研究表明，中医药许多作用机制与体液调节有关。临床上体液调节比神经调节应用更为广泛，每一种疾病的病理变化往往起于体液，尤其是免疫的变化。中医对病机的认识及治疗，许多是从调节水液代谢入手，如水液代谢后,废水出路主要有二,一是从尿排出,二是从汗液排出,《伤寒论》太阳病治疗,驱邪外出也是这两条途径,即发汗(经病)与利小便(腑病)两大法。可见太阳病,伴随着水液代谢失常的病机。《灵枢·本脏》言:“其应肾,合三焦膀胱,三焦膀胱者,腠理毫毛其应。”膀胱腑与汗孔有密切关系。风水“一身悉肿”,可用发汗解,以越婢加术汤,发汗有助于化水气。刘力红《思考中医》言:“讨论太阳篇,如果从很深的层面去讨论,它实际上就是讲的这个水的循环过程。这个循环过程在任何一个地方卡住了,就成了太阳病。”颇切临床。

人体内的水,可分结合水与游离水。结合水在体内处于有序状态,即水与其他物质结合在一起。结合水在体内的含量随年龄的增加而递减。人体的相对含水量与年龄呈正相关,含水量下降是人体趋向衰老的特征。现代科学证明,人体衰老的过程中,随着年龄的增加而含水量逐渐递减而下降。温病学家治疗温病极注重存津液,“留得一分津液,便有一分生机”,说得颇有实际意义。

至于游离水,从水液的摄取进入血流到各组织细胞间,川流不息地周游全身,以输送营养并运走体内细胞的代谢产物,除少量水分从大便排泄,大部分从肾和肺排出于体外。正常人每天摄入的水分与排出的水分是相等的,这个相等的量在生理上叫转移量,体内负责水液流动转移的主要是脾阳的作用。脾主湿又恶湿,能运化水液。脾阳健运水液,使全身流动。一旦脾阳失其健动,这个转移量便不能维持常态,如排泄水液功能障碍,摄入水液,不能及时排泄,会发生水液病变。

二、气-液轴的病变——水湿、痰饮、瘀血

气-液的病变表现比较复杂,气病分虚实两途,虚证有气虚、气陷、气脱;实证有气滞、气逆、气闭。液病表现更复杂,水液为生物生命的泉源,体内水液代谢障碍,就会引起病变,会影响生命活动。《明医指掌·痰证》言:“若气血津液稍有一时不得运行,则隧道不通,凝滞而为痰为饮,故有五饮之证生焉。”水液导致病变有水气、湿浊、痰饮、瘀血等,这些病症之间又互为因果,临床最为常见。中医所谓“水、湿、痰、瘀”的病理现象,有些是“无形”的概念,是一种“假设体(x)”用来架通临床病证与治疗用方的对应,目

前许多还难以在“实体”上找到充分依据。

1．“气 - 液学说”与临床诊疗

气 - 液学说贯穿整个脏腑理论。水液在人体内的代谢，主要与脾、肺、肾有关，还有关于肝之疏泄以畅行及心之脉络为通路，然而脾在其中起着枢纽作用。中医常强调“百病皆生于气”“百病皆生于痰”，其实就是表明“气 - 液”轴病变之重要性与广泛性。

中医注重调节，西医学认为调节主要是神经、体液两个方面，与中医调节的“气 - 液”轴极相贴切，但是气 - 液学说的概念比较广泛。调节人体的气 - 液轴功能，不但在改善人体的脏腑功能失调，还涉及危重病证的治疗。人的生命运动处于液态中，临床所见疾病的发生与病机变化，绝大都存在着气机失调与水液代谢紊乱，治疗离不开调节气 - 液轴这个环节。

中医治疗常有四两拨千斤之妙，用药轻巧，能力挽狂澜。治疗重危病症，阳气衰败，一般认为需要大剂益气壮阳、回阳救逆药，重用参附、四逆之类。其实，许多危重病症，危在旦夕，出现水液代谢障碍，常采用调节水液之剂，能够挽救败局。例如威胁人类生命最严重的前三位疾病：心脏病、癌症、脑卒中，其证治均与“气 - 液”学说有关，冠心病的气虚、伏痰、伏瘀已于前述。癌症常在正虚（气虚为主）邪实（痰积瘀毒）基础上发病，脑卒中的康复期，多数也属于正虚（气虚及肾精不足），邪实“瘀痰”为患。临床常见冠心病、肺心病、风湿性心脏病导致心力衰竭、呼吸衰竭及肾功能不全者，大都表现出水液代谢紊乱，出现水肿、气喘、胸满、呕吐、肢冷、多痰、小便不利等症候，常常从“水气”“痰饮”论治，使用苓桂术甘汤、葶苈大枣泻肺汤、木防己汤、五苓散、真武汤等获得效果。特别是治疗支饮的木防己汤，其方证所描述的与现今之各种心脏病急发颇相似，临床经常以之加味治疗肺心病，风湿性心脏病，冠心病以及心衰，颇有效果。在临床上，如治疗心衰，以西药强心、利尿药配合温阳救逆中药能明显增强抗休克效果。治疗肺心病，消炎抗感染非常重要，抗生素往往功胜一筹，但是配合中药的温阳化饮，能够促使呼吸道通气功能的改善，明显增强了疗效。中医的“气 - 液”学说在临床上具有重要的实用价值。

临床上最为常见的病症就是“水停成湿”，造成“水湿”病，是中医特有病症。水湿病症的表现，除了湿证、水肿等，还有广义上的概念，如中医所谓

“肥人多湿”。许多肥胖病，中医认为是属于阳虚，水气不化而引起湿滞痰结，脉络瘀阻所致。现代药理研究表明，许多利水化湿方药具有降脂减肥作用，随证而配合温阳健脾化瘀之味，能增强效果。由肥胖诱发的心血管病、高血压、糖尿病等，无不存在着水湿停滞现象。比如糖尿病，大都认为是燥热为患，其实际内存水液代谢障碍，病情顽固者多见湿阻络瘀，所以治疗糖尿病在辨证用药时，不可忽视祛湿化瘀这个环节。

对于水液代谢紊乱，现今有了输液与纠正电解质平衡等措施，解决了不少的临床难题，使得因吐泻而脱水，热病过程因发热日久而失水伤津，甚则伤阴化燥、动血化风而出现的危重病症，已经很少见了，这归功于输液。但输液也有局限性，阴雨夏季的感冒流行，以风寒夹湿为多见。有些医生，不考虑疾病是否需要，每遇发热，动辄葡萄糖、盐水、抗生素吊瓶，没有考虑输入水液的阴寒性可能与恣饮冷水的副作用是相同的，往往频频输液反致发热迁延日久不愈者屡见不罕。临床常见伤于过食生冷瓜果而致的泄泻，有些经连续补液，效果反差，使脾阳困顿，脾失健运，导致饮食不振，腹痛肠鸣，大便溏滞，缠延不愈，往往使用中药健脾温阳，理气利湿，病症霍然而解。

2. 水逆证、蓄水证与五苓散

水液运化失司，造成水液停滞，《伤寒论》中有水逆证与蓄水证两种病症表现。在论中71条言：“太阳病，发汗后，大汗出，胃中干，烦躁不得眠。”是发热时，发汗太过导致失水症状。王孟英《温热经纬》说：“疫邪热极，原可饮冷水得大汗而解者。”在祖先时代没有输液措施，一旦发热不退往往饮以寒水，借寒水能清热，以水补水，亦能获效。可是高热汗出过多，由于失水伤津，亡阴脱液，往往由于阴液丧失，而阳气亦衰微，若饮水过多，因脾阳衰微，运行水液功能失调，于是形成蓄水证，故仲景说：“欲得饮水者，少少与饮之，令胃气和则愈。”是告诉病人，若发热日久，欲饮以补水者，应少少饮之。因为饮水要考虑到脾阳运化，所以仲景接着说：“若脉浮，小便不利，微热消渴者，五苓散主之。”渴欲饮水，能解渴者，为胃津受伤。若饮水不能解渴，或者反而不适，则为水液停滞，需要使用运化水液之剂。五苓散所适用的条文大都提及“渴”，突出其表现，是仲景提醒人们注意，渴可由水液不化所致，须以五苓散行水。在《金匮要略》消渴病的治疗中，仲景亦提及五苓散证，以示与阴津虚亏、胃中燥热、肾阳不化等证的鉴别。

五苓散亦常用于水逆证,《伤寒论》74条言:"中风发热,六七日不解而烦,有表里证,渴欲饮水,水入即吐者,名曰水逆,五苓散主之。"有些患者缺乏医学常识,每遇发热,口渴,便恣饮水液,易形成得水即吐的"水逆证",必须用五苓散,通阳而利小便。在炎夏常见恣啖瓜果,冷饮过多而伤脾,脾阳不运,水液内蓄,虽渴欲饮,得饮即吐,小便不利,用五苓散温阳化气,健脾利水有卓效。五苓散的利水效果,不同于西药利水剂。中药主要是针对病机,在于改善病理现象,所以正常人服用五苓散,并不显示出利水效应,而在水液运化失常的病变时服用,才产生利水的效果,这就是中医药的治疗特色。五苓散服用,须温服取汗,是通过发汗来促进气化功能以行水,这是"汗尿相关"的道理。五苓散的运用,以散剂服用比汤剂效果较好,这是中药剂型不同,效果也不同的特色。

中医谓水液停滞所致的病证,有有形的和无形的两种表现。有形的水饮病容易明白;无形的水饮病较难理解,比如常见的无形的水饮上逆,上扰清窍,引起癫痫、眩晕,即《金匮要略·痰饮咳嗽病脉证并治》言:"假令瘦人,脐下有悸,吐涎沫而癫眩,此水也,五苓散主之。"认为癫痫、眩晕的发作时,表现吐涎沫,或恶心呕吐清水,从外象推断本因,是由水液停滞而上逆所致,可以五苓散治疗。仲景论五苓散证的主要表现,一是渴欲饮,二是水入即吐,三是小便不利,分明为水液运化失调。以此类推,五苓散的应用就很广,可以拓展到许多水液运化失调的各种疾病,如消化科的急慢性胃肠炎、呕吐、腹泻、慢性结肠炎、幽门不全梗阻、胃中停水、肝硬化腹腔积液、胆囊炎等;呼吸科的慢性支气管炎、肺心病、慢性阻塞性肺疾病、支气管哮喘;心血管科心衰、风湿性心脏病、冠心病、高血压、心包炎、心悸等;泌尿科肾病、急慢性肾炎、慢性肾衰、尿潴留、过敏性水肿等;内分泌科糖尿病;风湿免疫科风湿性关节炎、干燥综合征等;神经科急性脑血管病、癫痫、血管性头痛、面神经麻痹、排尿性晕厥等;外科的泌尿系结石、术后尿潴留、脑震荡后遗症、颅脑术后并发症、外伤性血肿(水血同源)、乳腺增生病等;骨科的膝关节滑膜炎、骨折后肢体肿胀等;妇科病带下病、盆腔炎、羊水过多、经期尿频、女性尿道综合征等;儿科吐泻、湿疹、遗尿、黄疸、鹅口疮等;五官科眩晕症、鼻炎、口疮、耳鸣、耳聋、喉炎等;皮肤科的带状疱疹、荨麻疹、过敏性皮炎、斑秃等,还有许多疑难病症。现代药理研究表明,五苓散对处于水肿状态的机体，则显示较强的利尿作用，而对处于脱水状态的机体，不但没有利尿作用，反而显示抗利尿作用。可见五苓散对水液代谢是呈双向调节的，这也是中药独特的临床效应。从临床观察，五苓散不但可以治疗体内各种积水，如水肿、胸腔积液、腹腔积液、肾积水、脑积水、心包积液、鞘膜积液等，这些水液属于病理性渗出与病理性分泌的产物（包括炎性水肿、血肿）等。也可以治疗水液失控，如尿频、尿失禁、尿崩、女性尿道综合征，前列腺增生等。五苓散能够调节人体整体及局部的水液代谢异常，所以五苓散适用于人体凡涉及全身或局部水液代谢障碍的绝大多数疾病，单独或者随证配合使用。五苓散从其作用机制打开思路，如能治出汗（自汗、盗汗）、泄泻及肥胖、高脂血症，还能治疗相关的疑难病症，临床适应病证更为广泛。

笔者曾于 2022 年 11 月治罗某，男，年过花甲，患坐骨结节囊肿，因不愿手术，来中医门诊。诊患者因劳累后发现左臀部肿块，不能端坐，皮色如常，稍能移动，压痛不明显，腰酸，口干，纳可，大便日 3、4 行，夜尿频，舌淡苔白腻，脉弦滑。B 超示左侧臀部探及 63mm × 50mm × 33mm 液性暗区，双肾小结石。诊断：痰核。拟化痰逐饮，消瘀散结。处方：桂枝、茯苓、猪苓、泽泻、白术、夏枯草、薏苡仁、芡实、制半夏、泽兰、化橘红、白芥子、车前子、炙甘草、三棱、莪术、补骨脂、太子参、海金沙、滑石。服用 2 周感肿块缩小，上方稍作加减，服用 3 周后 B 超复检：左侧臀部探及 13mm × 13mm × 6mm 暗区，2 月后复检囊肿消失。中医对坐骨结节囊肿，按“痰核”治疗，原为积液，故主以五苓散温化利水，合二陈、白芥子消痰结，加海金沙、滑石、车前利水排石，夏枯草软坚散结，所谓“水瘀同源”，故加三棱、莪术协其消结，方中四君、芡实、补骨脂益脾肾，以杜水患之源。

3. 痰饮病与痰病之异同

痰饮病也是由于水液代谢障碍所致。《内经》无痰字，只有饮、水、湿，及“咳唾涎”等类似论述，至《金匮要略》始见。痰与痰饮相类似，皆体内津液所化的病理产物。痰饮病之形成，主要由于肺、脾、肾气化功能失常，表现大都在肺，而生痰由乎脾，甚者则由肾亏水泛。痰饮产生与脾关系最为密切，以脾失健运为主要原因。《医宗必读》言，“痰之为病，十尝六七”，“脾土虚弱，清者难升，浊者难降，留中滞膈，凝聚为痰”。《诸病源候论·虚劳痰饮候》言“劳伤之人，脾胃虚弱，不能克消水浆，故为痰饮也”。龚廷贤《寿世保元·痰饮》:“痰者,病名也,生于脾胃。然脾胃气盛,饮食易克,何痰之有。”痰与痰饮,有些文献将其混为一谈,虽然两者的病机有些类同,治疗用方亦常相互配合,其实两者临床辨治有所区别。

痰和痰饮,是两种不同的病证,丹溪提出“饮因于湿,痰因于热”有一定鉴别意义。清代汪必昌《医阶辨证》谓“稠浊为痰,津液凝聚;清稀为饮,水饮留积”。周学海《读医随笔·痰饮分治说》谓“饮者,水也,清而不粘,化汗、化小便而未成者;痰者,稠而极黏,化液、化血而未成者也”。痰饮是由阳气不能温化水液,而致停聚而成饮,关键是阳虚与水停。如《金匮要略方论本义》言:“饮即水也,入胃而脾湿不足以输之,斯留为饮。”痰的形成,多由脾胃失运,水液停滞日久化热,或遇热炼液成痰,所以一般以较稠浊的称为痰,清稀的称为饮。痰饮病变责在脾胃,而无处不到化为痰者,则伤及五脏致病。痰饮可因不同的停留部位而表现不同,《金匮要略》分有四类,如饮走肠间谓“痰饮”,饮停胁下谓“悬饮”,饮犯胸肺谓“支饮”,饮溢四肢谓“溢饮”。痰则分有形痰与无形痰。有形痰,指咯吐出有形迹可见的痰液,及表现肿块,如瘰疬、痰核、乳癖等。无形之痰,指停滞在脏腑经络等组织中不见形质的痰病,但可通过其所表现的症状来确定,如表现眩晕、昏蒙为“风痰”,表现肢体困重为“湿痰”,出现烦热癫狂为“痰热”,表现骨痹冷痛为“寒痰”。有形之痰表现症形明确,无形之痰表现较为深重而怪异。所谓“怪病皆因痰作祟”,有些与神经精神疾患有关。国医大师张学文诊治疑难病症经验提出“奇难怪证必辨痰”,总结了“痰易伤阳气、易遏气机,痰性变化百端、多夹杂,痰瘀交挟,痰生百病,百病多痰”,很有实用价值。痰与痰饮的发病与兼挟相当普遍,《丹溪心法·痰》言“百病中多有兼痰者”,《医门法律》言“痰饮为患,十人居八九”。痰饮病与痰病在临床上常相互转化或者错杂,在治疗上痰饮病必借重祛水,而痰病胶固须配合祛瘀。治痰之标在肺,治痰之本在脾,久病虚痰则治肾。

4. 痰饮病与苓桂术甘汤

痰饮总伴随着阳虚,主要由脾胃阳虚,阴邪内生,阴邪又易损伤阳气,形成恶性循环。所以仲景提出治疗大法:“病痰饮者,当以温药和之。”治疗痰饮的用方较多,临床上最常用的是苓桂术甘汤。仲景治方还有一个用意,是使水饮“当从小便去之”,这与“蓄水症”治法相同,苓桂术甘汤与五苓散组方与运用有相似之处。清代吕震名《伤寒寻源》谓此方:“以桂枝茯苓扶阳化饮,而加白术甘草,伸太阴之权,以理脾而胜湿,脾乃能为胃行其津液,而膀胱之气始化也。”全方四药合用,温阳健脾以化饮,为仲景治痰饮病的代表方。李中梓《医宗必读·痰饮》言:“治痰不理脾胃,非其治也。”脾胃功能健全,则痰饮自消。痰饮为阴邪,最易伤阳,临床常见中寒怕冷,舌苔白滑,或胃肠辘辘有声,往往用温中之剂无效,必须温阳化饮才行。

苓桂术甘汤主治中阳不足,饮停心下之痰饮病,是温化痰饮之祖方,尤怡概括其作用:“益土气以利水。”痰饮的临床表现多种多样,上至巅顶,下至足端,无处不到,五脏六腑,周身内外俱有,随侵害停聚的部位而不同,从《金匮要略》所述表现主要有:短气、心悸、呕、吐涎沫、渴、胁下支满、泻利、心下痞坚、身重、关节痛、背寒冷、腰背痛、咳嗽、喘、眩晕、身振摇等。从临床看,咳喘、痰饮、水肿、肺胀、心悸等诸病证都可用苓桂术甘汤治疗。根据条文提示临床运用,以及文献报道本方加味能够治疗的相关疾病:如表现呕吐、心下痞坚、泻利、吐涎沫的急性胃肠炎,慢性胃炎,反流性胃炎,消化性溃疡,胃下垂,肠易激综合征,幽门梗阻,腹泻,便秘,肝硬化腹腔积液,慢性胆囊炎,小儿流涎等。表现心悸、短气、胸痛的心律失常,冠心病,风湿性心脏病,心包积液、心肌炎、心衰,心血管神经症。表现咳嗽、气喘、胁下支满的急慢性支气管炎,哮喘,肺心病,渗出性胸膜炎。表现关节痛、背寒冷、腰背痛、身痛的类风湿关节炎,风湿性关节炎、腰椎病,胸背寒冷症、骨髓瘤。还有表现眩晕的梅尼埃病、颈性眩晕,脑震荡后遗症,表现身振摇的倾倒综合征,风湿性舞蹈病,表现渴者的糖尿病,以及表现水液代谢障碍的慢性肾炎、肾病综合征、特发性水肿、妇女带下病、多汗症及黄斑水肿、分泌性中耳炎、鞘膜积液等。现代伤寒名家刘渡舟,妙用苓桂剂治疗心脏病,曾以苓桂术甘汤为基本方,治疗冠心病、风湿性心脏病住院而症状未缓解者,以之化裁方获良效。

根据痰饮的多种多样表现,本方在临床适应的病症更为广泛,关键在于辨证得法。笔者于2017年冬治陈某,左鼻窦内翻性乳头状瘤手术后1周左鼻孔流清涕如水不止。施术医生采用鼻腔药液冲洗,局部填塞压迫及消炎药等处理1周无效,反致胸闷气短。刻诊:左鼻孔淌涕如水,淋漓如注,须用药棉堵塞,平卧则返流咽喉,时感胸闷气短,呼吸不利,咳吐白痰,眉棱骨胀痛，纳可，便调，寐安，舌淡，脉细无力。辨证为气虚失统，水饮不化，治以温化水饮，益气摄液。处方：炒白术 15g，茯苓 20g，桂枝 8g，炙甘草 5g，党参 25g，黄芪 30g，乌梅 10g，熟地 15g，泽泻 15g，化橘红 2g，益智仁 10g。服 5 剂即渗液大减，再 5 剂即止，胸闷短气亦除。此例气虚之体适逢天寒，术后创面愈合困难，方用苓桂术甘汤温化水饮，配合参芪术益气固摄、生肌收口，以标本兼治获效。

三、“水血同源”与“痰瘀互结”

从阴液的概念上看，水液与血液是同源的，故谓之“水血同源”，所以在病理上水液代谢紊乱导致的“水气”“痰饮”，与血液循环故障导致的“瘀血”，有着密切关系，临床常见“痰瘀互结”现象。

1.“水血同源”与“水血互累”

所谓“水血同源”，就是说水液与血液的本源是统一的，李东垣言“血与水本不相离”；缪希雍言“水属阴，血亦属阴，以类相从”；《血证论》言，“血与水皆阴也，水为先天阴气所化之阴液，血为后天胃气所化之阴汁”，“气行则水行，水行则血行”。水与血二者相互倚伏，维系着密切关系。

在病理上“水血互累”，《素问·调经论》谓：“孙络水溢，则经有留血。”说明水流异常会影响血流。《灵枢·刺节真邪》：“血道不通，日大不休，俯仰不便，趋翔不能，此病荣然有水。”表明血脉瘀滞可成水病。《金匮要略·水气病脉证并治》言“经为血，血不利则为水”，指出血滞与水停在病理上有因果关系。经典之论奠定了水遏血瘀、血滞水停、水血搏结的病机理论，对后世临床产生了很大的影响。水血病变产生的病理现象，相互关联。虚证表现：津枯、血亏，相互影响，津液枯竭会导致精血虚亏，如《血证论》言：“水虚则精血竭。”实证表现：水停则为痰湿，血停则为瘀血，两者的病理产物又有密切关系，《血证论》根据“血积既久，其水乃成”的病理基础，强调了“血病而不离乎水”“水病而不离乎血”的病理关系，指出“病血者，未尝不病水；病水者，亦未尝不病血也”“失血家往往水肿，瘀血化水，亦发生水肿，是血病而兼水也”。现代研究表明，瘀血形成不单为血液循环的障碍，同时也有水液代谢的障碍，如肝硬化腹腔积液，多由血病与水病相互影响，导致病情加重。临床上治疗水湿病证，在行水祛湿剂中配入活血化瘀药，如红花、泽兰等，能够增强效果。常见各种心脏病合并充血性心力衰竭，表现心慌气短，恶寒肢冷，下肢浮肿，舌暗脉细，出现阳虚水泛，心脉瘀阻，治宜温阳行水与活血祛瘀配合，效果较好。

2. 痰瘀相关与水血同疗的临床应用

痰与瘀是水液与血液失去正常运行的病理产物，其表现的病变与五脏六腑功能失调有密切相关，但主要是脾胃。脾主运化水谷精微，化生气血，且运化水液。若脾虚运化失职，则聚湿生痰。《诸病源候论》言："劳伤之人，脾胃虚弱，不能克消水浆，故有痰饮也。"《景岳全书》言："夫人之多痰，皆由中虚使然。"气虚推动无力则血瘀，《读医随笔》言："气虚不足以推血，则血必有瘀。"痰滞可导致血瘀，而血瘀亦可化成痰水，唐宗海《血证论·瘀血》言："血积既久，亦能化为痰水。"邓铁涛认为冠心病发生"痰瘀相关，以痰为主"，治以本源脾胃为主。临床"血瘀"的病变表现，常伴气虚、气滞，不少呈"痰饮与瘀血"互结出现，一旦见痰瘀互结之象，其病情大都顽固难治。如胃脘痛，初由脾失健运，气机阻滞，久则出现恶心呕吐，为郁积成痰，进而胸脘作痛，饮食不下成噎膈，多为痰瘀互结。痰瘀互结的表现，除了"局部肿块刺痛，肢体麻木，胸闷多痰，痰中带血块"等，还有无形的表现，如神经、精神症状，须四诊综合来诊断。临床出现痰郁夹瘀者，大都为久病而病机复杂，或疑难病症。临床上对一些顽疾，特别是奇症怪病，应重视从"痰瘀"论治。

据《生命时报》2014 年 4 月 2 日报道，心血管病和癌症居于全球居民死因的前两位，占全球所有死亡病例的 70%。而且两者还经常共存，互有联系，共同危害着人们的健康。近日，《美国心脏病学会杂志》子刊上一项针对 2 700 多万人的研究表明，心血管病会增加癌症风险。中医认为心血管病多"水停血瘀"，肿瘤多"痰积成毒"，鉴于"痰瘀相关"的机制，两者相互影响，说明中医的"痰瘀"并治是有临床基础的。

中医外科治疗阳证疮疡第一方——仙方活命饮，就是经典的痰瘀同治配方，以祛痰药贝母、花粉、陈皮，配合祛瘀药当归、赤芍、乳香、没药、皂角刺、穿山甲等，《古今名医方论》谓"此疡门开手第一方"，广泛用于治疗各种属于热毒阳证表现的炎症性疾病，对细菌性、病毒性或霉菌性感染的炎症均有效果，如疮疡肿毒、丹毒、乳痈、骨髓炎、尿路感染、肛周脓肿、流行性腮腺炎、中耳炎、霉菌性阴道炎。对于非感染性的，属于变态反应性或外伤性炎症，如食管炎、胃炎、风湿性关节炎、痛风、湿疹、腰扭伤、骨折、滑膜炎、银屑病、三叉神经痛等亦有治疗效果。此方作用在于改善炎症反应的病理现象，而这个病理主要就是热毒所致“痰瘀互积”。

“水血同治”，就是血病可以治水，水病可以治血。《血证论》提出“治水即以活血，活血即以治水”临床尚崇此法。《内经》提出水气病的“去宛陈莝”治法，即是祛除郁结的瘀血，使水气并除。《金匮要略》治疗妇人产后“水与血俱结在血室也，大黄甘遂汤主之”，方中用大黄破瘀，甘遂逐水，合而水血同治。水血同治的用方如《太平惠民和剂局方》治热淋用五淋散，《三因极一病证方论》治气淋的沉香散，刘河间的舟车丸，《证治准绳》治膨胀的调营散。唐容川提出“凡调血，必先调水”。水行则血行。“但就水血二者立法，可以通一毕万矣”，并得出血证治水共 13 法。

水血并治法在妇女病治疗中较多，张仲景为此开了先河，常用的桂枝茯苓丸、当归芍药散，为后世治妇科病效方。如桂枝茯苓丸，仲景用于治疗“妇人癥病，或伴妊娠，下血不止”，以之消瘀化癥，着眼在水瘀并治，临床除用于许多妇科病证，还用于许多心血管病，呼吸、神经、消化、泌尿、内分泌系统等疾病及外科、皮肤科病证等。药理研究表明本方对血液循环、免疫功能、内分泌及神经系统都有一定影响，可见本方是对多层次、多靶点产生作用。当归芍药散是仲景经典的水血并治用方，用于“妇人怀娠，腹中疞痛”“妇人腹中诸痛疾”，不仅能治疗妇科的炎症疾病、盆腔疾病、月经病、带下病、妊娠疾病、产后病及妇科杂症，临床推广用于治疗循环、泌尿、消化、神经系统等表现“瘀痛夹水气”的病证，显示了本方的广泛作用。

近年来，基于水血相关理论，运用活血利水为基本方法，随症变化治疗急重症、疑难病等日趋活跃，如风湿性心脏病、肺心病、流行性出血热并发弥散性血管内凝血、急性肝功能衰竭、肝昏迷、出血性脑卒中、高血压脑病等，均取得较好效果。

第七章

临床辨病证的真假关键在脾胃

临床碰到寒热、虚实出现真假症候时，虽有“舍症从脉”与“舍脉从症”之说，但是如何取舍呢？笔者体会，认为辨识关键，主要在于脾胃的反应症状，曾撰《论辨识证候的真假应注重脾胃症状》发表于《中华中医药杂志》2016年4期。临床辨证之难在真假难分，比如寒热之证，一般真寒、真热主要显示在胃肠里证，所以从脾胃的反应症状易于辨识真相。如中药的寒热性能主要从胃肠道的反应表达出来，人体的寒热本质也易显露于胃肠道反应。

一、试探性辨证主要是察脾胃反应

中医诊病之难在辨证，特别如寒热虚实症状表现错杂、模糊，在疑似之间辨认就难。自古以来，不乏著名医师，就诊者门庭若市，在短时间诊察中，仅凭简单的四诊资料而确定方药，虽未必所诊者皆着手成春，但误人之事却鲜见，多数能掌握试探辨证法，又称探病法，古文献上叫消息法，西医学称之诊断性治疗，为中医初诊的方法之一。古医籍中记载不少“探试”法，主要是观察脾胃对寒热、虚实、燥湿的反应状况为依据，而进一步明确诊断。中医诊病全凭表象揣察，所以需要努力发展观察方法，即“兵法”谓探对方之虚实，常用“探病法”以投石问路。

1. 用药试探法

此法始于《伤寒论》，在阳明病中决定“可攻之”与“不可攻之”，先与小承气汤试探之，即示人以试探用方。《景岳全书》谓：“探病之法不可不知，当局临证，虚实难明，寒热难辨，在疑似之间，补泻之意未定者，即当先用此法。若疑其为虚，意欲用补而未决，则以轻浅消导之剂，纯用数味先以探之，消而不投，即知为真虚矣。疑其为实，意欲攻而未决，则用甘温纯补之剂，轻用数味先以探之，补而觉滞，即知有实邪。假寒者略温之，即见躁烦；假热者略寒之，必加呕恶。探得其情，意自定矣。”试探法主要在于观察胃肠道的反应征象，作为判别依据。寒热虚实辨证，虽然见端倪，但在疑似之间，难以肯定，不敢遽用大方，此际可先与小剂量试探。用试探方药宜精简，不可庞杂，张景岳又说："精简则真伪立辨，庞杂则是非难凭，此疑似中之治法，否则达不到目的，而一误再误。"因为病人对庞杂的药物反应，会变化不定，更难捉摸，所以初诊病人在疑似之际，可先行小法试探一二剂，以验其效应，待病情显现真相，用药方不致误。

2. 冷水试探法

辨寒热，以饮水验之最为便捷，丹溪《金匮钩玄》言寒者"虽身热亦不渴"，欲饮水者"皆是热病"。陶节庵《伤寒纲目》说："阴证似阳者，先以冷水与之，得水反剧者阴证也；后以热汤与之，得汤稍解，次以姜汤与之，势又稍缓，然后以姜附等投之，何以至流血之祸乎？遇阳证似阴者，先以热汤，得汤反躁者，阳热也，后以冰水与之，得水稍解，次以芩连与之，势又稍缓，然后又以大黄芒硝等投之，何致有滑脱不禁之惨乎？"试探寒热的方法，愈简单愈好。凡用冷水稍解，为热证；用冷水益剧者，为寒证。从文献上看，寒热探病法，常用冷水，如吴坤安《伤寒指掌·腹痛》说："伤寒腹痛，以冷水试之，其痛稍可者，热也；其痛转达者，寒也。"张景岳《景岳全书·传忠录·假寒假热解》说："但以寒水少试之，假热者必不喜水，即有喜水者，或服后见呕，便当以温热药解之。假寒者必喜水，便当以寒凉药解之。"张景岳治金宅少妇，胸胁痛及呕吐愈后复作，而呕吐更甚，张诊其脉散乱，且烦热躁扰，乃问其欲饮冷水否，彼即点头，与以冷水半钟，唯此不吐，且犹有不足之状，乃复与一钟，觉稍安，因以太清饮（生石膏、知母、石斛、木通）投之愈。近人报道治呃忒声达户外，半月不停，迭用各种治疗均不见效，最后给予冷开水饮后，呃声大减，乃书方用玉泉散、芦根等一剂知，二剂愈。[江苏中医杂志，1985（5）]

3. 辨证候真假不可惑于表象

临床碰到疑难病症的辨证，不可囿于表象与定式。在《内外伤辨惑论》卷上的十三辨中提出"内伤病手心热，手背不热；外伤风寒则手背热，手心不热"，其实内外伤之发热难以依此区别。在《伤寒论》11条言："病人身大热，反欲近衣者，热在皮肤，寒在骨髓也；身大寒，反不欲近衣者，寒在皮肤，热在骨髓也。"皮肤为表，骨髓即为里，指出"身热欲得衣者，表热而里寒也；身寒不欲得衣者，表寒而里热也"。后世医家大多附和其说，类似病证如不从四诊合参进行辨证，但凭此欲得衣与不欲得衣以辨别寒热之真假，是不符合临床实际的。徐延祚《医粹精言》载一案，李士材治藩王，时在盛暑中，寝门重闭，床施毡帷，复貂被三重，犹呻吟不已。士材用石膏三斤，浓煎分三次服，一服去貂被，再服去貂帐，服三次去尽外围，体蒸热汗出而愈。此案虽未言舌诊脉诊，服如此大量石膏，其胃肠里证燥热炽盛而内郁可知，必有脾胃症状可据。解除"恶寒"，须知常达变。2004年曾治一例中年男性，主诉恶风寒，但欲近衣，日必数发，发则得衣即解。2年来迭服黄芪桂枝五物汤、建中汤、小柴胡汤、玉屏风散等温中散寒俱不效。患者体丰壮实，脉舌亦无殊，疑似痰湿中阻，中阳不宣，用通阳逐痰法，以苓桂合四逆散、二陈汤出入，方用桂枝、茯苓、柴胡、枳壳、赤芍、制半夏、陈皮、炙甘草，服五剂而愈。此病因在阳气为痰浊所阻，郁而不达之故。

二、从饮食、大小便的反应症状辨证

从脾胃反应症状来辨别证候真假，以饮食的反应最为敏感，再则是大小便的异常表现。《内经》说："中气不足，溲便为之变。"若脾气虚寒，则大便溏薄洞泄，小便澄澈清长；若胃腑实热，则大便秘结艰涩或滞下秽臭，小便必短赤浑浊。从大小便的异常，可反映出寒热、虚实病变。临床辨证，须重视对饮食的反应表现，以及对大小便的观察。

1. 从饮食反应进行辨证

张仲景《伤寒论》中许多辨证是从饮食反应获得依据，如论中122条："病人脉数，数为热，当消谷引食。而反吐者，此以发汗，令阳气微，膈气虚，脉乃数也，数为客热，则不能消谷，以胃中虚冷，故吐也。"此条是从饮食上"消谷引食"与"不能消谷"，辨别"胃中积热"还是"胃中虚冷"。在76条："发汗后，水药不得入口，为逆。"从汗后的胃口反应——水药难入，可见是发汗太过，损伤中阳而为逆。在339条："伤寒热少微厥，指头寒，嘿嘿不欲食，烦躁。数日小便利，色白者，此热除也，欲得食，其病为愈。"以不欲食者，为病未除；见饮食正常，为病愈征象。

使用食品试探脾胃的寒热反应对辨证极有帮助。因为食物与药物一样有寒热补泻作用，用之得当，食物可抵药物；用之失当，产生弊端比药物少，可作为辨证参考。如腹痛或泄泻，食辛辣的姜等热性食物后，而痛泄减者，寒证也，如痛泄反甚者，热证也。叶天士《临证指南医案》说："病人食姜稍舒，得辛以助阳之用也。"又说"饮蔗汁即中脘不舒，顷之少腹急痛，便知其胃阳大伤明甚。"临床上询问食物得宜与否及喜恶，有助疾病辨证。《景岳全书·饮食门》言："素喜冷食者，内必多热；素喜热食者，内必多寒。"尤其是疾病日久不愈，在辨证疑似之际，查询其日常饮食的喜恶反应，有益于临床辨证用药。笔者曾治一口疮反复数年不愈，用遍各种中药无效，病人反映一个症状：每食凉性食品或饮凉水感胃脘不适，于此悟得以温阳法，投理中合肾气而愈。

2. 观察大小便辨别表里、寒热、虚实证

寒热之证的真假，辨察之端在腹腔，其中观察二便尤其重要。如戈存橘《伤寒补天石·阳证似阴》中所言："身凉，手足逆冷而乍温，状若阴证，大抵唇焦舌燥渴饮水浆，小便赤色，大便秘结，设或稀粪水流出，内有燥粪结聚，此乃旁流非冷利也，再审其屁极臭是也。"辨证不要为表象所惑，真相往往见于二便。如《伤寒证》有"不大便六七日，头痛有热者，与承气汤；其小便清者，知不在里，仍在表也"。可见头痛有热，大便虽结，须察其小便，若小便清长者非里实热，病仍在表，实热者必小便短赤。《望诊遵经·诊溺望法提纲》言："外感小便清者，知不在里，仍在表也。外感小便浊者，知其在里不在表也。水液混浊，皆属于热；澄彻清冷，皆属于寒。溲便变者，中气不足；小便数者，腑气有余。"颇切临床。故诊断热证，除舌红绛，脉洪数外，必须观察大小便，大便结或滞而不爽、小便短赤是胃肠热证。

从大便异常辨别表里、寒热、虚实的诊断，在临床上运用较多，经典著作都有明示。如辨寒热，《内经》言，"澄澈清冷，皆属于寒""暴注下迫，皆属于热"。《伤寒论》中许多条文围绕着大便而论，特别在重症的辨治中，在太阳病、阳明病、太阴病、少阴病，特别注重于大便的辨识。如对表里证的辨别，在 91 条言："伤寒，医下之，续得下利，清谷不止，身疼痛者，急当救里；后身疼痛，清便自调者，急当救表。"临床所见"身疼痛"有表证亦有里证，如何判定是救里还是救表，主要看脾胃症状，从"下利清谷"还是"清便自调"进行判断。下利清谷不止者为脾阳衰微，有下脱之危，急当救里；如清便自调，脾胃功能正常，则当治表。《伤寒论》从大便辨虚实，谓大便燥而结，为阳明病实热证；自利清水，色纯青者为少阴病虚寒证。在 238 条言："阳明病，下之，心中懊恼而烦，胃中有燥屎者，可攻。腹微满，初头鞕，后必溏，不可攻之。”是从观察大便去辨虚实，大便秘结，有燥屎为里实证，可以攻下；如果大便初头鞕，后溏薄，则为脾虚，不可用攻下。俞根初《通俗伤寒论》说：“大便自后阴出，寒自寒，热自热，皆有形色可辨。若询之疑似，令病家取大便至庭中，观其形，望其色……切不可嫌其秽亵，庶免讹传误听之弊，藉此区别以寒、热、虚、实立判。”确为经验之谈。临床见寒热、虚实夹杂之证，须仔细观察大便，辨证明确，如脱肛、痔疮脱垂，一般认为是久泻或长期便秘导致中气下陷，其实有许多是夹有湿热下注，伴见里急后重，大便滞下，反复努挣导致，所以治疗单以升阳益气不行，必须配合清利湿热，以虚实并治，温清相伍。

第八章
从中医的给药途径看脾胃在治疗中的作用

中医药的起源及药物性能的获知，都与脾胃密切相关。中医治病传统的给药途径是口服为主，所以药物所起的反应与药效，首先在脾胃。

一、中药口服的效果取决于脾胃

相传中药汤剂创始于善烹调的伊尹。所以有人说桂枝汤是烹调中创造出来，特别是啜热稀粥，充实水谷之气以助药力。刘河间《素问病机气宜保命集》言："故治病之法，必以谷气为先。"脾胃功能对口服中药效果影响最大。临床上医生处方用药时，首先要考虑的是患者脾胃能否接纳，这直接关系到治疗的效果。

1. 药效的反应与脾胃

大多数中药的性能"四气五味"的感知，是通过"口尝"而获知的，这是古人认识药物性能的第一步。张景岳说："余少年时，每将用药，必逐件细尝，既得其理，所益无限。"中医脏腑理论认为"脾开窍于口"，所谓"口感"就是体现脾胃的反应现象。特别是寒热、补泻与燥湿的药物性能获得，主要来自脾胃的反应与感觉，因为药物的效果，是首先通过脾胃功能来实现的。特别是对寒热的反应，脾胃的反应最为敏捷，如药物下咽，出现胃脘暖和，消谷善饥，食欲增强，大便干燥等，则为温热；如药物入腹，感到脘不知饥，呕吐肠鸣，便溏热消，此为寒凉，都是由脾胃反应，使人们获知药性之寒热。清代许克昌、毕法《外科证治全书·胃气论》言："诸药入口，必先入胃，而后行及诸经，以治其病。"药效先经脾胃产生作用。

中医的给药途径不同于西药，传统的中药大都使用汤剂、散剂、膏剂和丸剂等通过口服而获效，服用药物最为敏感的反应是脾胃。如补虚与泻实药物的功效，主要是通过脾胃功能来实现。补虚首要在于补养元气，元气来源于脾胃有滋养，脾胃健旺才能使元气强盛，元气盛则阳气旺、阴精充盈。反之实证是以腑实为主，主要在胃家实，所以泻实首先在于通胃腑，胃腑通则六腑皆通，诸实随之得除。燥湿的药物反应更是与脾胃关系密切，因为脾喜燥而恶湿，胃喜润而恶燥，故药物入胃，除湿润燥，首先须通过脾胃功能来行使。机体升降失调也与脾胃密切关系，脾胃是机体升降之枢纽，脾气升则诸气皆升，胃气降则诸气皆降。所以调节人体的升降药物，作用的关键在脾胃。

德国《药用植物杂志》1999 年发表长篇系统的研究论文，指出中药的有效成分大都是低分子抗氧化剂，多数是由高分子多聚物经胃液热处理后释放出来的分子片段，有较高的生物利用度，特别是在胃酸很强的胃液作用后，才能释放出强有力的抗氧化活性，显示出良好的疗效。临床观察表明：凡是取得较佳疗效的病例，病人胃液中胃酸和胃蛋白酶的含量都是较高的，而疗效不佳，甚至无效者的胃液情况正好相反。这和中医"有一分胃气，便有一分生机"之说，颇相吻合。

2. 中药效果的发挥关键在脾胃的接纳

中医认为"食以喜为补"，用药也一样，首先要适应于脾胃的接纳。也就是说患者对所服用的药物，胃肠道"喜于"接受，就容易取得效果。临床上，医生在诊病处方时，首先要考虑所下药品，能否为患者脾胃所接受。

人们所居环境不同，形成的生活习性各有差异，因而对食品的喜恶反应自然不同，并且反映在"胃口"上。药物与食物一样，如果摄入适合胃口，大都对身体有益，反之，如大倒胃口，就于身体不利。这种喜恶，是机体的自我调节功能的反应，比如肝胆功能异常者厌食油腻，肺阴虚夹燥热者喜食甘凉之品，胃寒夹湿者喜食温燥之品。叶天士说"食入自适在，即胃喜为补"，叶天士治滑泻用参苓白术散"当以米饮日服二次，间以不腻滑之物，食些少勿多，以示胃之所喜为补，必得胃气渐醒，方有转危为安"。因为喜好之物，迎合患者脾胃所适，才可获得"顺势平衡"的效果。李新森在 1980 年 1 期的《山东中医学院学报》报道"胃喜为补"一例：某县一位中年妇女患腹泻 1 年，伴腹胀肠鸣、食欲减退、形体消瘦。找过许多医院，先后以肝炎、肠结核、慢性肠胃炎、过敏性结肠炎等治疗均无效。致本人失去治愈信心，长期卧床，饮食与大小便不能自理，语声低微，形寒肢冷，经绝四月余。由于泄泻不止，故非常注意饮食，凡有刺激及不易消化食物均不食用，值清明节，全家吃用野菜（以苜蓿芽为主）做的小豆腐，病人喜之苦苦求吃；吃了半勺，还想再吃,吃后反觉得肚子很舒服。次日腹泻大减,再吃两天,大便转正常,精神好转。又用苜蓿芽做成其他食品吃,月余能下床活动,逐渐痊愈。

3. 口服给药最能反映出中药效果

中药的效果,主要是通过脾胃吸收所产生出来。近人有提出改变给药途径的倡议,以为有利于中医药事业的发展。中药几千年尽是口服,其药效也从此获得,临床经验亦依此积累。一旦改变给药途径,中药的效果肯定发生改变,中药的复方配合和随证加减的经验势必湮没。当然静脉给药是有很多的优势,特别对急危重症、口服药物困难、胃肠功能极度衰弱者,带来了抢救希望。但是中药与西药不同,现代研究表明,由于给药途径不同,药物的功用亦不相同,例如枳实口服功能下气消痰,如改成注射液则成升压抗休克,完全是两回事。如鱼腥草口服液是很安全的,但用鱼腥草注射便经常会出现事故,因为消化道可以缓解与改变许多药物的毒副作用。

最重要的是口服给药,是生理的自然途径,要是没有特殊原因,最好不要改变这个途径。关于补液途径问题,陈敏章等主编《临床水与电解质平衡》中说:“原则上如能通过胃肠道补充,则应充分利用胃肠道补液,包括口服或通过鼻饲灌注水分,能较快吸收比较安全……同时一般饮水液下咽,自胃肠道吸收,通过血液循环至全身各组织,1~2 小时即可分布于全身。”口服与静脉注射补液吸收过程,似无多轩轾,而注射药液容易发生副作用,不若口服较为安全。或许认为口服见效缓慢,其实只要辨证无误,处方用药恰当,往往迅速取效。在营养学中有个金句:只要肠道能工作就用它,能吃就别补液。临床常见营养液支持的患者,时间一长就面黄肌瘦,一旦恢复口服饮食,很快得到改观。

二、脾胃功能对治疗效果的影响

中药汤剂口服,脾胃首当其冲,所以脾胃功能,是决定药效的关键。《景岳全书·脾胃》言“凡欲察病者,必须先察胃气,凡欲治病者,必须常顾胃气,胃气无损,诸可无虑”。脾胃功能是治病效果的基本保证。

1. 服药必须顾护好脾胃功能

在人体的脏腑中,以脾胃居中主土,为万物所归。要实现口服中药的效果,脾胃功能占首要地位。《医宗必读》言:“胃气一败,百药难施。”所以在治疗过程中，时时要顾护好脾胃功能。历代医家在处方用药及炮制加工、煎服法上，都考虑顾护脾胃功能这一环节，如《金匮要略》祛痰猛剂皂荚丸，因皂荚对胃部刺激大，所以“刮去皮，用酥灸”，以蜜为丸，又佐枣膏和汤服，以缓和其峻烈之性，顾护脾胃。又如乌头赤石脂丸，方中一派大辛大热之味，用蜜为丸，取其“丸者缓也”，且以蜂蜜缓和诸药燥热伤胃之性。《伤寒论》对泻下剂的使用，很注意把握尺度，如大承气汤服后，“得下，余勿服”，小承气汤服后“若更衣者，勿服之”，麻子仁丸服法“以知为度”，就是见大便得下即停用，以免过用伤脾胃。对峻下剂的运用更是注重脾胃，如《伤寒论》十枣汤，用大枣汤煎药，是为减少峻烈药大戟、芫花、甘遂损伤脾胃，在服后言：“得快下利后”，须以“糜粥自养”，糜粥就是煮得熟烂的稀粥，旨在养胃。方有执《伤寒论条辨》言：“糜粥，取糜烂过熟，易化而有能补之意。”认为峻下剂易损伤脾胃，故以糜粥补养胃气，护其功能。在用方服法上，仲景方有些须啜热粥，食糜粥，在于保护胃气，并助药力，像桂枝汤，大建中汤等。

2. 忌口主要在顾护脾胃

中医的所谓忌口，从现代分析主要有几个方面，一是与疾病本质不相宜，如热证忌辛热食品，寒证忌寒凉食品；二是所谓发物，大都指容易发生过敏的食品；三是主要容易损伤脾胃的食品，所谓食复，是病后最为多见的并发病证。中医重视忌口，有些是由于疾病的原因，主要是为了顾护脾胃功能。李东垣《脾胃论》补脾胃泻阴火升阳汤条下提出“服药之时，宜减食，宜美食，忌酒、湿面、大料物之类，恐大湿热之物，复助火而愈损元气。亦忌冷水及寒凉淡渗之物及诸果，恐阳气不能生旺，宜温食及薄滋味，以助阳气……当从权而食之，以滋胃也”。若不事禁忌，服药亦徒劳。雷丰《时病论·临证治案》“冒风轻证不慎口食转重”载：“城西孙某，感冒风邪，丰用微辛轻解法加杏仁、象贝治之。服二剂，复来赶请，谓方药无灵，病忽益剧，息贲胸闷，鼻衄如涌……丰曰此风痰壅闭于肺，化火劫络之证。询其日昨所食之物，乃火酒下鸡……宜乎增剧，无怪方药。”由于不知忌口而酿成大祸。临床常见黄疸初起，目黄纳减，脘痞呕恶，苔黄厚腻，乃湿热壅滞胃肠，若荤油甜腻不忌，虽服药亦无济于事。如小儿喘嗽、麻疹，注意忌口，顾护好胃口极为重要。外科病亦同样，如化脓性疾患，宜清淡饮食，忌食辛辣刺激及海腥鱼虾蟹、肉类等厚味食物。忌口对肿瘤手术后复发，也有很大关系。特别是大病初愈，不注意忌口，片面追求营养，容易损伤脾胃，造成食复。笔者曾经治疗一肝硬化晚期患者，住院经中西医药配合治疗明显好转，时值春节将临，患者要求回家，结果亲朋互请，饮食不节，节后病复，肝功能损害严重，竟致不治。

3. 大病后须重脾胃与饮食调养

对疾病的调养，饮食最为重要，历代中医都极重视。《素问·热论》言："诸遗者（热病未全愈），热甚而强食之，故有所遗也，若此者，皆病已衰，而热有所藏，因其谷气相薄，两热相合，故有所遗也。"并提出热病的禁忌："病热少食，食肉则复，多食则遗，此其禁也。"仲景继承了《内经》学术思想，在《伤寒论》398条言："病人脉已解，而日暮微烦，以病新瘥，人强与谷，脾胃气尚弱，不能消谷，故令微烦，损谷则愈。"病后脾气弱，宜节制饮食，保养好脾胃，有助于病体复康。在396条言："大病差后，喜唾，久不了了者，胸上有寒，当以丸药温之，宜理中丸。"在疾病愈后调养与防复发，应注重调养脾胃，采用丸剂以缓温徐图。陈士铎《石室秘录·王治法》言"王道之法为必全"，提出"如人病已将愈，不过饮食难消，胸膈不快，或吐酸，或溏泄，或夜卧不宁，或日间潮热，俱宜王道治之，而不可以偏师取胜"。宜用六君子汤，随证加减治之，认为"此王道之法也"。

《医宗金鉴·伤寒要诀》言："新愈之后，脏腑气血皆不足，营卫未通，肠胃未和，惟以白粥静养。"对于大呕吐后的患者，饮食一时难进，亦可用此法调养。在白粥中加入生姜、红枣，会更有益于调养脾胃。民间常用的"粥油"，即大锅粥煮好后，浮上面的一层黏稠状液体，营养丰富易于消化吸收，且有醒胃作用，对重症胃气衰弱的调养效果极佳。笔者屡辅以此物起沉疴，如肿瘤病人在反复化疗后，导致极度疲倦乏力，食欲不振，有些重病在手术后，禁食时间过长，导致胃功能低下，形体消瘦，水食难进，依赖输液及鼻饲营养液维持，造成极度疲惫，体力不支，可以缓缓进食粥油。康复必须通过脾胃功能的调养才能实现。

三、从药食同源谈起

药食同源，我们的祖先在寻找食物过程中，同时发现药物，常见许多中药可以作为食物。所以西方医学奠基人希波克拉底曾说最理想的疾病治疗应该为:“你的食物就是你的药物,你的药物必是你的食物。”这是中医自古所提倡的最佳治病方法——饮食疗法。

1．食疗是理想的治疗

说养生之“养”,原繁体字为“養”,可见养生的首要在食物。中医治病有“先用食品,不愈再用药物”之法。人类是依靠天然生物圈生存,天然的植物与动物既支持着人的生命,也必然对健康起着保护作用,对人体疾病(生理失调)起着治疗(调节)作用。人体有些疾病是由于食物中某种成分的缺乏,就需靠食物来调节,所以许多食物本身就是治疗疾病的药物。食物与药物一样,也具有“四气五味”的性能,同样能纠正人体的寒热、虚实、燥湿的偏盛偏衰,能够调整机体的阴阳平衡。所以食疗,也根据食物的性能,而作因人、因时、因地而异的辨证运用。

历代医家大都重视食疗的运用,在不少有医学著作提出“食疗”“食养”“食治”,较有名的食疗专著如唐代孟诜《食疗本草》,昝殷《食医心鉴》,五代陈仕良《食性本草》,元代忽思慧《饮膳正要》,明代卢和等的《食物本草》,清代柴裔《食鉴本草》,沈李龙《食物本草会纂》,王孟英《随息居饮食谱》。王孟英所撰食谱记述颇为切用,全书共分七类,三百三十多种,分条论述性味、功效、主治、选择、加工、烹调、忌口等,所论食疗、忌口,强调因人制宜,辨证运用。既选取前人经验,又提出自己的实践见解,是有一定价值的食疗专书。

食疗在养生保健中起着重要作用,如《养生肤语》言“善养生者,岂徒待药物已哉。”《老老余编》言“身闲不如心闲,药补不如食补……调而用之,则倍胜于药也”。药治与食养配合是中医防治疾病的特色。相传“汤液”创始于善烹调的伊尹,《吕氏春秋》引伊尹说有“阳朴之姜,招摇之桂”,姜与桂乃肴馔中的调味品,又是发表温中药。食疗所获得的效果是建立在脾胃功能的基础上。在治疗疾病的过程中,食疗对药治具有很好的协助作用,“药以祛之,食以随之”,药食并举,治养结合是最好的治病方法。饮食崇尚生、野、绿等,有返归自然疗法的意义。如野菜蒲公英,既营养又保健。国外《从草药获得健康》一书介绍蒲公英能护肝、防胆石,营养丰富,还可治疗各种疾病,其中提取的胆碱,用于中老年人,能改善大脑活力,预防痴呆。

食疗中最常用的是姜,不仅是很好的健胃除腥调味品,且为流传最久的养生治病药。春秋时代孔子《论语》说:“不撤姜食。”《神农本草经》言姜药用广泛:上治胸满咳逆上气,中能温中止血,下疗肠澼下利,外能逐风湿痹。李时珍《本草纲目》言:“姜辛而不荤,生啖熟食,醋、酱、糟、盐、蜜煎调和,无不宜。可蔬,可和,可果,可药,其利博矣。”并辑录药用的姜有44种。苏东坡《东坡杂记》记载:钱塘净慈寺的和尚,八十多岁面色如童子,“自言服生姜四十年,故不老”。有谚语“朝含三片姜,不用开药方”。现代研究表明,姜对胃功能有双向调节作用,并有镇静镇痛,强心,保肝利胆,抗炎,抗缺氧,抗动脉硬化,抗癌等功效,可谓是医疗、保健俱佳之品。国医大师王绵之常于用方加生姜为使药,尽得其妙也。

2. 食疗是中医一大特色

在《周礼·天官冢宰》记载医生分有“食医”“疾医”“疡医”等,相当于现今的营养医生、内科医生、外科医生,各有不同的职责。说明中国很早就使用食品来防治疾病。《内经》提出“毒药攻邪,五谷为养,五果为助,五畜为益,五菜为充,气味和而服之,以补精益气”。《伤寒论》中入药的食物很多,最常用为姜、枣,全书近半数方剂用之。孙思邈亦善用食疗,《备急千金要方》列食治一门,说“能用食平疴,释情遣疾,方谓良工”。称好的医生要能用食物治病。

食物和药物同样有温凉润燥。食疗的优点首先在于容易为脾胃所受纳,其优势是兼备养身保健和治病疗疾的作用,特别对慢性病患者,饮食调养是最佳的选择。食疗最大的优点:易为患者接受,特别是儿童,而且价廉物美,用法简便,取材易得,十分经济。而且食物大都具有一定的营养价值,可以因人而异选择与制作,适应的范围较广,毒副作用少,用之得当食疗胜过药治,用之失宜,亦可作为辨证的借鉴,很少产生不良后果。如古方雪羹汤出《绛雪园古方选注》,以新鲜马蹄(去皮),海蜇(洗净)各30g,煎汤喝,或切碎加调味品,制成凉拌菜食用,临床发现其治疗口干有痰,食积便秘,特别对扁桃体肿大、腺样体肥大等都有效果,易为儿童接受。

俗话说“是药三分毒”,如在同样条件下,药治不如食疗,至少对人身无害,所以说食疗是最理想的治疗。孙思邈说“夫为医者,当须先晓病源,知其所犯,以食治之,食疗不愈,然后命药”。所以“药食两宜”之品无疑成为人们追求健康中所关注的热点。

3. 药食同源的研究意义

药食同源，是一个非常引人注目的课题。植物为生命的源泉，它能将无机物合成有机物，能够有效维持着动物与人的生命健康。食草动物，一生之中吃着单调的青草、干草，它的生长、发育、繁衍、自我调节、修复都赖于其中。既然普通的草能给草食动物带来平安的一生，那么品种丰富多彩的果蔬和中草药，一定更会给人类带来健康。人与动物具有摄取天然植物以自救的本能行为。人类在天然生物圈中生存，以植物（食物）为维持生命的物质基础，也以植物（药物）来改善生命中出现的病变。从给药途径来看，中药与食物一样，都是从消化道进入人体而产生效应。从“药食同源”来看，食物与药物都是人类在长期的进化过程中，逐渐形成且赖以生存的必需品。那么维持人类生命的植物中，必定存在能治疗人体疾病的成分。我们在寻找最佳药食保健品时，要对人类在漫长进化时期的采食特点进行研究（从历代本草著作的整理来看，不少瑰宝来自民间），寻找支撑人类生命的主要植物品种（考古应该有这些内容），或许会给人类的健康、长寿带来佳音。

同样的医疗保健作用，使用天然药物比使用化学药物安全而有效。中药之所以几千年用于防治人体疾病有效而不衰，主要原因是它来源于天然植物，许多还是常用的食物。所谓“食借药之力，药助食之功”，二者相辅相成，与人类“同气相求”，自然而然地起着调节功能作用，在人类的医疗保健中显示出独特的优势。中草药与食物同样是接受了太阳的光能转化成的化学能，进入人体参与新陈代谢，从成分来看，中草药比食品更为复杂，深入到了人体各个系统的功能活动之中。现代研究表明，有些天然生物中药为生物细胞分化诱导剂，与人体细胞的基因有亲和力，对人体内各组织器官功能有全面提升的效果，能为失序的生理功能找回新的平衡。许多中药本身就是食物，既能调节生理功能，又能改善病理现象。

食物构成生命，药物弥补生命过程中的不足，两者都是人类生命中，不可或缺的。来自大自然的药物，沐浴阳光，吸收天地间的精华，从“天人相应”来看，中药与人体是同气相求，以其治病，正契合自然法则。种群的物种之间存在着复杂的互相作用，这个互相作用有直接影响与间接影响，有利也有弊，主要表现在生存关系与食物链上。中草药对于人类，从药食同源来看也存在着食物链的关系。中医用自然界的植物药治病，也是通过食物链来自我调节，药理研究表明，大多数中药与方剂具有调节免疫功能作用。有“药食同源”根基的中药，在养生保健上有许多优势，可开发出延缓衰老、调节免疫、抗疲劳、抗氧化、美容、降“三高”、调节肠道菌群、促进生长发育、改善亚健康等的保健食品。随着“回归自然”的兴起，“药食两宜”的中药以其源于自然，毒副作用少而备受欢迎。据有关调查，49% 左右的疾病西医药难以治疗，20% 左右的患者因化学药的毒副作用而停药，食疗与中药的发展空间很大。

第九章
从和法谈调理脾胃的临床意义

“和”是中国传统文化中颇有特征的哲学思想，是中华文化精髓，肇端于先秦诸子百家。老子《道德经》：“万物负阴而抱阳，冲气以为和。”《淮南子》：“天地之气，莫大于和。”《中庸》谓“致中和”。中医是具自然科学与人文科学双重属性的科学，其内涵脱胎于中国传统文化，因此“和”理念贯穿中医学始终，天人之和，人体之和，正是中医生命观的重要核心，成为中医治疗指导原则。“执和致平”调和机体阴阳二气平衡，是中医防治疾病之纲。稳定机体阴阳平和，关键在于脾胃。

一、和法与脾胃

中医注重阴阳平衡，整体动态的调节平衡思想无处不在，可称为功能调节治疗学。《内经》言“因而和之，是谓圣度”，和即调也，就是调和，协调，使之保持阴阳动态平衡，这是中医的治病理念的核心思想。要保持人体的“平和”状态，离不开脾胃的协调作用。《内经》谓脉有胃气，就是指平和之象，表现不浮不沉，不疾不徐，律齐从容。机体能处于温凉适中，不虚不实，升降有序，燥湿得宜的状态，主要是依赖脾胃功能。

1. 和法的临床意义

中医认为人体病变就是阴阳不和，五脏不和，血气不和；治病是运用纠偏的“中和”思想，在于和阴阳，和五脏，和气血，和神志，以药物的偏性调整人体阴阳之偏，使之恢复到“中和”的状态。中医治病“和法”，源于《内经》《伤寒论》，历代医家皆有发展，清代程国彭《医学心悟》总结医门八法言：“盖一法之中，八法备焉，八法之中，百法备焉。”后世医家由是推之，有清而和之，温而和之，消而和之，补而和之，汗而和之，下而和之等。中医的和法，有广义与狭义之说。从广义说，和法是“和其不和者”，泛指所有调和机体阴阳的治法，如张介宾说：“和之为义广矣，亦犹土兼四气，其于补泻温凉之用，无所不及，务在调平元气，不失中和之为贵也。”狭义的和法是指和解、调和的治法，主要在于调和营卫、和解表里、调和气机、调和寒热等。在临床运用上，广义与狭义的和法没有明显区别，狭义上的和法用方，临床常常推演至广义上运用。和法内容很多，如戴北山《广温疫论》言："寒热并用之谓和，补泻合剂之谓和，表里双解之谓和，平其亢厉之谓和。"蒲辅周进而言"和解之法，具有缓和疏解之意，使表里寒热虚实的复杂证候，脏腑阴阳气血的偏盛偏衰，归于平复。寒热并用，补泻合剂，表里双解，苦辛分消，调和气血，皆为和解"。中医采用的和法，就是针对机体所呈现的阴阳失衡，寒热互结，虚实错杂，营卫不和，升降失司等不同的病变状态，进行调节。这正是中医治病的理念：调阴阳而纠偏，运用寒热兼施、攻补并进、升降协调、刚柔相济、表里分解、辛开苦泄、燥湿并施、交通心肾、调和肝脾、调和气血等配合而进行相应的调节，针对复杂的病机，处方配伍获效的关键，在于脾胃的调适把握，促使错杂病证的和解。和法运用广泛，适应的病情也较复杂，和法的药物配伍也非常精当。观历代名方大都蕴含着相反相成、相辅相成的巧妙组合作用，运用要把握好脾胃为核心，则能事半功倍。和法在临床还有一个作用，可作探病法，刘渡舟曾说过："一个病人来了，如果不知道用什么方法去治疗，就先和解一下，然后再探寻其他方法。"乃临床实话。蒲辅周还提出使用和法的注意点："伤寒温病，杂病，使用和法皆甚广……但和法范围虽广，亦当和而有所，勿使之过泛，避免当攻邪而用和解之法，贻误病机。"国医大师李振华提出"和谐是中医学治病之核心"，"执和致平"调理机体阴阳二气和平，是中医防治病之纲。国医大师徐经世谈"和法"运用："治疗中成为大法，是从实践中逐步得来，是一种普遍法则，以解决人体病理变化矛盾，且当今临床中虚实夹杂的沉疴顽疾较多，由情志不畅引起的疾病更为多见，故和法应用之广。"提出以"八纲"辨析，领用"和法"。

2. 和法的调节作用

中医的"求本而治"主要是对人体进行整体调节。如对心肾不交的失眠症治疗，用交泰丸寒热兼施，西医学很难解释。这里面含有潜在的科学性，因为人体功能失调，特别是神经功能，主要是兴奋与抑制之间的失调，古代医家认为是阴阳失调，采用药物的阴阳配合来进行调节，黄连是阴药主抑制，肉桂是阳药主兴奋，而黄连用量数倍于肉桂，两者配合，正是调节神经功能的失调。临床上许多寒热并用的配方具有调节作用。调节作用是多方面的：如五脏之间、脏腑之间、五脏与形体。还有虚实补泻、标本缓急、气机升降。调节平衡思维无处不在，展示了它的多维性、多面性。

和法的特色，体现在双向的调节作用。中医治疗使用的药物，本身就是复杂成分集合体，能针对不同病证采用不同用量而进行双向调节作用，中药通过不同配合所起的作用更为突出，许多方剂配伍呈双向调节功能，如桂枝汤、小柴胡汤、补中益气汤、四物汤、四君子汤、温胆汤、金匮肾气丸等。这些双向调节作用，能使机体恢复原有的动态平衡状态，因此临床适用的病证比较广泛。有些中药和复方的双向调节具有适应原样作用，即其中含有提高机体抗应激能力的成分，能使机体对非特异性有害刺激的抵抗力增强，即可产生抗应激作用，这种抗应激作用所产生的效果，类似于双向调节作用。临床表明，许多中药和方剂在治疗循环、呼吸、消化、泌尿、神经、免疫等系统的疾病时，均能展现双向调节的作用。研究表明，方药的作用机制主要在"调节"，是通过多系统、多层次、多靶点的作用发挥功效，体现了中医重宏观、重整体的特色。

临床所见的疑难病症大都表现为寒热、虚实、燥湿的错杂与表里升降的失调，所以治疗要在矛盾对立中获得协调统一，离不开和法。中医治疗疑难病症，针对病情复杂表现的双向性差异，组合性能相反的药物进行矛盾对立面的综合调节，能够提高临床疗效。如冠心病治疗以温通心阳与养阴濡脉配合，慢性支气管炎治疗以温化痰饮与润肺养气配合，萎缩性胃炎治疗用温阳健脾与养胃润燥配合，慢性肝炎用疏肝理气与养脾益气配合等，都体现了"和"法的相反相成配合的调节作用，也体现了中医治则的对立统一精神。

1970年拜因豪尔等指出"医学的发展具有质的飞跃的主要标志，根本在于对调节机制和防卫反应机制活动原则的有所阐明"。因为生命的本质在于"物质过程的自组织性和自我调节"，而生理学的主题就是"稳态和适应是如何实现的"。《内经》重视事物整体的动态平衡。生命机体能够适应外界的变化，主要在于机体内部维持相对稳定态的机制，能"阴阳自和"。中医认为疾病是阴阳失衡，治病意在调整阴阳，这也是"和"法的精神。

3.《伤寒论》的和法与"和胃气"

脾胃功能失调的治法很多，最为常用的是和法，而且和法的作用背景大都在脾胃。比如常称和解少阳为和法之经典，以小柴胡汤为代表方，其实背景是和胃气。《内经》云“凡十一脏取决于胆”，调节全身气机在少阳，但是调节少阳离不开胃气。《伤寒论》265 条：“伤寒，脉弦细，头痛，发热者，属少阳，少阳不可发汗，发汗则谵语，此属胃，胃和则愈；胃不和，烦而悸。”可见少阳胆气失调与阳明胃气不和有内在联系。用小柴胡汤以后“上焦得通，津液得下，胃气因和，身濈然汗出而解”。说明经小柴胡汤和解以疏通枢机，使胃气因而得和而病解。

中医的治疗，主要依靠病人的自然恢复能力，而不是对抗。中医认为健康人的状态是阴平阳秘，得病就是阴阳失衡，治病就是使阴阳恢复平衡，即使机体处在失衡的亢奋状态，或低下状态向正常状态转化，《内经》言“谨察阴阳所在而调之，以平为期”，以“调和”之法，使阴阳平和。在《伤寒论》58 条云：“凡病……阴阳自和者，必自愈”，所谓和，主要在于和胃气，所以仲景始终以胃气和为愈病宗旨。在 71 条言“令胃气和则愈”，所以治疗着眼在“当和胃气”（第 70 条），出现“胃气因和”则病证得解，意在因势利导，有助于人体的自愈能力，助正气以祛邪气，以恢复正常的生理功能。

4. 和法作用的环节在脾胃

任应秋言“所谓和法，实具调理之意”，临床用以调理脾胃最多。周学海在《读医随笔》说得更为具体：“凡用和解之法者，必其邪气之极杂者也。寒者、热者、燥者、湿者，结于一处而不得通，则宜开其结而解之，升者、降者、敛者、散者，积于一偏而不相治，则宜平其积而和之。故方中往往寒热并用，燥湿并用，升降敛散并用，非杂乱而无法也，正法之至妙也。”临床用方以寒热、燥湿、升降并用者，皆离不开脾胃的协调功能。因为这些需要双向调节，只能通过脾胃的对立统一功能才能实现。现代研究表明，健脾代表方四君子汤中既含有兴奋胃肠平滑肌的水溶性成分，也含有抑制胃肠平滑肌运动的脂溶性成分，两类共同完成对小肠运动的双向调节作用，这是四君子汤治疗脾虚的胃肠功能紊乱的药理依据。

调和机体阴阳二气平衡，是中医防治病之纲，诊治思维以和为核心，指导临床用药组方。尤怡《医学读书记》言：“土具冲和之德，而为生物之本，冲和者，不燥、不湿、不冷、不热，乃能化生万物。”脾胃阴阳协调，具有冲和之性，故能调治寒热错杂、燥湿互结、升降失司之病证，可谓和法之调和基地。各脏腑的调和亦在脾胃，何梦瑶《医碥》：“知各脏之病皆关乎脾，则知脾气调和，即各脏俱调和矣。”国医大师孙光荣继承了老师李聪甫的“脾胃学派”学术思想，结合自身经验，进而提出“中和”思想，认为“中和是机体阴阳平衡稳态的基本态势，是中医临床遣方用药诊疗所追求的最高佳境”。以辨识其盛衰，矫正至其中；察知其太过不及，燮理达其中，并在临床推出颇有特色的中和用药，中和组方。著名中医儿科专家江育仁提出治疗小儿脾胃病“脾健不在补贵在运”的学术观点，创建“运脾法”治疗小儿多种疾病。认为运脾法属于中医治疗八法的和法，“具有补中寓消，消中有补，补不碍滞，消不伤正的特点”。

中医主要调控人体宏观的阴阳平和状态。芬余氏《医源》言：“天地之道，阴阳而已矣；阴阳之理，升降而已矣。”而升降之调节枢纽在脾胃。中医调节的方法有多种，主要的环节有三个方面：一是八纲调节，寒热调节、虚实调节、燥湿调节与表里调节之枢纽均在脾胃。二是五脏调节，脾是五脏调节中心，包括机体的水液代谢、营养代谢，免疫、神经、内分泌功能等，机体以肝脾、心脾、肺脾、脾肾等脏腑相关调节，维系整体协调。三是气-液的调节，使各系统之间调节功能相互交叉联系，其核心在脾胃。

中医的“调”与“和”，在本质上是调节机体动态的平衡。《景岳全书》说：“所谓调者，调其不调之谓，凡气有不正，皆赖调和。如邪气在表，散即调也；邪气在里，行即调也；寒邪壅滞；泻即调也；虚羸困惫，补即调也；由是类推，则凡寒之、热之、温之、清之、升之、降之、抑之、举之……皆调气之大法也。”以之维护机体功能的协调。又说和略“和其不和者也。凡病兼虚者，补而和之；兼滞者，行而和之；兼寒者，温而和之；兼热者，凉而和之，和之为义广矣。亦犹土兼四气，其于补泻温凉之用，无所不及，务在调平元气，不失中和之为贵也”。景岳所列的和方之剂，大都是调治脾胃，或兼调脾胃之方药。

二、《伤寒论》和法方药的运用

复杂的病症，临床诊疗之所以难掌握，主要在于病症表现寒热、虚实、燥湿的错综。要掌握复杂病证的中医治法，主要从“和”法的运用入手，容易执简驭繁。《伤寒论》方称为医方之祖，实用有效，许多妙用在“和”法，所论主要有五种：一是调和营卫的桂枝汤；二是和解表里方小柴胡汤，三是调和肝脾的四逆散；四是调和寒热的半夏泻心汤；五是调和虚实、并调寒热、刚柔相济的乌梅丸。仲景和法诸方，临床应用非常广泛。

1. 桂枝汤

桂枝汤为和法祖方，和解一法，是张仲景在桂枝汤证中提出，《伤寒论》387条："吐利止而身痛不休者，当消息和解其外，宜桂枝汤小和之。"清代王子接《绛雪园古方选注》称桂枝汤为"和方之祖"，是有"滋阴和阳，调和营卫"之功。对桂枝汤证，仲景提要为"阳浮而阴弱"，即营卫不和，组方蕴含着"调和"思想。尤怡《金匮心典》言："外证得之，解肌和营卫，内证得之，化气和阴阳。"桂枝汤为"滋阴和阳，调和营卫，解肌发汗之总方"，本方治疗太阳中风表虚证，其实质在于温脾阳，故谓其既可疗外感，又能愈内伤。可见桂枝汤是和法，又为汗法、补法。《医宗金鉴·删补名医方论》言其："以桂芍相须，姜枣之相得，借甘草之调和，阳表阴里，气卫血营，并行而不悖，是刚柔相济以为和也。"本方以桂枝甘草辛甘化阳，芍药甘草酸甘化阴，组方以表里相配，阴阳相济，临床应用广泛，衍化方亦很多。柯琴称桂枝汤证"所云头痛、发热、恶寒、恶风、鼻鸣、干呕等病，但见一症即是，不必悉具，惟以脉弱自汗为主耳"，概括桂枝汤病机在体虚，治疗核心在太阴脾土。桂枝汤及其类方对体温、汗液、心律、血压、大肠功能等有双向调节作用，其实质是通过调营卫、健中气来调动机体内因对抗疾病。现代药理研究表明，桂枝汤是迄今为止双向调节作用最突出的复方，既对发热有解热作用，又可升高低温；能使汗腺分泌受抑的汗液分泌增加，又可使汗腺分泌亢进的降低分泌水平；能显著抑制亢进的肠蠕动，也能使受抑的肠蠕动活动增强；能降低自发性高血压大鼠的血压，也能明显升高低血压的血压，呈现出对机体多方面功能的双向调节作用，特别是对免疫功能的双向调节作用，大大地扩展了桂枝汤的临床用途。从桂枝汤的药效物质基础研究可见，是通过多靶点，多途径，以整合发挥作用，这正符合中医的"和法"理念。

后世解读桂枝汤组方辛甘化阳，酸甘化阴，阴阳合化相济，是仲景治虚劳一大法，为最基础模式。桂枝汤能衍化成一系列补虚方，从《伤寒论》太阳病的新加汤及《金匮要略》虚劳病篇首列桂枝加龙牡汤，继以小建中汤、黄芪建中汤为治疗虚劳病之阴阳两虚证方。临床常遇表阳不固，脾土虚弱，每遇寒凉则咳喘并作，治以《伤寒论》桂枝加厚朴杏子汤合玉屏风加减，标本兼治,获得良效。桂枝汤是调节脾胃与营卫的重要之方。本方可治疗风寒感冒(表虚营卫不和),荨麻疹,皮肤瘙痒症,自汗症,过敏性鼻炎,胃肠病(脾胃虚弱),精神科失眠、多寐,心血管科心悸,风湿免疫科多种疾患及各种虚损病等,还能解决许多疑难杂症。

2. 小柴胡汤

小柴胡汤,柯琴谓“此为少阳枢机之剂,和解表里之总方。少阳之气游行三焦,而司一身腠理之开合”。唐宗海谓“此方乃达表和里、升清降浊之活剂”。周学海《读医随笔·和解法说》中言:“和解者,合汗、下之法,而缓用之者也。”这是小柴胡汤的作用机制。《伤寒论》230条言:“与小柴胡汤。上焦得通,津液得下,胃气因和,身濈然汗出而解。”在148条“与小柴胡汤,设不了了者,得屎而解”。可见小柴胡汤证,可从汗出解,或从便下解。虽言“少阳三禁”,此正是和解之妙:“无汗、下之用,而隐寓汗、下之旨。”寓意中医祛病的宗旨:给邪气以出路。

小柴胡汤的临床运用,原文言一是“往来寒热,休作有时”,一般认为其热型是寒热交作。但从论中“但见一证便是”之说,两者可分别解读。临床用小柴胡汤的退热效果可靠,能治外感发热,又能治内伤发热,其热型有往来寒热特点,但临床使用不必拘于“休作有时”,高鼓峰《医家心法》言“有内伤似外感者,此火不可发散也,散之则亡阳;不可霜雪以压之,压之则火灭。初起,以小柴胡汤加减调之可也”。对于没有明显的表里证之发热,处于邪正交争,即可使用,常用于治疗原因不明发热,这是中医药的适应原样作用,也是经典的调节作用。而“休作有时”也并非单指“寒热”,临床有其独特意义,可指表现典型的间歇发作的病证,笔者常用治于咳嗽、瘾疹、泄泻、失眠等表现“休作有时”,定时发作者,或病证于肝、胆经旺时发作(春季,或每天近子时),无明显表里症状者,还有妇女经期时出现头痛、感冒、泄泻、发热、水肿、乳房胀痛、情绪异常等病证,可视为“休作有时”的表现特征,用小柴胡汤加减治疗,颇有效果。二是从“胸胁苦满,嘿嘿不欲饮食,心烦喜呕”等表现症候推演,临床可治厌食症,消化不良,呕吐,如胆汁反流性胃炎,慢性乙型肝炎,胆囊炎等,大都为消化系统疾病。三是双向调节作用,如能治便秘,又能疗腹泻,可用于便秘与腹泻交替出现(肠镜检查无殊)患者。唐宗海《血证论》言:“此方非肝胆脏腑之药,乃从胃中清达肝胆之气者也。胃为生血之主，治胃中，是治血海之上源。”其治旨在调中治胃，以达少阳枢机，乃和法本意。

小柴胡汤临床运用，仲景谓之“但见一证便是，不必悉具”，可从或然症拓展运用，如治疗呼吸系统的咳喘、胸痛，循环系统的胸痹、心悸，消化系统的黄疸、胁痛、胃痛、吐泻、积聚，神经系统的失眠、眩晕、癫痫，泌尿系统的淋病、水肿、癃闭，治疗妇科病更多，除经期发生的诸症，还有妊娠恶阻、产后发热、妇科杂症及带下病等，还能治疗少阳经所循行部位的外科、骨科、五官科、皮肤科、男性科等疾病。本方主要作用在疏肝和中，交合阴阳。比如失眠的病因很多，但病机主要在于阴阳不交，《灵枢·邪客》言人体卫气“昼行于阳，夜行于阴”，如入夜仍然“行于阳，不得入于阴，故目不瞑”。造成阴阳不交而失眠，最多见为肝胆气郁，加上饮食不节，致脾胃失调，痰浊中阻。小柴胡汤疏肝益脾，宣畅少阳枢机，故能交通阴阳，引阳入阴，治疗失眠。仲景言小柴胡汤证病机：“血弱气尽，腠理开，邪气因入，与正气相搏，结于胁下，正邪分争。”小柴胡汤具扶正托邪作用，所以“伤寒瘥以后，更发热者”，此方主之。

“方有合群之妙用”，和剂的合方，更能发挥临床优势，如柴胡桂枝汤是小柴胡汤与桂枝汤合方，既调和表里，又调和营卫，仲景谓其“和其营卫，以通津液”，临床应用更有深意。可治外感，又能疗内伤，可治肝气犯胃的消化道疾病，又治肝脾失调的抑郁症、焦虑症，具有双向调节作用，能调表里、营卫、气血、肝脾等不和。柯琴谓：“仲景书中，最重柴、桂二方，故于六经病外，独有桂枝证、柴胡证之称，见二方之任重，不拘于经也。”仲景将二方合用是独具匠心，运用于太阳少阳二经合病及相关的脏腑经络病变。药理研究表明，柴胡桂枝汤具有抗抑郁、镇静及调节免疫、抗衰老等作用，显示了防病保健效果。

小柴胡汤的临床合方很多，东垣将其与补中益气汤合方，即《脾胃论》的益胃汤。《宦邸便方》柴平汤为小柴胡汤合平胃散，治痎疟、湿疟、食疟、食嗽；《医学入门》柴陈汤为小柴胡汤合二陈汤，治痰气胸胁不利及痰疟疾；《世医得效方》柴苓汤为小柴胡汤合五苓散，治伤风伤暑疟；《寒温条辨》柴陷汤为小柴胡汤合小陷胸汤，治结胸痞气初起及水结、痰结、热结；《保命集》柴胡四物汤为小柴胡汤合四物汤，治妇人虚劳、经行感冒、妊娠吐衄；《扶寿精方》柴胡六君子汤为小柴胡汤合六君子汤，治伤寒热解后，或劳复、食复。小柴胡汤的临床化裁方很多，不胜枚举。

从现代药理研究来看，小柴胡汤的临床作用被广泛印证。小柴胡汤对胃病变、胰腺炎有治疗作用，有抗急性肝损伤、抗肝纤维化及利胆作用，对消化道的各种疾病特别有效。具有良好的解热、抗炎作用，能调节免疫功能，保护心肌细胞，改善动脉硬化，有抗应激、抗衰老、抗痴呆、抗肿瘤、抗毒性等作用，对治疗医学及预防医学都有重要影响。

3. 四逆散

四逆散在《伤寒论》指治“少阴病，四逆”，还有咳、悸、小便不利、腹中痛、泄利下重等或然症。少阴四肢厥冷，有虚实之分，属阳气虚寒，不能温煦为四逆汤证；属阳气内郁，不能外达为四逆散证。后者之四逆，四末必不甚冷，脉不沉微而偏弦。可见四逆散作用，是透达郁阳。尤在泾说“少阴为三阴之枢，少阳为三阳之枢”，四逆散方意与小柴胡相似，均为运转枢机之和剂。小柴胡汤为运转三阳枢机主方，四逆散为运转三阴枢机主方。四逆散证的少阴病，不属于虚寒性少阴病，是仲景谓“阴病十八”中，表现肝郁、气机郁滞之类。所以从或然证来看，有上焦（心肺）的咳、悸，中焦（脾胃）的腹中痛，下焦（肝肾）的二便失调等表现。可见四逆散证是波及五脏气机不利的一类病证的集合总述，所以仲景对此方的每个或然证都列出一种加药法，临床依此延伸运用。本方是调理气机的基础方，是舒肝理脾的祖方，临床大都加减使用。历代医家以此方加减衍生方近 30 首。四逆散为内外兼治方，治外感，能宣通阳气；治杂病，能调和肝脾。

四逆散病机特点为气机郁滞，肝胃不和，作用为舒肝理脾行气。本方临床使用，不必拘于四逆，大都从“以方测证”来推断适应病证表现，如胸胁胀闷，喜太息，脘腹疼痛，痛引两胁，心烦失眠，嗳气纳呆，口苦肢凉，便溏不爽，脉弦等。本方治疗各系统疾病广泛，关键是抓病机“肝气横逆犯脾胃”，所以使用指征，主要是“肝气横逆”的精神、神经系统症状，与“脾胃不和”的消化系统症状，以这两方面相关表现为主体。现代药理研究：本方能调节胃肠运动功能，有抗肝纤维化，抗脂肪肝，抗肝损伤，抗胃溃疡，促进胆汁分泌等作用；并具有抗抑郁，镇静催眠，镇痛，改善学习记忆能力，抗疲劳和调节免疫功能等作用。清楚地表明了四逆散主要是调节精神、神经与消化系统这两方面的作用。如运用于消化系统疾病：功能性消化不良、肠易激综合征，功能性便秘，胆汁反流性胃炎，慢性萎缩性胃炎，溃疡性结肠炎，消化性溃疡，胆系炎症及其感染性疾病，脂肪肝，肝硬化，病毒性肝炎，肝损伤，胆囊炎、胆石症，胰腺炎，慢性乙型肝炎，便秘，呃逆，菌群失调腹泻等；运用于精神神经疾病：抑郁症，偏头痛，失眠，雷诺病，肋间神经痛，带状疱疹后遗神经痛，以及表现失眠、无食欲及易疲劳的亚健康状态等。四逆散的临床应用，大都离不开这两个方面的相关病候，所以临床本方对这两方面病症并见者，更具有效果。

由于四逆散的异证多端，单靠这几味药来对付多种多样的病证，力量太少，很难单独收功，必须根据不同病证表现而加用对证药物，所以在临床上纯粹以原方运用较少，大都是加味或采用各化裁方。四逆散的历代演化方较多，临床最常用的有柴胡疏肝散、逍遥散、血府逐瘀汤等。从中医文献看，四逆散有许多合方，临床运用得非常巧妙，如四逆散合四物汤治疗月经不调，合黄连解毒汤治吐血证，合龙胆泻肝汤治鼻渊，合金铃子散、左金丸治疝痛，合小柴胡汤即成大柴胡汤治少阳阳明合病。对于方中药物，也可随不同病况而作变化，如方中芍药，有时用白芍，有时用赤芍；方中枳实，有时更用枳壳，也可改用类似药香附或陈皮等。四逆散的临床广泛使用，可能与其“调节气机”，变化灵活的作用有关。

妇科病属于肝脾失调较多，四逆散颇为常用，如月经不调、痛经、不孕症、盆腔炎、乳腺增生症、更年期综合征等，尤其多见本方证。妇女月经病大都责之肝，多见肝气郁结，以四逆散类方尤其为常用，治月经不调合四物汤，治痛经合当归芍药散，治盆腔炎属肝脾失和、湿热下注者合薏苡附子败酱散。笔者于2022年9月治王某，33岁，婚后2年余未孕。妇科曾予“促排卵”等治疗均未成功。输卵管造影提示“左侧不通，右侧通而不畅”。患者腰酸多汗，性情急躁，带下色白量多，口干欲饮，素月经周期规律，经前胸部胀痛，时有排卵期出血，纳可，便调，舌红苔薄黄，脉弦。证属肝郁气滞，脾虚络阻，治以疏肝理气，益脾通络。处方：柴胡6g，赤芍12g，香附10g，路路通15g，炙甘草6g，王不留行15g，皂角刺15g，茯苓20g，化橘红10g，当归12g，川芎10g，黄芪20g，太子参15g，炒白术15g，苍术10g，红藤20g，郁金10g，老鹳草12g。14剂。10月5日复诊，诉二天前经行，胸部胀痛减轻，经量较多，心情稍安。处方：柴胡 6g，酒芍 10g，香附 10g，炙甘草 6g，炒白术 15g，茯苓 20g，川芎 6g，黄芪 20g，太子参 20g，当归 10g，蒲黄 10g，女贞子 15g，墨旱莲 15g，益母草 10g。14 剂。11 月 5 日患者月经延期未至，自测尿妊娠试验阳性，至我院就诊测人绒毛膜促性腺激素：185.93IU/ml，转以益肾养胎调治。2023 年 7 月 15 日自然分娩一健康女孩。此例肝郁脾虚，宗四逆散加减，增入疏肝通络，益气健脾之味而获效。

4. 半夏泻心汤

半夏泻心汤及其类方，是治疗胃痞之基础方，针对寒热夹杂，升降失调，为辛开苦降法代表方，也是寒热并用的经典方，适用久病体弱，中气不足，寒热互阻，上下失其交泰，中州升降失职，仲景谓其主症表现为心下痞满不痛，呕，肠鸣。主药半夏独具辛开苦降两性，开胸散结，降气止呕，具有双向调节作用。半夏配合干姜、黄连寒热并用，增强辛开苦泄之力，消除中脘寒热互结，更突出了“和法”的功用，配入人参、甘草益胃安中。本方即小柴胡汤去柴胡，加黄连、干姜，采用一苦一辛，寒热并用，是调升降、和阴阳之绝配，叶天士曰：“干姜气温，禀天春升之木气……气味俱升，阳也；黄连气寒，禀天冬寒之水气……气味俱降，阴也。”叶天士《本草经解》谓两者和阴阳，平寒热，调虚实，复升降。笔者常用干姜与黄连配合，用于消化道多种疾患，颇为应手。由于久病中土虚亏，气机失疏，故配用人参补中健脾，俾中焦健运，气机得疏，则痞证自除。本方寒热并用，攻补兼施，辛开苦降，体现了“和法”的要义，为后世树立了相反相成之用药大法。本方煎法“去滓，再煎”，与小柴胡汤一样，体现出和解之功。徐灵胎《伤寒论类方》言“去渣再煎者，此方乃和解之剂，再煎则药性和合，能使经气相融，不复往来出入”。这种煎法能提升和剂的药效。

本方用于治疗的疾病很多，特别在消化系统疾病运用最广，几乎包括内科、外科、儿科、肿瘤科等大多数的消化系统常见疾病，如内科的胃炎、反流性食管炎、胃 - 食管反流性咳嗽、萎缩性胃炎、消化性溃疡、消化道出血、胃黏膜脱垂症、胃节律紊乱综合征、胃憩室、胃石症、胃肠功能紊乱、十二指肠壅积症、十二指肠球炎、肠易激综合征、功能性消化不良、膈肌痉挛、慢性结肠炎、慢性腹泻、急慢性肠炎、慢性痢疾、急性肝炎、慢性乙型肝炎、急慢性胆囊炎，外科的不全性胃扭转、幽门梗阻、肠梗阻、急性胃扩张、胃下垂、二重感染（菌群失调症）、直肠炎；儿科的小儿黄疸、小儿急性胃肠炎、小儿慢性胃炎、儿童幽门螺杆菌感染、消化功能紊乱、神经性呕吐、小儿腹痛、腹泻等；肿瘤科的恶性组织细胞病、消化道肿瘤（包括食管癌、胃癌、胰腺癌、胆管癌、结肠癌、直肠癌）、胃癌癌前病变、原发性肝癌、贲门癌术后反流性食管炎、肿瘤放疗与化疗后胃肠道反应；本方还能治疗各系统许多相关疾病，如风湿免疫科的风湿性关节炎、系统性硬化病，呼吸科的上呼吸道感染、肺炎、慢性支气管炎、哮喘、尘肺，泌尿科的尿路感染、尿道综合征、慢性肾衰等，内分泌科的糖尿病肾病、糖尿病酮症酸中毒，心脑血管病的冠心病、心力衰竭、心肌梗死、心脏神经症等，还有妇科、儿科、皮肤科、五官科、口腔科及传染病科等许多相关疾病。尽管本方适用病种复杂，凡主要表现心下痞满，寒热错杂，升降失司的症状，都可使用本方加减治疗，这是中医辨方证使用的特色。

现代研究表明，半夏泻心汤具有保护胃肠黏膜，调节胃肠运动功能，调节免疫与神经内分泌作用，有利胆、抑制幽门螺杆菌及抗缺氧作用，还能双向调节胃肠运动及自主神经功能。可见本方是通过调节脾胃功能为主而产生对各种疾病的治疗效果，也体现了“和”法在临床所起的特殊效用。

黄连汤的组方结构即是半夏泻心汤去黄芩加桂枝。治寒热上下失调，治疗上亦呈双向调节作用。黄连汤既可治胃寒胸热，又可治胃热胸寒，能交通气机、调和寒热，既可治失眠，又可治多寐；既可治脾失健运之泄泻，又可治胃失通降之便秘。

5. 乌梅丸

乌梅丸是厥阴病治疗主方，用于寒热虚实错杂之病证，陈修园《伤寒论浅注》谓：“肝病治法，悉备于乌梅丸之中也，其味备酸甘焦苦，性兼调补助益，统厥阴体用而并治之。”临床用于脾胃病中最典型的是蛔厥病，即今之胆道蛔虫症，药理研究表明本方有确切效果。现今根据本方证的特点，临床应用大幅度延伸。该方组合特点：寒热并用，上下共治，攻补兼施，酸苦甘辛，刚柔相济，肝脾两调。本方不但能够调和寒热虚实错杂的病证，还能调和机体与外环境不和而发生的病证。

病例黄某，男，58 岁。患者每于春季则腹泻发作，入夏即不药而愈，如此 5 年。多次经中西医治疗，终不能得到根除。平时脾胃虚弱，易于伤食，脘腹作胀，此次入春，腹泻发作，用过各种中西药，或效或无效。诊患者：每天腹泻三四次,泻时伴腹痛,肠鸣,纳食不佳,腹软无压痛,舌淡苔薄白,脉象弦细。时值春季,厥阴肝木当令,患者本脏气机失调故而发作,当从厥阴调治。治用乌梅丸加减:乌梅 10g,黄连 6g,党参 15g,附子 15g,化橘红 5g,川椒 3g,炮姜 3g,黄柏 10g,桂枝 6g,炒白芍 10g,肉豆蔻 8g,炙甘草 4g,每天 1 剂,服用 7 天即腹泻止,原方调理 2 周而愈,追访 1 年余未复作。本例病证因时发作,值春季为厥阴肝经当令,由于患者厥阴肝经失调,体虚而寒热不和,不能应时行令,于是届时而病发。

柯琴亦言本方治久利,是与小柴胡汤相应,调阴阳异位。此方证特点:一是病位在厥阴经,二是病机为寒热、虚实错杂。清代医家程郊倩谓:"用乌梅丸名曰安蛔,实是安胃,并主久利,见阴阳不相顺接,厥而下利之证,可以此方括之也。"笔者治疗结肠癌、直肠癌根治术后及肠回纳手术后导致腹泻、便意频频,表现寒热虚实错杂者,以本方加减,增入补气化瘀药,获得一定的效果。乌梅丸不但治久利,也能治急性暴利。笔者曾于病区会诊,患者陈某,男,81 岁。高热 4 天住院,经抗生素治疗热退而突然腹泻无度,日行数十次,几乎每小时 3 次,呈水样便,西药无效,诊患者气短恶寒,腹软,脉微欲绝,为阳气欲脱。取乌梅丸中核心组方:别直参 5g,附子 15g,黄连 3g,炮姜 3g,乌梅 10g,甘草 10g。服 1 剂即泻止,巩固二天而愈。乌梅丸主要治疗寒热虚实错杂的厥阴病证,除了广泛地用于各种消化系统疾病,还可用于神经、呼吸、泌尿、心血管疾病,以及妇、儿、外、五官科等病变符合本病机者,对多种疑难重病出现虚实并见,寒热错杂,阴阳失调的症候也有良好效果,被奉为临床治疗多种疑难杂症的效方。

第十章
从临床诊治看脾胃的核心作用

脾胃居中土为生命中心，司表主里，一旦得病，脾胃便首当其冲。诸病治疗方法虽多，但总离不开脾胃为核心。调节脾胃是中医学独特的治疗大法，在临床诊治上起着核心作用。脾胃理论为历代医家推崇而不断发展。

一、脾胃为中医临床诊治的核心

阴阳为中医学的基础，基本精神是对立统一，脾胃理论就体现了对立统一在中医学上的应用。生命是以脾胃为中心的对立统一的生理功能活动。

1. 中医的寒热、虚实、燥湿、升降诊治体现在脾胃

升与降是脾胃生理功能的对立统一，升降相反相成而成就了脾胃的健与和。燥与湿为脾胃运化水液功能的对立统一，在阳运与阴安中取得相成。脾胃为调节五脏阴阳平衡和气机升降的枢纽。脾与胃并非两个实质性脏器，所谓升与降和燥与湿就是对立统一于脾胃整体中的生理功能。因此一旦得病，这种对立统一的功能失常，若偏于升与燥的属实热，如偏于降与湿的属虚寒。属于实热的为胃病，属于虚寒者是脾病，叶天士总结脾胃异治提出："仲景急下存阴，其治在胃；东垣大升阳气，其治在脾。"两者互补。叶天士又说："脾宜升则健，胃宜降则和……太阴湿土得阳始运，阳明燥土得阴则安。以脾喜刚燥而胃喜柔润。"文虽短简，含有深切的见解，概括了脾胃理论的精神。脾与胃的病变，是消化系统阴阳的失调。脾与胃，阴阳之性不同，两者一脏一腑，一升一降，共居中州，调节全身气机之升降活动。如脾阳不足，胃有寒湿，宜温中升阳；若脾阳不亏而胃有燥火，当滋养胃阴。脾与胃既同是胃肠道脏器，一旦发病出现病机即对立统一的失调，薛生白言"中气实则病在阳明，中气虚则病在太阴"。表现中气虚实的核心，可谓要言不烦，可见补虚泻实的基本问题全在脾胃。

2. 从《伤寒论》基本精神看脾胃

《伤寒论》中对六经辨证、病证传变、遣方用药及病后调护，无不体现了脾胃的重要作用。在《古今医统大全》中言:"汉张仲景著伤寒论,专以外伤为法,其中顾盼脾胃元气之秘,世医鲜有知之者。"其实后世医家探讨仲景"顾胃气"思想颇多,近现文献报告亦不少。《伤寒论》中,从治疗到疾病转归及预后,均贯穿着顾护"胃气"。脾胃盛衰对伤寒病变影响很大,《伤寒论后条辨》言"六经虽分阴阳,而宰之者胃"。《杂病源流犀烛》亦认为脾为"六经之主"。《伤寒论》分六经辨治,脾居三阴之首,胃乃三阳之主,为贯穿全书的中心枢纽。王朴庄《读伤寒论心法》:"寒邪入于腑者用寒,入于脏者用温。药如石膏、大黄、干姜、附子等。"所谓入脏入腑,实指入脾入胃也。药用干姜、附子温脾寒,石膏清胃热,大黄泻胃实。其实《伤寒论》太阳病初起用桂枝汤,开端即不离脾胃。桂枝汤调和营卫,营卫源于脾胃水谷化生。故谓桂枝汤证是脾虚寒证,用桂枝汤鼓舞脾阳,所以药后啜热稀粥,以水谷入胃助药力。桂枝汤为《伤寒论》群方之冠,加减出入类方甚多,其治总在脾胃;若寒邪入里,则有误治、失治、兼证及夹杂证等,证治均不离脾胃。《伤寒论》虽分六经辨证,论治均贯穿以脾胃为中心,这是《伤寒论》基本精神。

《伤寒论》里证分寒、热、虚、实证,各有所主之代表方,各代表方都有一个主药。如里热证代表方为白虎汤,主药是石膏;里实证代表方大承气汤,主药是大黄;里虚证代表方理中汤,主药是人参;里寒证代表方四逆汤,主药是附子。寒、热、虚、实为中医辨治之纲领,临床用药皆不越此范围。附子、石膏、人参、大黄这四味药就是治疗寒、热、虚、实证的代表药,也是临床治疗急危重症的领军药。张山雷在《籀簃医话》引陆九芝语申义:"病之能起死回生者,当推石膏、大黄、人参、附子。有此四药之药,一剂可以回春,舍此以外则不能。寿颐按,病当吃紧关头,一举手定乱扶危而功如反掌,自膏、黄、参、附以外,确鲜此专阃大将。"此四物作用,主要在于脾胃。石膏清胃热,大黄泻胃实,人参补脾虚,附子温脾阳,为中医辨证论治具代表性的四药,临床使用广泛,急重危症必不可少。

《伤寒论》六经辨治贯穿以脾胃为本的精神,赵杰提出"解表者,先强胃气",如桂枝汤。又认为"因护胃气以提高抗病与自愈能力",如理中、桂枝人参汤,大小建中汤,诸泻心汤。提出:"调整机体能量代谢及分布、顾护胃气、祛除影响调整能量代谢的病邪因素,是经方治病的主要原理。"《伤寒论》332 条:"胃气尚在必愈。"145 条:"无犯胃气及上二焦,必自愈。"265

条："伤寒，脉弦细，头痛，发热者，属少阳，少阳不可发汗，发汗则谵语，此属胃，胃和则愈；胃不和，则烦而悸。"此条明示胃气在辨治少阳病中有重要意义。服用小柴胡汤以后"上焦得通，津液得下，胃气因和，身濈然汗出而解"。可见小柴胡汤能使胃气和而病解。仲景治疗组方用药，处处体现顾护脾胃，重视"保胃气，存津液"，在用方中大都加入炙甘草、生姜、大枣，如十枣汤之峻下、葶苈大枣泻肺汤之泻肺配用大枣，提示人们勿伤胃气。仲景用药治病强调中病即止，不可过用伤胃气，如桂枝汤服法"汗出病瘥，停后服，不必尽剂"。服大青龙汤"一服汗者，停后服"。栀子豉汤服后"得吐者，止后服"。大陷胸汤服后"得快利，止后服"。治疗疾病贵在保持胃气，如少阴病的三急下证，使用大承气汤，意在"急下存阴"。对病后恢复期易发生"食复"，提出"损谷则愈"。在《金匮要略》中提出"四季脾旺不受邪"，在"虚劳病"的治疗上，对诸虚不足，以建中益脾为主。

俞根初著，徐荣斋重订《重订通俗伤寒论·伤寒要义》："伤寒证治，全借阳明。邪在太阳，须借胃汁以汗之；邪结阳明，须借胃汁以下之；邪郁少阳，须借胃汁以和之。太阴以温为主，救胃阳也；厥阴以清为主，救胃阴也……皆不离阳明治也。"对仲景的伤寒证治重胃气，作了精要的概括。国医大师熊继柏认为张仲景"在整个外感热病的治疗过程中，始终都十分注重顾胃气"。国医大师李振华谈《伤寒论》中的脾胃学说思想，认为仲景强调正气基于脾胃，外感辨证详审脾胃，病势传变枢在脾胃，扶正祛邪法重脾胃。

3. 历代医家注重脾胃在诊治上的作用

脾胃理论为历代医家推崇而不断发展。

汉代华佗《中藏经》言："胃者，人之根本也，胃气壮，则五脏六腑皆壮。"

唐代孙思邈《备急千金要方·脾脏脉论》言："脾主裹血，温五脏，主藏营。脾气虚则四肢不用，五脏不安；实则腹胀，泾溲不利。"

北宋《太平圣惠方》言："脾受水谷之精，化为气血，以养脏腑，灌溉身形。"窦材《扁鹊心书》言："脾为五脏之母，后天之本，属土，生长万物者也。若脾气在，虽病甚不至死。"钱乙《小儿药证直诀》提出"脾胃虚衰，四肢不举，诸邪遂生"，对常见的慢惊、诸疳，注重从脾胃治疗，在诸医案可见其顾护脾胃，力纠时弊。《圣济总录》言："论曰脾象土，位处中焦，主腐化水谷，通行营卫，脾气和，则可以埤诸脏，灌四旁。"许叔微《续本事方》言："缘胃受谷气，谷气生则能生气血，气血壮则荣卫不衰，荣卫不衰则病自去矣。如五脏六腑表里之间，皆出自谷气而相传授，生气血而灌荫五脏，或气血不足则五脏六腑荫无所自。”南宋杨士瀛《仁斋直指》：“人受谷气于胃，胃为水谷之海，灌溉经络，长养百骸，而五脏六腑皆取其气。”严用和《济生方》言：“人受天地之气以生，莫不以胃为主。盖胃受水谷，脾主运化，生血生气，以充四体者也。”

金元时代，脾胃理论到达创新时期。刘河间《素问玄机原病式》言：“胃属土，土为万物之母，故胃为一身之本。”东垣著《脾胃论》谓“善治病者，惟在调和脾胃”，承前启后创立脾胃理论，嗣后此说盛行。张子和善用汗、吐、下三法，其吐下之治皆在胃，使用汗法，亦借脾胃化生津液为之汗液，在《儒门事亲》言：“胃为水谷之海，不可虚怯，虚怯则百邪皆入矣。”朱丹溪为河间三传弟子，亦汲取了李东垣学说，《丹溪心法》言：“人之一身，脾胃为主……人惟饮食不节，起居不时，损伤脾胃，胃损则不能纳，脾损则不能化，脾胃俱损纳化皆难，元气斯弱，百邪易侵。”元代危亦林《世医得效方》言：“胃为水谷之海，人以食为命，有胃气则生，无胃气则死。”罗天益《卫生宝鉴·卷一》言：“脾胃一衰，何病不起。”

明代名医大都尊崇脾胃理论，如王肯堂《医统正脉全书》言：“胃为水谷之海，无物不容；脾为转输之官，无物不运。能纳能运，皆后天资生之本也。”李梴《医学入门》言：“脾，镇黄庭，磨水谷，以养四脏。”方隅《医林绳墨》言：“人以脾胃为主，而治病以脾胃为先……至若脾胃一虚，则脏腑无所禀受，百脉无所交通，气血无所荣养，而为诸病，多生于脾胃者此也。”吴崑《医方考》说：“脾胃者土也，土为万物之母，诸脏腑百骸受气于脾胃而后能强。若脾胃一亏，众体皆无以受气，日见羸弱矣。故治杂症者，宜以脾胃为主。”龚信纂辑《古今医鉴》言：“调理脾胃，为医中之王道，节戒饮食，乃却病之良方。”龚廷贤《寿世保元》言：“凡知《素》《难》大旨者，察安危全在于胃气。”周之干《慎斋遗书·辨证施治》言，“诸病不愈，必寻到脾胃之中，万无一失。何以言之，脾胃一伤，四脏皆无生气，故疾病日多矣，万物从土而生，亦从土而归，补肾不若补脾，此之谓也。治病不愈，寻到脾胃而愈者甚多”，“病证多端，颠倒难明，必从脾胃调理，乃岐黄正法也”。黄承昊《折肱漫录》言：“盖胃为五脏之根本……滋化源，固胃气二语，真医杂症者之龟鉴。”

孙志宏《简明医彀》言“脾胃一脏一腑属土,《易》曰:至哉坤元,土为万物之母……治诸病以健脾为先,调一身以理脾为主”。皇甫中《明医指掌》言:“脾为仓廪之官,胃为水谷之海。然胃主司纳,脾主消导,一表一里,一纳一行,运行不息,生化气血,滋荣脉络,四肢百骸,五脏六腑皆借此以养生。”董宿辑录《奇效良方》言:“脾胃一伤,则真元之气败坏,致生诸虚百疾而夭人寿。”傅滋《新刊医学集成·内伤》言:“盖人之所籍以为生者,脾胃为本,必赖饮食资养。”袁班《证治心传》言:“胃为水谷之海,生化之源,内而脏腑气血,外而筋骨皮肉,无不赖以灌溉,万物所归者也。”中医传到国外,脾胃理论仍被尊崇,朝鲜许浚编著《东医宝鉴·杂症卷》:“凡治杂病,先调其气,次疗诸疾,无损胃气,是其要也。”

明代温补学派崛起,宗脾胃理论者众多,发展和充实了脾胃理论。薛己校注王纶《明医杂著》提出:“人以脾胃为本,纳五谷,化精液。其清者入荣,浊者入卫,阴阳得此,是谓之橐籥,故阳则发于四肢,阴则行于五脏。土旺于四时,善载乎万物,人得土以养百骸,身失土以枯四肢。”李中梓《医宗必读》言:“一有此身,必资谷气,谷入于胃,洒陈于六腑而气至,和调于五脏而血生,而人资之以为生者也,故曰后天之本在脾。”力主肾命学说的张景岳尤宗东垣之学,《景岳全书·论脾胃》言:“精血之海,必赖后天为之资,故人自生至老,凡先天之有不足者,但得后天培养之力,则补天之功亦可居其强半。此脾胃之气所关乎人生者不小。”《景岳全书·先天后天论》强调:“盖人自有生以来,惟赖后天之为立命之本。”称东垣学说为独特之见,继东垣“五脏皆得胃气”,在《类经图翼·五行统论》言:“所谓五者之中有互藏者……土之互藏,木非土不长,火非土不荣,金非土不生,水非土不畜,万物生成,无不赖土。”基于“五脏互藏,土为核心”,张景岳提出“善治脾者,能调五脏”和“治五脏以调脾胃”,主张阴阳和谐,提出“升阳不忘养阴”,进一步丰富了脾胃理论。

临床上妇、儿、外、眼科等无不强调脾胃理论,如武之望《济阴纲目》言:“胃为五脏之根本,胃气一虚,五脏失所,百病生焉。”万全《幼科发挥》言:“脾胃壮实,四肢安宁,脾胃虚弱,百病蜂起。故调理脾胃者,医中之王道也。”陈功实《外科正宗》言:“脾胃者……周身气血,遍身脉络、四肢百骸、五脏六腑,皆借此以生养。所以命赖以活,病赖以安,况外科尤关紧要。”

傅仁宇《审视瑶函》言:“脾胃为众体之母,凡五脏六腑,百骸九窍,莫不受其气而赖之。”

明清温热学兴起,绍述《伤寒论》,亦强调以胃为主的观点。如吴又可言“伤寒时疫,皆能传胃”;温病学派创始人叶天士在《临证指南医案》言:“有胃气则生,无胃气则死。故诸病若能食者,势虽重尚可挽救;不能食者,势虽轻必致延剧。”叶天士提出脾胃当分阴阳不同治法,“温运脾阳、敛养脾阴,运化为主”,“濡养胃阴、温理胃阳,养通结合”,创立“胃阴学说”,提出养胃阴诸法,及通胃络法,弥补了东垣之不足。王孟英说得更具体,“凡治感病,须先审胃汁盛衰,胃腑濡润,则热邪有出路”,又说“温病大便不秘者为易治者,为脏邪移腑,邪有下之出路”。《儒医心镜》言:“脾胃者,人以脾胃为主。脾乃运化水谷,胃乃受盛水谷。大抵精气、血气皆生于谷气,荣于五脏六腑。”吴鞠通《医医病书·三因皆以胃气为要》中提出“补虚重阳者,为护胃气而然也,即一切外感之邪,与不内外因之饮食伤,必须调和胃气,不致有失”。

脾胃理论贯穿着中医学发展史,在清代传承不衰。清初张璐《张氏医通·杂门》言:“人赖水谷以生,水谷敷布,则五脏安和。水谷阻逆,则百病丛生;水谷废绝,则性命倾危。以胃为水谷之海,五脏之本也。”高士宗《医学真传·伤寒》言:“人以胃气为本,若病伤寒,更以胃气为先。”喻嘉言《寓意草》言:“故理脾则百病不生,不理脾则诸疾续起。”李延昰《脉诀汇辨》言:“谷入于胃,洒陈于六腑而气至,和调于五脏而血生,而人资之以为生者,故曰后天之本在于脾。”黄元御曾为御医,在《四圣心源》言“脏腑生成”源于脾胃中气,提出“中气衰则升降窒,肾水下寒而精病,心火上炎而神病,肝木左郁而血病,肺金右滞而气病……四维之病,悉因于中气。”构筑了以脾胃升降失常为核心的人体脏腑、精神、气血病理模型。冯兆张《冯氏锦囊秘录》言,“万物悉从土出,名为万物之母,其在人身则脾胃主之”,“故治百病者,未有不以健脾胃为最要也”。李用粹《证治汇补》言:“胃为五脏之本,六腑之大源。”尤怡《医学读书记》言:“土具冲和之德,而为生物之本,冲和者,不燥、不湿、不冷、不热,乃能化生万物。”陈修园对脾胃理论深有研究,有独特见解,在《时方妙用》言:“五脏受气于脾,故脾为五脏之本。”吴澄《不居集》言:“凡察病者,必先察脾胃强弱,治病者必先顾脾胃勇怯,脾胃无损，诸可无虑。”江涵暾《笔花医镜》言：“脾属土，中央黄色，后天之本也。下受命门之火，以蒸化谷食，上输谷食之液，以灌溉脏腑，故人生存活之原，独脾土之功为最大。”何梦瑶《医碥》言：“脾脏居中，为上下升降之枢纽，饮食入胃，脾为行运其气于上下内外，犹土之布化于四时，故属土。”唐容川《血证论》言：“脾称湿土，土湿则滋生万物，脾润则长养脏腑。”沈金鳌《沈氏尊生书》言：“脾统四脏。脾有病，必波及之，四脏有病，亦必待养于脾，故脾气充，四脏皆赖煦育。脾气绝，四脏不能自生，凡治四脏者，安可不养脾哉。”费伯雄《医方论》言：“《东垣十书》予最为服膺，以其重脾胃为正法眼藏也。”

几千年中医学发展，各家学说观点各异，各有建树，为医林楷模，但对脾胃理论大都认识一致，历代名医大都尊崇之为中医学的核心作用。

4. 近现代名医家临床注重脾胃理论的运用

脾胃理论，不但古今，在中外都有共识。在20世纪50年代出版的苏联高等学校教科书，阿·勒·米正斯尼科夫著的《内科学基础》说：“穆德罗夫提出一种新见解，认为许多内科病，都因为消化器官功能障碍而起，这方面他是走在法国临床学派的前面。”不仅是内科病，其他各科许多疾病同样是与消化器官密切相关。所谓消化器官功能障碍，就是中医说的脾胃病。中西医学发展到一定高度，必定能够汇合与贯通。综观近现代名医及国医大师许多是从脾胃调治疾病之高手。

近代名医辈出，不少尊崇脾胃理论。如张锡纯《医学衷中参西录》言：“人之脾胃属土，即一身之坤也，故亦能资生一身，脾胃健壮，多能消化饮食，则全身自然健壮。”善以“升脾降胃”治肝，提倡“淡养脾胃”，临床善用东垣之法与天士之治互补。著名孟河医派中代表人物费伯雄、马培之、丁甘仁、费绳甫等，他们的脾胃理论一脉相承而有所创新。如丁甘仁对叶桂“脾宜升则健，胃宜降为和”“脾喜刚燥，胃喜柔顺”之论十分推崇，强调“脾与胃迥然有别”。在丁甘仁医案中，随处可见其对脾胃调治的重视。经方名家曹颖甫，提出桂枝汤“治太阳病之系在太阴”，贯通了内外伤之治。

近代名医叶熙春临床重视后天脾胃为本，时时以顾护胃气为原则。叶老治疗外感热病，把握扶正祛邪，以顾护胃气为首务，治湿温尤重理脾胃；对杂病调治，以胃为本，倚重后天，认为虚劳之源在于肾，其本在于胃，如胃气不振，治疗任何虚损皆无从着手，尊崇“内伤必取法东垣”。

现代著名中医学家岳美中言：“在古代医家中，除仲景之外，余特推崇东垣，尤其到晚年，在治疗一些慢性杂证和一些老年性疾患方面，运用东垣的方剂灵活变通，受益匪浅。”对肾与脾胃关系的阐述：“人之衰老，肾精先枯，累及诸脏，此时全赖脾胃运化、吸收精微，使五脏滋荣，元气得继，才能却病延年，即所谓后天养先天。”

现代著名中医黄文东治病非常重视调理脾胃，认为：“脾胃乃后天之本，为气血生化之源，久病体质虚弱，如治疗不当，容易积虚成损，所以必须时时注意照顾脾胃，切忌妄施苦寒克伐，或进大剂腻补。”如治严重贫血“用益气健脾之法贯彻始终”。治疑难重症肌萎缩侧索硬化症，“从肝脾肾三脏着想，贯穿着以健运脾胃为中心”。认为东垣重视脾胃的经验可用于其他脏腑疾病。

李聪甫，著名湖湘流派中医学家，崇尚“东垣学派”，多年从事脾胃理论的研究与探索，潜心于《内经》和《脾胃论》研究。提倡“形神学说为指导、脾胃学说为枢纽”的整体论，并结合临床，确立了“益脾胃、和脏腑、通经络、行气血、保津液，以至平衡阴阳”的治疗大法，独开当代脾胃学派之先声。

现代著名中医董建华，对胃病研究造诣较深，他学习东垣脾胃学说，并将明清温病学说的论治方法，融汇到脾胃病辨治之中，形成了自己独特的脾胃病学术经验。在胃痛辨治上，更有独到之处，形成了颇具特色的理论体系。

国医大师邓铁涛说：“运用东垣李氏脾胃论治的理论，治疗的范围比较广泛。就西医系统而言，不仅可治消化系统疾病，对循环、呼吸、泌尿、血液、内分泌及神经系统的多种疾病，都有采用治脾胃而收到良效的例子……升发脾阳乃东垣在治法上的一大发明，为治疗不少疑难病症找到了办法。”邱仕君等在《邓铁涛医案与研究》中，对邓老医案的统计学处理结论，可看出其临证非常重视脾胃，在疾病治疗过程中，强调时时注意调补脾气，保持脾气健运是愈病不可忽略的关键环节，并常以四君子汤及补中益气汤为主方。

国医大师路志正在《大国医脾胃调和百病消》提出：脾为后天之本，先天体弱可以调理脾胃弥补，“补养后天以资助先天”，调养脾胃是养生重中之重。谓“新时代新变化，病多涉脾胃之因”，调养五脏，脾为之本。以调理脾胃治疗慢性疑难病症的学术思想，为临床采用调理脾胃治疗相关病证提供基本方法与理论指导。路老应用调理脾胃法于危重症康复，提出“持中央，运四旁，调升降，纳化常”，有重要指导意义。善于博采众长，取张仲景、李东垣、叶天士调理脾胃之长，运用于临床。

国医大师王绵之临床重视脏腑辨证，尤其重视脾胃，调理脏腑功能常从脾胃入手，上中下三焦俱病取其中，对临床错综复杂疾病，多脏兼病，很难理清头绪，从脾胃入手调理常会迎刃而解，久病重病多从脾胃入手，处方用药注重顾护脾胃。

国医大师颜正华十分推崇脾胃为气血生化之源、后天之本，临证时非常注重调护脾胃，将调护脾胃的思想贯穿于诊治疾病的始终。具体做法是：诊察疾病必问脾胃，辨证立法不忘脾胃，遣药组方想着脾胃。

国医大师颜德馨临床信奉“脾统四脏”，运用起来得心应手。其父颜亦鲁为孟河马培之再传弟子，行医 60 余载，探索中医经典，对脾胃学术研究尤深，善用“苍白二术”调治脾胃。理论上倡导“脾胃既为后天之本，又为诸病之源”观点，推崇东垣学术思想，以“脾统四脏”学说，指导临床实践。

国医大师李振华力倡东垣的“内伤脾胃，百病由生”“善治病者，唯在调理脾胃”，重辨证，以脾胃生理病理为基础。其辨治脾胃病强调肝、脾、胃的关系，提出“因虚致实，因实致虚，虚实交错”的病机理论和“脾宜健、肝宜疏、胃宜和”的治疗原则，创立了不少治疗脾胃病的经验良方。

国医大师方和谦认为中医治病的原理，是以脾胃为本。百病皆可以因脾胃虚而生，脾胃受损，则百药难以施用，五脏六腑难以荣养，而诸病丛生，因此立法用药极重视“保胃气，存津液”，提出“大病体虚，要重在培中”，癌症诊治亦然。

国医大师郭子光对临床诊治疑难病症，提出“一切慢性疾病，只要脾胃不虚，则虽重无虞，若脾胃一败，生化无源，病虽轻而难复”。

全国名老中医吉良晨撷取众家之长，融会贯通，熔于一炉，逐渐形成了以调理脾胃为中心的学术思想。提出：“诸脏虚损峻补无益，独取中州是为至要。”强调脾胃的纳化升降功能，用药上强调升降和合的配伍方法，处处以保胃气、存津液为要。

全国名老中医董德懋治病以调理脾胃为先务，同时重视他脏对脾胃影响。掌握脾胃与五脏之间的辨证关系，调理脾胃以治五脏，或调五脏以治脾胃，提出调理脾胃十法，继承和发展了脾胃学说。灵活运用补中益气汤，上治脑动脉硬化症、眩晕、不寐、健忘，中治食入不化，下治泌尿系感染、功能失调性子宫出血、先兆流产、内痔出血、脱肛等。

著名肝病专家关幼波认为：人以气血为本，但气血皆源于脾胃，故无论治气与治血，脾胃功能是必须优先考虑的一个问题。在中医理论中，脾胃为人身之中心，五脏之病，久则必归脾胃。

中医儿科名家董廷瑶调治疾病，重视胃气，认为小儿脾胃之气不足，趋于生长发育，更显重要。用药强调中病即止，慎防伤胃气，临证以胃气的盛衰判断疾病转归，对危重病，更是治在胃气。常通过调和营卫达到脾胃气强。

全国名老中医何炎桑研究脾胃学说六十余年，对脾胃学说有独到见解。何老博采众长，对内妇儿科各种疾病的治疗注重扶持胃气。提出补脾阳不忘利湿，补脾阴注意平肝，养胃阴须佐降泄。

全国名老中医胡建华提出凡病皆重胃气，临证需顾根本。常把调护脾胃当作临证治病前提，认为五脏中不论何脏之病，皆宜调护脾胃。凡他脏之病与脾胃有关者，亦可从脾胃论治，若他脏之病与脾胃不相关者，亦当不忘胃气为本，以胃为养，力求避免妨碍脾胃。

首都国医名师宗修英在临床注重脾胃，认为调治脾胃不仅关系到脾胃的强健及脾胃病的治疗，而且对其他多种病证的治疗以及养生保健都有重要影响，宗老调治脾胃的学术经验是斡旋中州，疏通气机；旁病中取，巧治脾胃；降气通腑，佐治三焦。

著名脾胃病学家李乾构认为脾胃在生理上的重要性，与人体的健康息息相关，其功能失调，不仅影响到很多疾病的发生发展，而且也是治疗用药的一个重要着眼点，在临床上需要通过调理脾胃来达到愈病的目的。

著名中医痰病学家朱曾柏提出："脾胃理论不仅有效地指导着各种慢性病证，而且对一些急性热病……亦取得可喜的疗效。尤其是通里攻下，清下胃肠热结一法应用颇广。"

二、脾胃理论在临床的广泛应用

脾胃的功能为生命普遍存在的基本特征。一旦发生疾病，无不涉及脾胃。李东垣《脾胃论》说:“元气之充足,皆由脾胃之气无所伤。”元气之充足与否,全赖脾胃。一旦脾胃得病,元气失其滋养,于是诸病由生。缪希雍说:“谷气者,譬如国家之饷道也;饷道一绝,则万众立散;胃气一亡,则百药难施。”中医的脾胃理论,不光是针对脾胃病,而是涉多学科,多系统,多病种。临床上任何急性、慢性疾病,特别是一些顽固性疑难疾病,要是没有严重实质性的损伤,经过多方面治疗不效,如迁延日久不愈,不妨从调理脾胃入手。“诸病不愈,寻到脾即愈”,脾胃理论为古今众多名医推崇,也表明中医“治病求本”特色。匡调元曾统计,一般杂病在其发展过程中出现脾虚证者达 87.9%,健脾法则在临床各科有着广泛的应用范围。

1. 各种疑难病从脾胃入手治疗

各种疑难杂病从脾胃论治的文献报道很多,有些很有启发性。疑难病之所以缠绵难愈,其中很大因素在正不胜邪,养正大都侧重脾胃。国医大师张学文在《疑难病证治》诸法中提出“益中焦疑难可解”,认为临床许多疑难病症都与脾胃有密切关系,或因疑难病症迁延不愈日久累及脾胃,或由脾胃薄弱,日久化源不足,正气日衰,难病更难。无论何因,由脾胃病累及他脏,或由他脏病后伤脾胃者,均不应忽视脾胃在疑难病防治中的重要作用。

国医大师周仲瑛经验:“凡遇疑难杂症久治不愈,在试遍各种治法均难以取效的情况下,应着重从调理脾胃入手,这就是‘久病不愈从胃治,上下交损治其中’。”

白震宁等从补脾益气论治疑难杂病经验:使用补中益气汤合痛泻要方治高龄腹痛泄泻,合补肝肾治双眼睑下垂;用补脾胃泻阴火升阳汤加味治顽固牙疼;用四君子汤加味治大 B 细胞淋巴瘤放化疗后腹泻;用东垣升阳除湿防风汤加味治耳鸣、耳聋;用六君子汤加味治肺癌伴胸腔积液。

陈远能等主编《脾胃学说应用与创新·疑难危重医案卷》载:胡鸿毅自拟健脾清肠汤治疗溃疡性结肠炎;曹昌霞用乌梅丸合白头翁汤治疗干燥综合征合并复发型结肠炎;黄柳向辨证使用真武汤合四逆散、小柴胡汤合甘草泻心汤、真武汤合五苓散等治疗克罗恩病并白细胞减少;周滔用茵陈五苓散加减治自身免疫性胰腺炎;刘汶用瓜蒌薤白半夏汤合猪苓汤、一贯煎加减治顽固性胸腔积液。

章浩军认为脾胃是《伤寒论》六经的生理基础,对脾胃病用六经辨证来诊治，在治疗疑难病例时，以调理脾胃为出发点，取得良好效果。

曹泽伟从脾胃论治疑难病，以参苓白术散合补肾药治疗脾虚肿胀；用四君子汤合半夏厚朴汤治噎膈；以逍遥散合补脾药治慢性乙型肝炎获症消转阴；用益胃汤加减治反复口腔溃疡半年；以归脾汤加减治房颤。

谢海青以调理脾胃为大法，贯穿于急症重症、肿瘤、内科（肺系、心脑系、脾胃系、肝胆系、肾系、风湿系、内分泌系）及外科（皮肤科）、妇科、儿科、耳鼻咽喉口齿科等疑难杂病的诊疗，汇集 26 大类 282 个病案，获得良好效果。

李培从脾胃论治疑难病，以参苓白术散加减消痤疮 1 年余；补中益气汤加减治阳痿 2 年余；以六君子加减治变应性鼻炎；用四君子合连朴饮加减治带状疱疹。

郭立中从温运脾胃治疗疑难杂病，认为疑难病多痰郁、寒湿，久病多中虚，常用温通卫胃、温降中土、益火补土法，举案治胃体肿瘤，用桂苍二陈汤合良附丸，继重温补脾肾获效。

孟景春从脾胃论治疑难杂症，以补中益气汤加清热安神药治复发性口腔溃疡反复 30 余年，用麦门冬汤加减治饥饿咳嗽 2 年余，用黄连温胆汤治慢性肾功能不全。孟景春治疗慢病及疑难病，不管何种病证，对脾胃功能的调护均十分重视。

王明福运用补中益气汤治疗疑难杂病，治老年嗜睡病用本方佐宣肺化痰药，治糖尿病尿频用本方配清湿热化瘀药，治直肠癌术后腹泻用本方合理气固肠药。

尤可调理脾胃治疗急危重症经验：治急性心肌梗死以健脾化痰法，用瓜蒌薤白半夏汤加减，病后心脾两虚用归脾汤加减；治疗肺炎、脓毒症、呼吸衰竭，拟“清肺化痰汤”，方中用健脾化痰药培土生金；对肾功能衰竭，以调养脾胃为先，用香砂六君子汤加减，随证配合理中、黄连温胆汤、苏叶黄连汤等；治急性脑血管病，常用大承气汤或瓜蒌承气汤加减。认为重病人胃肠功能障碍常为多脏器功能衰竭之先兆，治应极重视脾胃功能，积极治疗腹胀、便秘等症。

2. 各系统的多发疾病从脾胃论治

风湿免疫类疾病：国医大师邓铁涛提出“脾胃虚损，五脏相关”理论指导重症肌无力辨治及危象救治。刘健从脾论治痹经验探讨，认为脾虚贯穿痹证病程始终，以脾虚湿盛、脾虚致瘀、脾虚伤及他脏为主要病机，运用从脾论治理论治疗多种风湿病（类风湿关节炎、干燥综合征、系统性红斑狼疮、多发性肌炎/皮肌炎、系统性硬化症、成人斯蒂尔病、强直性脊柱炎、骨关节炎等），疗效满意，安全性优。杨婷婷等探讨从脾胃论治干燥综合征，根据路志正针对本病特点提出的"燥痹"的病名，认为基本病机是津液不足或运行、输布异常，而脾胃在其中起重要作用。刘真等继路志正学术思想，以脾胃为中心辨治自身免疫性疾病验案三则：重症肌无力以补中益气汤为主，溃疡性结肠炎以参苓白术散加减，类风湿性关节炎以生脉饮合四君子加味。国医大师李佃贵运用化浊解毒法从脾胃论治干燥综合征经验，认为其致病因素属浊毒，脾胃虚弱是核心病机，化浊解毒法从脾胃论治是主要治法。国医大师卢芳从脾胃论治干燥综合征，认为本病病机为湿阻脾胃，治以健脾燥湿为主，方用平胃散加葛根、乌梅、青葙子[中国中医药报，2023-02-27(5)]。刘健等介绍类风湿关节炎从脾论治研究，包括脾虚湿盛病机及分子机制研究，从脾论治的源流及临床应用、临床疗效研究、分子机制探讨等。

内分泌疾病：近代名医施今墨治糖尿病，以健脾益气、毓阴清热为基本法则，基本方：党参、麦冬、五味子、黄芪、山药、苍术、生地、玄参。斟酌主次，随证治之。伦中恩提出从李杲脾胃学说论当今糖尿病的发病与治疗，认为糖尿病的发生与脾胃功能失调有关，临床与研究表明益气健脾方药能有效治疗糖尿病，并分析《兰室秘藏》东垣治消渴病的7首方的用药特点。刘振杰发现脾虚胃强贯穿糖尿病各个时期，扶脾抑胃法（基本方：太子参、黄芪、山药、苍术、茯苓、石膏、黄连、黄芩、赤芍）不仅能改善糖尿病患者临床症状，降低血糖，并可改善胰岛素抵抗。徐杰男介绍唐汉钧运用健脾法治甲状腺疾病，以健脾疏肝、化痰散结治甲状腺结节，健脾益气清瘿治桥本甲状腺炎，健脾养阴降火治原发性甲状腺功能亢进，健脾温阳化湿治甲状腺功能减退，健脾养血解毒治甲状腺癌术后[中国中医药报，2016-03-21(4)]。王智民等提出对甲状腺疾病（瘿病）治疗从"脾"入手，梳理补气升阳法代表方补中益气汤治疗甲状腺疾病的临床应用及现代实验研究，为进一步规范甲状腺疾病的中医辨证标准提供一定的科学依据。

肿瘤疾病：肿瘤从脾胃论治，不仅是消化系统肿瘤，其他各系统肿瘤及血液病等均可以调理脾胃治疗。国医大师周岱翰提出脾胃虚亏是肿瘤发生发展的主要原因之一，肿瘤患者以脾虚湿盛居多，对晚期肿瘤论治不忘补中，健脾不忘通腑。庞杰等提出从脾胃论治恶性肿瘤，认为肿瘤的发生与脾胃关系密切，肿瘤防治以脾胃为本，在治疗中调理脾胃必当贯穿始终。王素玲等提出调理脾胃在现代肿瘤治疗中的作用，认为提高食欲、增强胃气贯穿于肿瘤治疗的始终，调理脾胃与化放疗结合能减少副作用，晚期癌症要重视脾胃的补益，健脾中药具有抑制肿瘤作用。李崇慧从脾胃论治大肠癌，以补脾益胃扶正抗癌，健脾养胃对化疗药减毒增效，对晚期患者调脾胃而延长生存期。在《专科专病名医临证实录丛书·癌症》（湖南科学技术出版社，2011）中，刘炳凡提出治肿瘤以“调理脾胃”为核心，认为包括肿瘤在内的许多慢病，治疗必须以保护脾胃健运为第一目的，只有资助后天才能达到培养先天。李辅仁认为老年肿瘤虚者多，治以扶助正气，调养脾胃为主。段凤舞认为肿瘤非常病，先辨病后辨证，治本重脾胃。余桂清认为恶性肿瘤治疗重在调脾胃，养胃气，脾肾并治。何炎燊提出头颈肿瘤之治，注重扶胃气，滋阴液。刘志明认为恶性肿瘤辨证论治时应重视脾虚特点，惯以四君子汤加味养后天之本。谢远明论治肿瘤，坚持病证结合，扶正为本，化瘀为标，强调顾护胃气。邱佳信认为消化道肿瘤“有瘤体必虚，有虚首健脾”，且贯穿治疗始终。许杼认为肾肿瘤重在辨证，治宜益气健脾，活血化瘀。赵景芳对晚期胰腺癌，治以调理脾胃功能为主导。

神经系统疾病：名中医王兴臣从脾胃论治帕金森病的经验，认为其核心病机为脾胃运化失司，脾虚受邪导致，从“中央土以灌四傍”论治，方用东垣《兰室秘藏》参术汤，即补中益气汤加二妙、青皮、神曲。有人研究发现“肠道是研究帕金森病重要切入点”。笔者临床常用补脾平肝法治疗帕金森病获得效果。国医大师李振华认为脑卒中的发生与发展和脾胃功能失常关系密切，主要体现在脾伤失运，痰浊内生；脾胃虚亏，正气不足；肝脾失调，化生内风；枢机不利，气血逆乱。治疗重视健脾、疏肝、和胃，自拟复瘫汤：黄芪、白术、半夏、陈皮、茯苓、甘草、薏苡仁、泽泻、菖蒲、郁金、丹参、川芎、乌梢蛇。邓铁涛认为血管性痴呆，虽病位在脑，但发病之根本在脾，治疗以益气健脾为本，除痰化瘀为标，常选用四君子汤合温胆汤加五指毛桃（又名南芪，能益气补虚，健脾化痰）、丹参。李旭阳从脾胃论中风病的病机及治疗，通过调理脾胃治疗中风效果甚佳，举以补中益气汤合半夏白术天麻汤化裁治愈中风验案。

心血管疾病：近几年介绍从脾胃论治冠心病文献颇多，大都认为冠心病发生与脾胃受损有关，采用健脾益气、醒脾化湿、温中散寒、运脾祛痰、降逆化饮、养血通络、心胃同治等，各有特色。邓铁涛认为冠心病与脾胃密切相关，立足整体，着眼“五脏相通，心脾相关”，提出冠心病本虚标实，以脾胃气虚为本源，开创了“心衰从脾论治”之先河。路志正认为不少胸痹（冠心病）与脾胃功能失调密切相关，从调理脾胃入手常能获得较好疗效。周炳文提出“运脾转枢法”治疗慢性心力衰竭，以益气理脾的六君子汤为基础方，随证加减。丁成华等提出从脾胃论治心系疾病，认为心系疾病与脾胃有密切关系，心病可及脾胃，脾胃病可及心，并举冠心病心绞痛案以归脾汤加减愈之。李勇等从脾胃论治心血管病体会，举病案：以健脾燥湿，益气养血治冠脉供血不足；以温阳健脾，养心活血治病态窦房结综合征。王自立从脾胃论治慢性心力衰竭临床体会，认为慢性心力衰竭多为脾虚夹痰饮浊滞，创经验方运脾汤效果良好。金华等提出以脾胃学说防治心脑血管疾病，认为胃肠保护是危重症救治的关键之一，保胃气是从整体制定急救措施，健脾解毒通络法是治疗急性冠脉综合征的重要方法之一，从脾胃与湿论治高血压。杜莹等介绍从脾论治心脑血管相关疾病，如心律失常、慢性心力衰竭、冠心病、高血压、失眠、脑梗死等治法、用方、食疗、预防及现代研究内容等。名医蒲辅周认为阳虚水逆、水湿痰饮是高血压主要病机之一，宜健脾化痰、温阳镇水治之。

肺系疾病：林心臻谈肺系疾病从脾论治，提出肺脾相关理论及肺病从脾论治，认识“肺为贮痰之器，脾为生痰之源”，使用健脾化痰药，可以防止痰咳的反复。史锁芳对肺系疾病从脾胃论治的探讨，认为肺主气，以脾胃为气血生化之源为前提，提出肺病从脾胃论治的常用 7 法，对临床有应用价值。要全保探讨慢性阻塞性肺疾病从脾论治，认为胃病日久可导致肺功能受损，使用补脾益气药可以增强肺卫功能，提高机体免疫防御能力。王琦认为睡眠呼吸暂停综合征与痰湿体质关系最为密切，多由脾胃运化功能减弱，前期重调病治标，以化痰理气，后期治本从脾胃入手调理，自拟益气健运汤。

肾系疾病：李顺民介绍邓铁涛教授关于肾病从脾论治经验，如健脾固肾、利湿化浊治慢性肾炎，健脾利湿治慢性肾盂肾炎，补气健脾、固肾止血治慢性肾衰合并上消化道出血。解滢禾对慢性肾衰竭从脾论治,认为该病虽出现多脏腑受损,但胃肠道症状较突出,当责之在脾,早期治以益气健脾、养血化湿,中期以调理脾胃、理气祛湿,晚期以和胃降逆、化湿泄浊。陈荣源等运用调理脾胃法治疗难治性肾病综合征水肿,认为其脾胃症状突出,病机关键为脾胃气虚,具体采用降逆止呕、升清止泻、兼顾协调气血与摄精、配合食疗等。王其兵等介绍臣字门儿科传人孙浩经验:从脾论治肾病综合征,常以参苓白术散为基本方治疗。

生殖系统疾病:岳甫嘉(明末医家)从脾胃论治男性不育症经验,对脾胃虚寒者,健运脾胃以启肾精生化之源,用补中益气汤加味;对有肠风下血十余年,阴血枯竭者,用补中益气汤、八珍汤加杜仲、杞子及和胃药以复精血互化,对滑精不止而阳痿者,则用四君子汤化裁以制肾精失蓄,对一严重泄泻而无子者,用温养中焦兼以温肾,健脾涩肠,以脾肾同治。近年不少文献报道补中益气汤、四君子汤等治疗阳痿、遗精、早泄、精子减少症等表现脾虚者有效。

外科疾病:姚瑞伟等探讨了脾胃功能与外科疾病的关系,并指出外科治疗时重视脾胃是关键,主张健脾护胃,调理升降,扶正祛邪,合理应用脾胃学说在外科治疗中有重要意义。王远红等介绍白郡符从脾胃论治外科疾病经验,认为脾胃功能与外科疾病的发生发展密切关系,对多种外科疾病治疗主张调和脾胃、补益气血,扶正祛邪、攻补兼施,灵活运用消、托、补三法,兼顾脾胃等原则,临床获得满意疗效。于博文等论脾胃学说在外科疾病中的意义,提出脾胃功能失调会导致多种外科疾病,根据陈实功《外科正宗》"外病内治,治内尤重于脾胃"的原则,介绍补中益气汤、参苓白术散及防己黄芪汤治疗多种外科疾病,疗效确切。蔡惠群介绍唐汉钧从脾胃论治外科疾病经验,认为外科诸多疾病与脾胃有密切联系,内治注重调理脾胃,列举益气健脾、祛瘀生肌治下肢慢性溃疡,益气健脾、扶正祛邪调治乳岩术后,益气健脾、扶正消瘿治疗瘿瘤。

妇科疾病:沪上蔡氏妇科第七代传人蔡小荪治妇科病重视脾胃,观点源于家传,并受许叔微、李东垣、薛己的影响。认为妇人以气血为本,凡病必有气血不足,也必有不同程度的脾胃功能失调。加上妇人易抑郁伤肝,而影响脾胃升降运化功能。因此截断疾病的发展,关键在恢复脾胃功能。王海侨等阐述了妇科疾病从脾胃论治的重要性，认为脾胃与妇科病，如月经病、带下病、妊娠病、产后病及妇科杂病的发生有密切相关，调理脾胃能起到调经、养胎、种子、止带的作用。孟晓润提出调理脾胃法在妇科疾病中的应用，列举：以人参养荣汤加减治月经不调，完带汤合四君子汤加减治白带过多，以泰山磐石散加减治妊娠胎动出血，用傅青主通乳丹合四君子汤治产后缺乳。朱惠云谈脾胃学说在妇科临床应用的体会，举案：月经过少用归脾汤加减，带下过多用参苓白术散加减，妊娠胎动出血用寿胎饮合四君子汤加减，产后汗证用补中益气汤加减，不孕症用逍遥散合五子衍宗汤加减。陈学奇介绍从脾胃论治青春期多囊卵巢综合征经验，认为其病机为后天失养、冲任不充，水湿不运、聚痰为患，清阳不升、阴火上乘；治法为健运中焦、养血调经，益气健脾、祛湿化痰，补益心脾、宁神除烦，健脾调肝、清热和胃，用药平和顾护脾胃。杜小利介绍从脾胃的角度论治妇科疾病，主要包括月经病的月经不调、痛经、闭经、崩漏，带下病，妊娠病的胎漏、胎动不安、滑胎、恶阻，产后病的身痛、缺乳、抑郁，妇科杂病的癥瘕、不孕症、盆腔炎等。

五官疾病：国医大师干祖望从脾论治慢性咽炎，认为伴见胸闷、咽部反射感、耳鸣、便溏、头昏乏力等，常用健脾升清利咽，以四君子或参苓白术散为主方化裁。熊大经提出“调和脾胃”法在耳鼻喉科中运用不可缺少，认为脾胃为化生之源，能助肺御邪、托毒排脓、调畅气机，对于耳鼻喉科寒热错杂、虚实互见，或病势上逆下陷，或证涉多脏，病机复杂，久治不效者，从调理脾胃考虑，每能收他法难收之效。杨广野提出调理脾胃在五官科疾病中运用，举医案：以健胃消食、清热利咽治喉痹，健脾益胃治耳鸣，清脾胃泻湿热治鼻渊，调补脾胃、升阳益气治口疮。吴春华从脾胃论治五官科疾患，列举用调理脾胃治耳鸣、耳聋，慢性中耳炎，鼻窦炎，慢性咽炎，眼睑下垂等病症。

皮肤病：刘红霞等提出调理脾胃法在皮肤病中的应用，以清脾利湿、清热解毒法治急性皮肤病，健脾燥湿、养血润肤法治疗慢性皮肤病，健脾益肾、调和阴阳法治疗疑难皮肤病。闫玉红等提出皮肤病从脾胃学说论治，外科内治消、托、补三法皆不离调理脾胃，如用东垣升阳益胃汤治湿疹，加减归脾汤治荨麻疹，补中益气汤加减治紫癜等。卢传坚认为脾胃在皮肤病的发病中是非常重要的核心；提出治病必求于本，固本以脾胃为中心［中国中医药报，2020-05-06(4)］。陈瑞春从《伤寒论》的研究方法谈经方的临床运用，治疗皮肤瘙痒，各种方法都无效，认为病机为脾虚生风，用五味异功散加风药，很快治愈。尹丹从脾胃论治小儿剥脱性角质松解症，认为病程长，多为脾胃失健运所致，以健脾利湿，养血安神法，用茯苓、白术为主药加味。马丽俐认为瘾疹核心病机为脾虚失运，感邪致病，以补运二法，健脾为主，以调和营卫、运脾祛湿、补土疏木分治。金秋百等基于《脾胃论》思想论治特应性皮炎，认为其病机为脾肺不足，表虚不固；土虚火乘，湿热为患，治用甘温补土，风药升阳，寒凉泻火，标本并治，治效颇佳。

老年病：骨质疏松症表现以肾精虚亏、脾胃气虚居多，治疗大都从滋补脾肾为主。朱小华等从脾胃论治骨质疏松症，认为骨质疏松症发生与肾、脾胃、气血密切相关，治疗要以肾为根本，以脾胃为基础，结合老年人气血虚瘀的特点，不要拘于单纯补肾。

3. 从脾胃调治他脏疾病的运用

中药一药多用的特点，白术是代表药之一，被称“健脾第一要药”，其主要环节在调节脾胃功能升降，一通则百通。所以白术极为历代医家喜用，不但治脾胃，还常用于治肺、治心、治肝、治肾病等。国医大师颜德馨和他的父亲颜亦鲁，师承著名的孟河医派之马派，深得秘传，善用苍白二术，被尊称为苍白术先生。苍白术可谓双剑合璧，调治脾胃之圣药。白术对脾胃病变及水液代谢失调，有双向调节作用，常重用生白术通便秘，以炒白术健脾止泻，白术复方使用可用于口渴与口不渴，可治小便不利与尿频，可用于多汗与无汗。

叶天士言“上下交损，当治其中”，出于“虚劳”之治，针对“神伤精败，心肾不交”而立。于“吐血”治案提出“上下交病，治在中焦”，用意相同，都体现了调治脾胃的整体效应。后世医家在临床扩大了此法运用，凡见久病、重病、病证复杂，表现上、中、下三焦俱病，症状多端，饮食难进，则须从中焦调治，使其脾运纳进，方可扭转病情。《伤寒杂病论桂林古本》言：“上焦受中焦之气，中焦未和，不能消谷，故上焦竭者，必善噫；下焦承中焦之气，中气未和，谷气不行，故下焦竭者，必遗溺失便。”昭示中焦脾胃和的重要地位，仲景立法用方“以胃气为中心”。《金匮要略·五脏风寒积聚病脉证并治》言：“上焦竭善噫……上焦受中焦气未和，不能消谷，故能噫耳。下焦竭，即遗溺失便，其气不和，不能自禁制，不须治，久则愈。”可见上焦竭与下焦竭的病变，只是中焦一时气未和，俟中焦气机自我调整则愈，当然必要时可用药物助其调和。

所谓“五脏皆病治从中”。张景岳言：“五脏之中皆有脾胃之气，脾胃中亦有五脏之气，此其互相使有可分不可分在焉。故善治脾胃者能调理五脏，即所以治脾胃也。治脾胃能使食进胃强，所以安五脏也。”突出脾胃为五脏之主。国医大师李玉奇提出“治他脏不忘脾胃”。上海陈正等提出“治脾胃安五脏，调五脏理脾胃”，介绍心系、肝系、肺系、肾系病证从脾胃论治经验，对于疑难杂症属病情复杂而危重、阴阳气血俱虚者，治疗往往求其中气，病有回春之机。谓治脾胃能够调五脏的功能，与升降相关。如交通心肾，肝肺升降，在于斡旋中州。房昌认为治病要重视调理升降，其要在脾胃［中国中医药报，2012-08-01(4)］。升降是万物发展变化的基本形式，治病离不开调理升降，调理升降为历代医家所重。许多复杂病症，如心脏病，肺心病，糖尿病，肝胆病等，临床的症状往往寒热、虚实、燥湿、升降表现错杂，如见脾胃症状，则应从脾胃运化调治入手，常能取得理想效果。临床许多病症的发生与饮食密切相关，治疗必须以调治脾胃为主，才能获得改善。

五脏疾病，病趋向愈，以保胃气为重，防止反复。《伤寒论》提出疾病恢复期当“损谷则愈”，重在保养胃气。处方用药细节之处顾中州，如方小药精，减轻脾胃负担而取效；服药间养法，使脾胃得到息养；剂型与炮制改变，使之适宜脾胃以取效；慢病采用煮散，取量少而缓缓图功；在常用方剂加入焦三仙，或炒谷麦芽，有助于脾胃运化。国医大师王绵之喜于方中加生姜为使药，既能暖胃和中，防止药物的胃肠反应，又能调和诸药，有助于药物吸收起效。

4. 现代疾病谱特点给脾胃理论带来新课题

现今的疾病谱发生了很大的变化，烈性传染病几近绝迹，随之威胁人类健康的是多因性疾病、现代内伤病(饮食劳倦)，特别是许多慢性病，如心脑血管病、癌症、糖尿病、慢性阻塞性肺疾病等成为人们头号健康威胁，在防治的诸多措施中，脾胃理论显得尤其重要。从脾胃论治，是“医之王道”，尤其适用当今疾病特点。现代名医蒲辅周提出“慢性病尤其要重视胃气为本”。

代谢综合征，目前被列为三大难症之一，是严重威胁人类的疾病，是心脑血管病的潜在因素，其防治主要在脾胃。本病表现特征，肥胖、头晕、乏力、易困、腹满、痞闷等，与脾运失调有关。代谢综合征的病机，是由脾虚失运导致气滞、食积、痰浊、湿阻、郁热、瘀滞等。实证治胃，属虚治脾。颜德馨治疗高脂血症运用“衡”法气血理论，重视从脾调治。路志正认为高脂血症“病在血液，其源在脾”，从调理脾胃，祛湿化浊论治，疗效较好。

癌症的治疗，中医强调“养正积自除”，调理脾胃起极重要作用，并贯穿于整个治疗过程。治疗癌症需要一定时间，必须保证身体营养的供应与各种治疗的效果，都需要健全的脾胃功能。在癌症前期、早期，中医药趁早干预，通过补脾消痰，许多“病灶”可消于萌芽。肿瘤患者在西医使用手术、化放疗期间，大都表现出脾胃受损，少气乏力，饮食不振，配合健脾益气法可明显改善症状，减少西药毒副作用，增强临床效果。对于有些晚期肿瘤患者，西医已经无法治疗，大都可从调脾扶正入手，能提高患者生存质量，有些还能获得新生。

流行性感冒、病毒性肺炎及不断流行的各种传染病，现在还没有特效的防治手段，西医和中医都在摸索疾病的规律，希望建立一套成熟有效的机制。近几年的临床实践显示，中医药的防治颇具特色，以脾胃为中心的治法较为突出，中西医合作明显地增加了临床治疗效果。对复杂而缠绵的后遗症的治疗，调治要点在于益气健脾，宁神祛湿，显示了很大的优势。

老年性痴呆症的防治。随着老龄化社会的到来，老年性痴呆症的发病率增高，应对的治疗，目前还是个难题。从临床看，中医药的治疗效果给这些患者带来福音，补中益气汤能改善脑血供。李国琳报道，使用补中益气汤加三七、冰片冲服治疗中风痴呆病40例，总有效率80%，对气虚血瘀型及肝肾两虚型效果明显。笔者临床治疗血管性痴呆常用补脾益气的黄芪四君汤与补肾的地黄饮子合用，以脾肾相互滋养，从本治疗，考虑本病多夹痰浊瘀阻，用方常配化痰消瘀通窍，增加效果。

第十一章
脾胃理论对治未病及养生的作用

“治未病”是中医健康文化的核心理念，最早在《内经》提出“预防为主”的指导思想。中医“治未病”主张通过饮食、运动、精神调摄等养生方法来维系人体阴阳平衡，达到维护健康和预防疾病目的。养生关键在自我调摄，贵在养护好自身的脾胃功能。《医方论》言：“人非脾胃无以养生。”《景岳全书》说“是以养生家必当以脾胃为先”，可见养生保健须从脾胃着手。

一、中医的延缓衰老理念与熵定律

古代中医虽然不了解熵定律，但是已经懂得生命时间的不可逆性，懂得生、长、壮、老、已的必然规律，知道如何进行衰老的延缓。

1. 从耗散结构论看中医学的养生观念

普里高津的耗散结构论理论中许多论点，与中医理论相关联。生物属于“耗散结构”，不断和环境的能质进行交换，以维持非平衡的有序状态。人体是典型的“耗散结构”，必须持续地向自然界摄取食物，以补充自身的消耗。自然万物都趋向从有序到无序，即熵值增加是不可逆的，所以奥地利著名物理学家薛定谔的《生命是什么》中说：“生命就是依靠从环境中不断地吸取负熵，或者说吃、喝，吸进秩序，才能生存。”吃与喝，便需要通过胃纳与脾运功能。中医说的水谷为生命之本，脾胃为运化水谷的后天之本。可见东西方的认识是一致的。

熵和疾病关系密切，人体一旦沾染上疾病，原则上都会使熵增加。但是生命体能够通过各种方式来调节，控制熵值，比如机体感染后，将体温提升来控制感染，但带来了增熵，于是机体启动降温功能，通过散温来弥补这个弊端。如果利用药物促使病体恢复，缩短了病程，亦控制了机体增熵。凡疾病发生，即使非发热性疾病，都会引起增熵，因为疾病妨害了机体正常的生理活动，机体需要调动自愈能力，对损伤组织进行修复，必然会使熵增加。

衰老也同样，是机体由低熵定态向高熵定态的渐变过程，是不可逆的过程，熵的长期累增导致衰老。美国医学家马克·拉普在《医学的进步：重申疾病的起源》说："生命有机体为维护自身的生存一直在与来自衰退和熵的压力进行不懈的抗争。"生命体抵抗疾病与延缓衰老的行为，是与熵抗争，在想方设法减慢熵的增速。生命体这种抗争的能力，主要来自脾胃，所以《素问·平人气象论》谓："人以水谷为本，故人绝水谷则死，脉无胃气亦死。"仲景谓脾旺能抵御病邪，东垣承其说言："脾胃既虚，十二经之邪，不一而出。"可见脾胃不仅吸取负熵而延缓衰老，还能抵御疾病而控制熵值。

2.《内经》学说中的熵定律

爱因斯坦称熵增定律为科学定律之最。熵增原理认为在孤立系统内，任何变化不可能导致熵的总值减少。人们的一切延缓衰老行动，都归结为缓减熵增，这个道理在《内经》中说得很明白。《素问·六微旨大论》谓机体活动："亢则害，承乃制，制则生化。"就是古人对生命活动的概括。生命体不断自我调控，人体功能活动一边产热做功维持生命，使熵增加；一边吸取负熵并通过散热降温使机体保持低熵状态，有助于生命的延长。

中医认为人体生命活动贵在阳气，中医治疗学非常重视人体阳气的固护，《素问·生气通天论》说："凡阴阳之要，阳密乃固"。然而，人体的阳气活动好像一把双刃剑，人体的生命功能全靠阳气活动来完成，阳气耗阴做"功"，体现出机体的"活力"，同时产生了"火热"出现熵，随着熵增，致使生命走向衰亡。中国古代虽然没有熵的概念，但是已经明白其中的道理，并有相关阐述，如《素问·阴阳应象大论》言："壮火之气衰，少火之气壮，壮火食气，气食少火；壮火散气，少火生气。"古人将人体平和的生理活动称为"少火"，异常的病理(亢奋的阳气活动)现象称为"壮火"，"气"是指维持生命力的元气。全句意思是异常的病理现象使人元气衰减，平和的生理活动可使人元气壮旺，因为异常亢奋的阳气活动会消耗人体元气，正常平和的阳气活动能养护人体元气。这段文字，可以说是我国古人对人体的熵定律最精妙的诠释。换成现代语言，就是说正常的生理代谢活动能维持身体健康，异常亢奋的生理代谢活动，会损伤人体的功能，有害身体健康。可见古人很早就发现了生命现象的熵定律存在，元代医家朱丹溪言"凡动皆属火"，说得很中肯。人类是恒温动物，赖以维持生命的阳气，起"温煦作用"，表现出生理作用的“少火”,如正常的“君火”“命门火”等。如果人体各种活动过度,便会产生“太过之火”而危害身体,这种火是增熵的祸患,是加速人体衰亡的根源。人体维持生命活动不息需要不断产热,但要控制热量,保持不卑不亢的“少火”,使之处在低熵状态,使生命得以延长。可见生命的真谛,就在于把握好机体阳气活动的尺度。

衰老是不可逆的熵积累过程。我国古人在养生保健实践中,意识到“熵定律”的存在。《内经》提出许多养生法,意义类似控熵,《素问·上古天真论》提出“食饮有节,起居有常,不妄作劳”,“恬淡虚无,精神内守”,“嗜欲不能劳其目,淫邪不能惑其心”,意指养生措施旨在节欲,控制阳气的过度活动,调控“气”之有余,意在控制熵增。“邪气”致病,实质是增熵。扶正是为增加负熵,对抗病邪增熵。

3. 从东垣的学术理念谈熵定律

治疗疾病,就是通过减少正熵、增加负熵来控制体内熵,使机体无序状态趋向有序状态,促使疾病向愈。纵观东垣治疗内伤病的思路正是遵循这个理念,元气是生命赖以存在的负熵,由脾胃滋养,也就是从脾胃补充负熵。《素问·评热病论》谓:“邪之所凑,其气必虚。”元气亏损,气化功能减弱,即相对增熵,是疾病发生的基础。东垣秉承了《内经》学术思想,在实践中认识到“元气胜则阴火负”,认为人体元气充足,能制约“火”势,运用健脾补气药补充元气,使气化功能正常,意在补充负熵,以控制熵值。东垣代表方,如补脾胃泻阴火升阳汤、升阳益胃汤、清暑益气汤等,无不以参芪术为君药。但又注意“气有余便是火”,气活动过度反会壮火,不利于控熵。治疗既要补充元气,又要制“火”,在一般情况元气壮旺则“阴火”自退,如果火热过盛则需要配合清“阴火”药,减少熵值,东垣常用芩连、知柏、地丹等清退各种“阴火”。阴火理论与熵定律,这两种理论虽然产生于不同的时期,不同的历史条件和文化理念,但两者对自然规律的认识,却有惊人的相似。

人体是典型的耗散结构,须不断向大自然排熵才能维持自身的低熵定态。所以人体除了控制产熵过多,还须排熵通畅。据统计,进入人体的物质在体内分解和合成代谢这二种转化过程中有50%以上转化为热能,这是一个热熵产生过程。这些热能除了维持人的正常体温,都应排出体外,否则就会造成热熵积滞引起机体发热,中医认为这种发热是腠理闭塞,玄府不通,表阳郁滞宣达不畅所致。《内经》谓“百病生于气”，人体气化功能正常，则少火生气不息；一旦气虚或气机郁滞，生化功能障碍，就会引起运化无能，致使生化乏源等。东垣学说有个重要的学术思想，就是风药（解表药）与补脾益气药的协同效应。《脾胃论》言：“味薄风药，升发以伸阳气，则阴气不病，阳气生矣。”风药有升发脾阳，助长阳气作用，能升散达郁，开启玄府，宣通郁结，促使排熵通道畅达。由于气虚下陷而出现“火热”，多数存在“郁结”因素，如东垣指出：“脾胃虚……乃阳气不伸故也，当升阳益气。”《内经》言“火郁发之”，配合风药的宣畅达郁，正是开通排熵之路。

延续生命最重要的是摄取负熵。负熵物质的摄取首先从消化系统进入，故脾胃功能正常尤显重要。古人把脾胃称为后天之本，从摄入负熵来说，是当之无愧。从摄食到有效转化为体内的负熵，有赖于元气的气化功能。元气除了先天的因素外，有赖于后天脾胃的滋养。西医学已明确，现今多发而危及人类健康的心脑血管病、糖尿病、高血压等与不良的饮食、起居习惯密切相关。李东垣认为饮食劳倦是内伤病的基本病因，重点调治是在脾胃，实质在于控熵。《脾胃论·远欲》提出：“安于淡薄，少思寡欲，省语以养气，不妄作劳以养形，虚心以维神。”其实也是在于减慢熵增。

奥地利物理学家玻尔兹曼说：“生物为了生存而作一般斗争，既不是为了物质，也不是为了能量，而是为了熵而斗争”。生物生长过程是与熵相抗争的过程，这与《内经》的“少火生气，壮火食气”，及东垣言“火与元气不能两立，一胜则一负”意义相一致。元气是生命力，所指“火”，类似熵的概念。人们养生就是培植元气，控制“火”候在“少火”，不使之形成“壮火”。东垣的思想理念是通过补脾益元气来制约阴火，即摄取负熵，控制熵值，表明中医学的哲学思维，与现代科学不谋而合。

二、中医的“治未病”主要在调理脾胃

《内经》说“上工治未病”，指高明的医生能将疾病消灭于萌芽，是中医经典的学术思想。现代的医疗理念，从注重疾病的诊断与治疗，逐渐转向预防、保健、诊断、治疗、康复的整体观，这也正是中医传统的理念。一系列操作均离不开脾胃，张仲景提出“四季脾旺不受邪”，李东垣认为“百病皆由脾胃衰而生”。历代医家的防病治病之总则以脾胃为核心，明代芮经、纪梦德

辑《杏苑生春·脾胃》言："大抵脾胃既和，谷气上升，生长令行，故其人寿；脾胃不和，谷气下流，收藏令行，故其人夭。"脾胃对人身的健康长寿至关重要。

1. 亚健康状态的干预与脾胃

亚健康状态在目前发生率较高，被称为有症状而无病，属于健康与疾病之间的中间状态，临床上处于这种状态的人较为多见，特别是中年人，由于处于最辛劳的年龄段，其发生率高达60%~70%左右。形成的原因有多方面，主要是过度疲劳。由于日常生活节奏加快，心理压力过大，生活与工作不规律，有不良的生活方式，特别是不合理的饮食等，造成了疲劳的积累。多数亚健康状态由劳倦、饮食失调所致，与脾胃损伤密切相关。处于这种状态的人，应高度重视这个危险的信号，往往是危害健康的多发疾病的前奏症状，必须及早作出干预，避免酿成疾病。临床观察，对亚健康状态的干预治疗，以补中益气汤使用频次最多，其次为逍遥散。

中医"治未病"是在未病变的状态下未雨绸缪，颇适用于亚健康人群。亚健康人群在临床检查上暂时难以发现明确的病因及器质性病理变化，但可针对表现状态，给予及时、有效的干预，以帮助其缓解不适，预防和控制潜在"疾病"的发生。从亚健康状态的发生与表现来看，多数以脾虚表现为主，所以防治亚健康，应注重养脾，从调理脾胃入手。《内经》言："正气存内，邪不可干。"东垣认为培养元气最有效的方法是养护脾胃之气，除了生活调摄，饮食调养，更需要壮旺脾胃功能。既要增强营养，又要把握个体化饮食的特点，节制食量，养护好脾胃功能。平衡饮食能够有效地消除疲劳，俗话说"药补不如食补"，《备急千金要方》言"食能排邪安脏腑，悦神爽志以资气血"，说明调节好正常饮食具有保健作用。《内经》说："毒药攻邪，五谷为养，五果为助，五畜为益，五菜为充，气味合而服之，以补益精气。"消除疲劳不要片面于采用滋补药，因为滋补的药物只是针对"虚损"表现者，而许多疲劳者，并不一定表现虚证，多数表现在脏腑功能失调，大都需要从脾胃入手调理脏腑功能。

2. 足三里的健脾强壮效果

足三里穴位在临床上主要有两大作用，一是强壮脾胃功能，二是强壮保健作用。据古文献记载足三里具有调阴阳虚实，调寒热的作用；治疗胃痛腹胀，膈咽不通，食欲不下；著痹不去，久寒不已；口苦太息，心中憺憺，恐人捕之，胆胃不和；痉身反折，口噤喉痹；五劳羸瘦，七伤虚乏。足三里是足阳明胃经的穴位，所谓“肚腹三里留”，主要用于治疗胃肠疾病，如胃痛，呕吐，厌食，腹胀，肠鸣，泄泻，伤食，便秘，痢疾，疳积等，还能对人体作整体的调节，用于治疗咳喘痰多，耳鸣，心悸，气短，癫狂，中风，脚气，水肿，膝胫酸痛，鼻疾，妇女乳痈，产后血晕，不孕症等。

足三里是传统的强壮穴，俗话说“若要身体安，三里常不干”，就是指每天对足三里施灸，具有保健作用。有云小儿禁灸三里，三十外方可灸，可以改用简便的按摩，用手指对两侧足三里，沿足阳明经作上下指压按摩，每天坚持三分钟，能起到健运脾胃，增强体质的效果，关键在于坚持。

现代研究表明，针刺足三里能够调整消化系统功能，如调理胃的蠕动功能，发现胃弛缓时针刺使其收缩加强，胃紧张时针刺使其变为弛缓，可解除幽门痉挛，引起唾液淀粉酶含量显著增加，使味觉阈值提高。针刺消化不良的患儿，可使原来低下的胃酸、胃蛋白酶和胃脂肪酶活性迅速升高；能促进胆汁分泌，改善肝功能。动物实验表明，针刺足三里，能促使白细胞吞噬功能增强，调整血小板数量，能调整血糖，增加血钙，能调节肾上腺功能，改善冠脉循环及脑循环，对血压有调节作用，能改善呼吸功能，对中枢神经系统不平衡的功能状态有调整作用，能消除疲劳，有利于促进脑细胞功能的恢复，增强人体免疫功能，提高机体的抗病能力。当然对足三里作用的研究内容还有更多，足三里对人体有非同寻常的养生保健价值。

3. 脐疗的防病治病作用

外治是中医的治疗特色，是通过对人体外部的刺激，促进人体自愈力。脐疗是最简便有效的外治法，历史悠久。脐孔穴名神阙，从《针灸学》来看，能拯危固脱，有强壮保健作用，近人用艾灸，称强心灸，实即温暖脾胃，从而获得强心作用，功抵四逆汤。脐孔皮角质层最薄，屏障功能最弱，其皮肤与筋膜相连，对外来刺激敏感性大，渗透力亦强。脐孔的里面便是小肠，为全身血液循环最丰富处所。脐周腹壁的动静脉毛细血管网丰富，血液循环旺盛，所以药物敷脐能很快被吸收而发挥作用。脐疗优点是见效快，用药简单，既经济又方便，能防病又能治病，特别是小儿口服药物困难，脐疗更有优势，有时功胜汤剂。脐疗主要作用于小肠，与脾胃有密切相关，脐疗主要对腹部属虚寒及气血郁滞的病症效果显著,如消化道相关疾病、下焦疾病、妇女病等效果较佳。

脐疗应辨证用药,宜少而精,选药气味比较浓烈,易于经脐孔渗入体内,发挥有效的防治作用。脐疗使用的药物,如行气化湿用砂仁、白豆蔻、青皮;泻下用大黄或甘遂;清热燥湿用黄连、龙胆、苦参;活血止痛用当归、川芎;滋阴养血用熟地;收涩药用龙骨、五倍子;抗过敏、止汗用五味子;虚寒下利用补骨脂;温阳散寒用干姜、肉桂、花椒、吴茱萸等,对虚寒性脘腹疼痛、妇女痛经,效果尤佳;小儿遗尿用麻黄、益智仁;老年阳虚泄泻用附子脐疗,见效较快。黄连脐疗可用于湿热下利、痔疮、肠热便血,及男子湿热阳痿、遗精,女子湿热带下、尿道淋痛。大黄脐疗多种作用值得重视:特别对腹部疼痛,属实热者,效果卓著,如妇女痛经,经行不利属实热,止痛较佳。大黄脐疗能破瘀活血,能治经闭及不孕。大黄脐疗亦能定喘止嗽,用于气管炎、肺炎、肺气肿、肺心病等伴便秘者。凡脘腹痛、便秘属实热,如小儿便秘或痢疾,服药困难,脐疗尤其值得推荐。大黄脐疗见效速,作用时间长,且通便时腹不痛,如胆结石、胆囊炎、肾结石、阑尾炎、胰腺炎、黄疸型肝炎等腹痛属实热者,本法能缓解症状。大黄脐疗还能用于慢性肾衰、前列腺肥大、痔疾,可用于降脂减肥。

脐疗用法:先用温开水洗净脐孔,取药粉适量加少许温开水拌糊状,置脐内,若阴寒证可用黄酒或酒精拌,如有瘀阻用醋拌。置药糊后,脐面加覆盖,寒证用干姜片,热证用玄参片,外用胶布或创可贴固定。若慢性阴寒证,加热水袋外熨更佳。一天一换。小儿勿用剧药,敷药亦不可过久,防止手抓引起感染。孕妇要注意忌用药物。如出现过敏及时换药,胶布过敏者,改用肤疾宁外贴。

4. 艾灸腹部穴位的健脾保健作用

腹部穴位,如神阙、关元、气海、天枢等均为小肠所在之处。关元、气海亦为强壮要穴,近人谓用艾灸这些穴位,具有回阳救逆效果,临床常用于温中健脾,增强人体的脾胃功能和保健作用,特别对消化系统具有双向调节作用,如气海(脐下 1.5 寸)、天枢穴(脐两旁 2 寸)既能止泻,又能通便。晋代《肘后备急方》有不少用灸法治疗危急重病的记载。宋代《扁鹊心书》言虚病“将脱者,元气将脱也,尚有丝毫元气未尽,惟六脉尚有些小胃气,命若悬丝，生死立待，此际非寻常药饵所能救，须灸气海、丹田、关元各三百壮，固其脾肾”，又言“人于无病时，常灸关元、气海、命关、中脘……虽未得长生，亦可保百余年寿矣”。灸法不但能治病，又有保健效果，具有药针所不能及的效果，《医学入门》言：“药之不及，针之不到，必须灸之。”

艾灸采用艾叶为主，其气芳香，具有温经通络，行气活血，散寒祛湿，回阳散结等作用，主要在于温壮脾肾阳气。灸法种类很多，腹部灸法最常用的是艾条灸和隔姜灸。前者用点燃的艾卷直接对穴位施灸，隔姜灸是先将生姜片用针刺七八个小孔，放穴位上，在姜片上放艾绒点燃。施时注意及时移动施灸点，以防灼伤皮肤。

艾灸主要适合于脾胃虚寒或寒湿较重者，常见腹胀、腹痛、胃痛、食欲减退、消化不良、恶心呕吐、大便溏薄等病症。也可用于腰酸背痛，风寒湿痹，夜尿频多，女性宫寒痛经、月经不调及不孕症，男性阳痿、早泄等。

禁忌证：对实热证、阴虚火旺者不宜，孕妇不宜。

5. 揉腹术的健脾养胃作用

揉腹术是古老的保健自疗术，在《诸病源候论》《备急千金要方》及《理瀹骈文》均有记载。孙思邈言“腹宜常摩，可却百病”，古代文人常自摩小腹作自我保健，苏东坡有诗云“一夜丹田手自摩”，即此意。腹部是脾胃居处，为“脏腑气血滋养之源”。现代研究表明，揉腹可增加腹肌和肠平滑肌的血流量，能增强胃肠蠕动功能及消化液分泌，使食物得到充分消化和吸收，促进血液与淋巴液循环。揉腹可使胃肠等脏器功能活跃。经常揉腹能健全脾胃功能，还能促使肝脾的协调，揉腹能有效地调节神经及情感系统功能（通过脑肠轴），使人心情愉悦，睡前揉腹有镇静安神、健脾和胃之功。

揉腹手法，先搓热两掌，然后两手掌相叠置于腹部脐上，用掌心顺时针方向绕脐部四周摩腹 36 圈，再逆时针方向摩腹 36 圈。揉腹手法根据患者病情可稍用力，柔和自然，将手的力气透过皮肤而直达腹肌及胃肠道。摩腹术前排空小便。摩腹时，腹内觉温热感，或有便意，或放矢气为常见现象。

揉腹术可治疗慢性胃肠道疾病，如习惯性便秘、慢性肝炎、腹泻，还可用于遗精、高血压、失眠、动脉硬化、肺结核、神经衰弱、溃疡病、妇女月经不调、肥胖症、前列腺炎、痔疮等，并能预防肠粘连，缩腹减肥。揉腹术通过防治脾胃诸疾，健脾助运，以培植元气，达到防治全身疾患作用。

禁忌证：饭后腹饱，腹部皮肤感染，腹腔有炎症、肿瘤，妇女妊娠、月经期等。

三、延缓衰老的举措与脾胃

脾为健康长寿之本，先天不足可由后天补，主要在于脾胃。关于脾胃的保健养生与养颜作用的书籍层出不穷。书城常见此类书，如吴中朝编著的《养好脾胃不生病》，翟煦主编的《养脾胃就是养命》，佟彤编写的《脾虚的女人老得快》，秦丽娜编著的《女人脾不虚更美丽》，杨力编写的《脾不虚病不找》，李爱科的《宝宝脾胃好病不找》，李志的《脾胃与健康》，张文高著的《脾胃好了病就少了》等，可见脾胃对于人们健康的重要性为大家所共识。

1. 升阳举陷法与延缓衰老

人的衰老，从外表状态来看，是体形的缩短与弯腰驼背，究其原因是支撑全身重量的筋骨松懈，是肌肉松弛，骨质疏松，这些是显见现象。从“天人相应”来看，衰老是由于人体阳气虚衰，斥力减弱，抗地球引力的衰退，使全身筋骨张力减退，使人体变短，甚则弯腰驼背。阳气是人体的生命力，人体凭阳气功能，保持强壮，克服地球对人体的吸力，因为阳气显示是斥力，张景岳说：“阳强则寿。”衰老是斥力对吸力的抗争衰减所致，所以要延缓衰老，就是要保持阳气的斥力。那么对抗吸力，是否能够达到抗衰老的目的，这可以联想到东垣升阳益气举陷的方剂补中益气汤。补中益气汤在临床能够治疗内脏下垂及脱肛、子宫脱垂，纠正前置胎盘，是否提示能增强机体抗地球引力与抗衰老能力。传统的八段锦“两手托天理三焦”等的健身动作，道家的“拉筋法”健身法，能够养生延缓衰老，应该也是这个原理。

从临床实践来看，补中益气汤具有双向的调节作用，现代的研究也表明这个功用的存在。补中益气汤“对小肠的作用较复杂，当蠕动亢进时呈抑制作用，当肠管处于抑制状态时，则使之蠕动增强”。多项研究表明本方增强胃肠功能，增强胃黏膜的损伤修复和屏障作用。补中益气汤可促进细胞免疫，对体液免疫呈双向调节作用，并能激活补体和巨噬细胞，还具有抗突变及抗肿瘤作用，有一定的强心效应和抗缺氧、抗疲劳作用。研究还表明补中益气汤具有诱生干扰素和影响内分泌环境的作用，能调节下丘脑 - 腺垂体 - 肾上腺皮质系统，从而改善自主神经和内分泌系统功能，能够提高精子的功能。本方能明显改善脑血供及心肌缺血，改善白细胞减少症；能改善肝功能，促乙型肝炎病毒脱氧核糖核酸（HBV-DNA）转阴；能改善尿频与尿潴留，调节排尿功能，可见补中益气汤不但能调节机体失常的功能，还能够提高机体的自愈力，具有“负熵”效应。从补中益气汤的各种临床效应及现代药理研究来看，其能调节机体的生理秩序，显示出一定的延缓衰老作用。

2. 延缓衰老重在培补脾胃

衰老与老年病的共同特点，是体虚气衰为主要内因，所以扶正补虚是防老抗衰的重要原则，而且以培补脾肾为主要环节。《内经》言“阳生阴长”“劳者温之”，张景岳言“生化之机，则阳先阴后，阳施阴受”，李中梓言“补气在补血之先，而养阳在养阴之上”。所以培补脾肾，要以温阳益气为主。根据清宫医案记载，许多养生用方，大都表现在补肾健脾两个方面，《外台秘要》言“由于老年以阳虚居多，故用药则以温补为主，且多用丸剂之缓，适当延长用药时间，以无伤正气，去除病根”。所以运用膏方治疗慢病或作保健时，不要片面使用胶饴，而影响脾胃运化功能，反而达不到目的。在抗衰进补中，还有一个要点是补中有通，才能使补益的药食起到预期效果，就是考虑脾胃的运化功能。因为老年人或体弱者，往往脾胃功能也随之衰退，气机郁滞，容易产生痰湿停滞夹瘀阻，所以进补要因人而异，配合祛痰利湿、理气化瘀之品。《知医必辨》谓“善用补者，补中有开”，要根据阴阳、气血关系作好配伍。

中药大都来自植物，《神农本草经》记载许多中药，如人参、术、茯苓、大枣、甘草、黄芪、薯蓣（山药）、地黄、天冬、菟丝子、石斛、升麻、杞子、龙眼等有“轻身”“耐老”“延年”“补虚”功用，谓之有“抗衰老”作用，这些大都是补脾肾、益气血药。现代研究表明，这些药物大都能够调节免疫功能。最近，北京中医药大学东直门医院商洪才教授团队在国际期刊《植物医学》发表《药食同源中药的使用对老年人群全因死亡和认知功能的影响：一项大型前瞻性队列研究》，研究结果显示“经常使用”药食同源中药（人参、黄芪、杞子、当归等）的老人全因死亡率风险降低 47%。药食同源中药对全因死亡率的这种保护效果随着研究对象年龄增长而下降。“经常使用”药食同源中药可使认知功能障碍发生风险降低 27%。且越早使用其保护作用越好。

一般认为衰老主要在先天肾气衰退，即《内经》所谓“肾气衰”“天癸竭”。但是培养身体就得依靠后天脾胃。丹溪《格致余论·养生论》说:“补肾不如补脾,脾得温则易化而食味进,下虽暂虚,亦可少回。”老年养生,要在保养脾胃。陈实功《外科正宗》言:“善养生者,节饮食,调寒暑,戒劳役,此则不损其脾胃也。”养生之道内容丰富,综合起来主要在于养护脾胃。

3. 补气健脾中药的延缓衰老效应

人体摄入动植物为营养,供全身生理功能的需要,有五大营养要素。目前已知植物才有的物质“抗氧化物”,可能为人体必需的第六要素,对人体具有抗衰老作用,其实质还是个谜。植物像人一样也需要防止氧化物破坏,它们进化出一种特殊物质“抗氧化物”来担当这项任务。这种物质通过食用,对人也起到类似的帮助,抗氧化物对人体的作用,主要通过离子态的作用,对人体的废物氧化物,进行中和,使之丧失对人体的破坏作用。这些物质存在于植物中,包括蔬菜、水果、中草药等,从药食同源来看,里面蕴藏着丰富的延缓衰老内容。健康在于阴阳平衡,其实质即“排斥力”与“吸引力”的关系,这与物质的离子态有关,从离子态入手研究抗衰老,可能是个思路。

近年,国内外医药学家对抗衰老的中药进行了大量研究,发现主要是五个作用:一是清除自由基作用,即是“抗氧化物”。二是调节免疫功能,中药大都显示这方面作用。三是抗肿瘤作用,许多补气益脾,如人参、党参、白术、茯苓、刺五加等中药能提高老年体质并显示抗肿瘤作用。四是促进新陈代谢,许多补虚益脾中药人参、黄芪、三七、白术、地黄等改善老年人趋向下降的代谢功能。五是调节中枢神经系统功能,许多补益中药能延缓脑细胞萎缩。

现代研究表明,许多中药有延缓衰老作用。如人参能强壮、强精、抗疲劳、降压、降血糖等,能提高免疫功能,增强人体的抗病能力,调节消化功能,促进能量代谢,降低胆固醇水平,能镇静安神,消除疲劳。许多补益的中药均有类似作用,从中医临床与古今文献来看,补气阴、养脾肾的中药大都能有效地防治老年病。实验证明:中药多糖调节免疫的作用是双向的,多糖的消炎、抗感染作用,类似于“扶正祛邪”,不仅促进单核吞噬细胞的功能,且能阻断微生物病原体对靶细胞的吸附,它与抗生素配合能增强药效减低副作用。中药多糖还具有抗肿瘤、抗病毒、抗氧化、抗辐射、降血糖、降血脂、护肝等多种功能。从临床上看,中药药效的作用机制多数与多糖有关。含有多糖的中药很多,已达100余种,为人们熟知有人参、黄芪、党参、太子参、当归、益智仁、石斛、女贞子、杞子、菟丝子、巴戟天、黄精、山萸肉、山药、淫羊藿、五味子、地黄、茯苓、猪苓、灵芝、天麻、昆布等。含多糖中药多数为补脾肾药,这与补益脾肾能抗衰延寿的效果是一致的。近代名医施今墨晚年研制的延年益寿、抗老强身的系列方,主要作用是在健脾益肾,固精养血,并针对老年病不同表现作配方调整,且配合药食两宜与健脾和胃药,对于老年人持久服用,易于吸收而无碍胃之弊。

现代研究发现老年癌症发生与衰老有关,有研究表明"抗氧化物"还有抗癌效果。可见延缓衰老与预防癌症是相得益彰的,美国最新研究显示活过百岁的长寿老人有异于常人的抗癌能力。

四、气功的养生原理

中国传统养生,大都出于道家。道家所传承的著作,大都是关于养生内容,道家养生学在世界各种养生体系中独树一帜。根据著名学者姜亮夫等考证的史料,古代儒、释、医、道诸家历史人物的平均寿命,以道家最长。气功修炼是道家主要的养生方法,气功修炼,主要方法是"意守丹田",能祛病强身,养生延年。

1. 气功"意守丹田"的意义

丹田之说源于道家,古代道家将练气功称为炼内丹,田是田地,丹田意即炼内丹场地。道家气功,意守丹田,谓自己炼制"丹药",自己服用,增强体质。丹田的部位,一说在脐下,一说脐下三寸,一说肾前脐后,莫衷一是。根据针灸穴位名称,脐中线的关元、气海、石门、阴交等穴均别名丹田。练气功时,"气沉丹田",系指脐下一带,此处腹腔可供炼丹的场地,主要为小肠所在地。意守丹田实质即意守小肠。道家说的丹田,为男子精室,女子胞宫,内藏精气。如《黄庭经》说:"丹田之中精气微……玉房之中神门户。"梁丘子注释说:"男子以藏精,女子以约血,故曰门户"。认为生殖器官为丹田。盖生殖器官邻贴小肠,同居小腹腔内,意守小肠焉有不波及生殖器官之理,"意守丹田",必然意及生殖器官。《道德经》言练功要"虚其心,实其腹"。心指头脑,要清虚安静,腹部要充实,包括小肠与生殖器官,俱要求充实。小肠功能归属脾，生殖器官归属肾，脾肾两脏关系密切。肾藏精为先天之本，需要后天之本脾化生精微以滋养。意守丹田，使小肠功能旺盛，则消化及生殖功能亦相应旺盛。意守丹田功在小肠，养在脾胃，因为小肠是消化道中最为重要的脏器。

养生的功法有不同门派，但精神一样，《内经》言"恬淡虚无，真气从之"，"精神内守，病安从来"。老子谓"致虚极，守静笃"，佛教的"空"，都是同样的理念。气功的功法，在《内经》谓"导引吐纳"，孙思邈《备急千金要方》称"调气"，即"口吐浊气，鼻引清气……徐徐定心，作禅观之法……觉腹中有汩汩之声，元气达于气海……气息得理，百病不生"。修炼时排除外来的一切干扰，在无我的状态下，将自身的生物场能发挥到极致，即是道家的"内丹功"。道家的养生宗旨，主要就是清静无为，顺应自然，主张"性命双修"，回归人的自然本性，即所谓"道法自然"。气功修炼，意守丹田，以意领气，壮旺以小肠为核心的脾胃功能。道家气功的实质，主要在于使人体的新陈代谢率降低到最低水平，即将熵增的速度降到最低限度，以延年益寿。

2. 意守丹田的功用在健旺脾胃

气功健身的原理，就是意守丹田，通过以意领气，使意守部位（即小肠居处）气血旺盛而感温暖，功能强壮，其实就是强壮了脾胃功能。前人将练气功过程分四个阶段，即聚津成精，炼精化气，练气化神，最后炼神还虚。气功开始是聚津，在此基础上，进而炼精化气。脏腑理论认为小肠主津液，小肠体积为全身脏器之冠。胃内容物下移"受盛"于小肠，小肠是食物消化与营养吸收的大本营，为机体能量的资源地，所以前人说"丹田乃元气生长之地，冲任督之源头，十二经之根"。换而言之，小肠为元气的源头，小肠中水谷精微能生养元气，因此炼丹者借以聚津成精的场地，即小肠。练气功中，通过意守，常常自觉少腹部有温热感，小肠蠕动旺盛而肠鸣辘辘或有触动感，甚至排气，为小肠气机流畅的象征。广州中医学院（现为广州中医药大学）试验证明，气功对小肠吸收功能有明显的促进作用［《气功与科学》，1988（10）］。可见意守丹田，功在壮旺小肠功能。

从脾胃理论来看，脾胃相当于整个消化系统的功能，主要在小肠，如脾主运化，主要指小肠的吸收功能；所谓胃为"水谷之海"，六腑之主，实质包含小肠功能，整个脾胃功能的内涵悉在小肠。小肠功能是分清泌浊，分清则吸收精微上升于心肺，从而输布于周身者为脾之功能；泌浊则转输废渣渗入大肠者为胃功能。所谓脾升胃降，为全身气机升降的枢纽，即在小肠。脾胃为后天之本，“气血生化之源”，人体出生后所需营养物质的来源，亦在小肠。所以道家炼内丹者，借中土（脾胃）以建筑炉灶，中土炉灶便是小肠。印度瑜伽功的起点，道家的金鼎气腾学说等，所谓腹内脐下三寸，都是在小肠。近年来轰动世界的气功——服气辟谷，即气功配合辟谷养生，对许多疑难杂症取得显著的疗效[东方气功，1995年(3)]，主要是扫除胃肠障碍，廓清其残渣废物滞留，这和中医的通腑作用基本一致，关键亦在小肠。小肠不但是聚津的场地，又为阳气的源头，练气功者选取小肠为场地，是有一定科学道理的。在《易传》谓“乾为小肠”，小肠具有乾卦的“万物资始”含义，是有实践基础的。

3. 练气功的强身祛病价值

练气功者，主要控制意念，使之进入意守点，不容许有丝毫杂念而达到无念境地，所以练气功首先要将全身松弛下来，使全身的神经紧张性降低，心率逐渐减慢，外周血管扩张而血行徐缓。可是意守之处则恰恰相反，通过以意领气，则意守之处气血充盈，器官组织细胞兴奋性增高。练气功者，最普遍的感觉便是局部温热感，这就是功能旺盛和细胞兴奋性增高的象征。若意守区域在小肠，则小肠的消化液分泌增加、吸收功能增强。这是练气功者，全凭以意领气获得的效果，关键在气的功能。换成现代语言，气便是一种能量波，练气功者是强化这个功能来激发意守点的细胞功能。特别在意守小肠时伴随调息的腹式呼吸，则膈肌活动幅度增大，挤压腹腔等于直接按摩小肠，使小肠蠕动和腺体分泌加强。在这样机械运动的过程中，分子热运动、化学能、电能等相继出现传递或转换，都会激发或加强小肠的功能。小肠功能是通过“分清泌浊”，使清升浊降，中医谓升清便是扶正；降浊就是祛实。扶正祛实为中医证治纲领，所以练气功的临床适应病症很广泛。最显见的是，练气功后，纳食增加而大便通畅，营养状态改观，精力充沛，免疫力增强。特别是脑力劳动者，如用脑过度，头脑昏沉，倦怠纳减，如每日抽时间练习气功，便会头目清明，精神恢复，食纳增加。因为练气功加强小肠功能，开胃进食，还能促进血液循环，保护了脑力，许多医家经常练气、聚气，使自己能够聚精会神，提高诊疗能力，特别对针灸医生，诊前练气，施术更易得气取效。

气功并非中国特产，东西方国家均有流行。现在国外有些地区风行静坐，称之为超越的冥想，与印度瑜伽的静坐一样，均属于气功之类。这种静坐，科学证明，能使人的耗氧量下降，即降低人的熵值，对保健养生很有好处。超越的冥想应用到医学上，就是冬眠疗法，与中国道家的气功是同样道理。中国气功不单在治病，更在于养生延寿，与道家、儒家思想一致，提倡少欲、修身。道家称气功为炼丹法，其“炼精化气”有两种好处，一是对专修独身的戒欲可以减轻心理烦恼；二是提倡积善为修道的基础，对社会道德教育极有意义，但实施要得法，还要懂得道家和医理知识。如果修炼的人不了解道、佛家修心养性的真正原理，又不懂医学经脉学说，只是为了保健延年的目的，会一点旁门小术，或炼呼吸，或意守，拼命吸气提神，容易“走火入魔”。如果没有真正做到清心寡欲，就易引起幻觉，出现精神失常，出现并发病，求寿反夭。要真正学习气功的养生之道，首先从思想方法入手，学习黄老之道，以清静虚无，无求无欲为德行（瑜伽功的修炼也注重德行），它的修炼效验是建立在深厚的学理基础上。修炼成功是件不容易的事，因为“饮食男女，人之大欲”，是人们的普遍本性，要超脱做到“静心寡欲”，洁身自守，需要有一定的意志。

气功修炼在意守丹田的基础上，再以意领气，通过尾闾，上行命门，从大椎到达玉枕，会激发神经细胞的功能，继而进入大脑，以调动大脑神经细胞的潜能。再沿任脉还归于丹田，为一小周天，最后通达周身十二经络为大周天，尽是利用意念以激发全身潜在能力。这种功夫实际上是唤醒沉睡的原始的潜在能力，因为人类潜藏着数百万年进化过程中隐退的生存功能踪迹。从生物进化来看，如图 5 所示，消化管曾处于背侧、腹侧之间（循环、神经），这与现今经络的任脉、督脉相一致。这两个解剖位置在进化史上历时漫长，在任督二脉部位可能潜藏着深厚的调节功能，被漫长的进化所淹没，现今可能通过气功激发出来。笔者曾请教于功深道家，谈及气功练到高境界，不仅能“内察”，还会“外观”，能感知户外的景象。

气功通过静坐调息，最能养气，许多临床医家、针灸学家、习武者坚持静坐调息，使意念内守，形神合一，获得自身德、智、体能力的提升。

五、保养脾胃是抗衰益寿最有效的方法

生命现象就是在摄食求生存基础上，进而求生殖以延续种族，为生物界之共性。饮食是自我生存的欲望，男女是种族生存的欲望。欲望是无止境的，庄子说："人之可畏者，在帷席饮食之际。"朱丹溪说："男女之欲，所关甚大；饮食之欲，于身大切。世之沦胥陷溺于中者，盖不少矣。"并作饮食箴和色欲箴，这是中国传统的养生之道，《礼记》说"欲不可纵"，目的在养护脾肾、固本。

1. 健康饮食重在养护脾胃

饮食对于健康，犹如水与舟，水能载舟亦能覆舟。《丹溪心法》言："调理脾胃为医中之王道，节戒饮食乃却病良方。"中医传统的饮食养生讲究清淡、节食、素净。极符合现代的养生观点。清淡就是低脂、低盐、低糖，针对目前多发的代谢综合征，高脂血症、高血压、糖尿病、动脉硬化、肥胖症等很有保健价值。节食能长寿，已为目前大多数人所接受。素净饮食是民间养生历来的主张，即素食为主，加少量的荤菜，颇符合人类饮食本性，净是指少吃不洁不干净的动物内脏及腐败食品等，符合健康饮食要求。脾胃功能与人的健康长寿关系尤为密切，日本新谷弘实的《不生病的活法》说：在诊断了35万人次的肠胃状况之后，发现长寿之人的胃肠普遍都很洁净，提出了"永葆青春的饮食"。所以调节好饮食，保养好脾胃功能对人体的健康尤其重要。

"养生"一语出《庄子·养生主》，从"庖丁解牛"领悟养生之道在于应顺自然法规。衰老与死亡是自然规律，古希腊哲学家德谟克里特说"逃避死亡的人是在追逐死亡"。这与中医养生理念一样是顺乎自然，不可刻意强求。合理的饮食，首先要顺乎自身的胃口，中医强调因人制宜，要使饮食有益于身体健康，首先取决于脾胃的接纳。各人所处地域环境不同，饮食也不同，各人按照自己饮食喜好、心理需求与习性，则更有益于身体。有许多所谓"高级滋补品"，如果不合"胃口"，勉强食用，必然于身体无益。人们对于食物的喜恶，也是机体自我调节与自我保护能力的反应，所以尽量选择适合自己胃口的食品，有益于保护脾胃功能，有利于身心健康。

2. 适度节食有益于健康

节食长寿，是中国传统的养生理念。孔子言"君子食无求饱"。《内经》

提出“食饮有节”“谨和五味”,主张节食与饮食平衡的养生理论。道家提及“辟谷”养生,起源很早,实质也是节食养身。有关研究认为人体的衰老与疾病,与胃肠道的宿便积蓄产生毒素及有害物质有关。目前多见的肥胖、高脂血症、高血糖、高尿酸、代谢综合征、肠胃病、心脑血管疾病等,大都与平时片面追求营养,进食过量,使脾胃长期处于过劳状态有关。辟谷期间,只喝开水,使脾胃得到很好的休息,可使沉着在体内的多余的脂肪、糖分、尿酸以及在胃肠道潴留的宿便毒素等得到清除,使体内因此而障碍的胃肠、心脏、肝脏、肾脏等功能得到有效的恢复,辟谷能够调节免疫功能。辟谷养生,方法简单而有效。进行辟谷时间不宜太长,特别有慢病者,需要有老师指导,掌握方法。在辟谷期间,配合打坐、站桩、吐纳、导引、咽津、静心,使身心放松,进入不饿不渴的状态,潜能得到开发,有效地控制熵值。定期的辟谷,有助于高血压、糖尿病、脂肪肝、痛风、痤疮、脂溢性皮炎、肠胃炎、便秘、肥胖综合征、某些内分泌失调等得到自我修复。

节食主要在于保养好脾胃功能,延长其工作时间。清代养生专著《老老恒言》言:“凡食总以少为有益,脾易磨运,乃化精液,否则极补之物,多食反至受伤,故曰少食以安脾也。”饮食是人出生第一种欲望。任何事物都有正负两面,饮食虽然是养生之本,若饮食无度,不知节制,亦是伤身的祸根,因为脾胃功能是有限度的,如《内经》说“饮食自倍,肠胃乃伤”,如纵情于口腹,使脾胃功能疲于奔命而损伤。朱丹溪《饮食箴》说:“纵口味,使疾病群起。”饮食不节,脾胃受伤则百病丛生。龚居中《痰火点雪》说:“饮食所以养生,过则伤脾,过极亦足以戕生者也。”身体靠饮食滋养,不足有伤身体,如太过亦损伤身体,容易得病。王孟英说:“人身之气,贵乎周流无滞,则浊降清升,虽感客邪,潜消默化,而不能留着为病,惟过饱则胃气壅塞,脾运艰难……脏腑先已不清,故秽浊之邪易得而乘之。”人类是异养性生物,摄食加工消化,是生命的主要活动,每日必须摄取适当的食物以补充体力的消耗,因此饮食的得宜,十分重要。黄伯樵《保健延寿谈》说:“食料过少,则体能、体力、赤血球、血红素,皆随之减少,神疲气弱而不耐劳动。过多则使消化器官过度工作,胃肠胀大,肝脏充塞,在新陈代谢病中,如糖尿病、尿崩症、痛风病、尿酸症、关节炎、肥胖病等;消化器官病如口腔病、食管病、胃肠病、肝胰病、腹膜病等接踵而起。”饮食过量,营养过剩则疾病丛生。

食量的节制，一般吃 7~8 分饱就好了，不使脾胃的消化功能负担过重，应该让它有休息的时间，以延长消化器官的工作寿命。美国《国际先驱论坛报》报道："最近 50 年来进行实验表明，不吃饱（但不能吃得差）可以延长寿命。要是逐渐使热量的摄入量，降低到维持人体的正常体重所需热量的 60% 左右，人的寿命可以延长到 140 岁，同时能延缓人体的老化。长寿者一般个子不高，脂肪吃得少，热量摄入也少了。以日本的冲绳岛为例，该岛居民食品的含热量低，吃盐吃糖都少，平均身高在日本最低的。那里百岁的老人多，健康的老人也多。"节食有益于健康的观点为各国公认，俄罗斯谚语"头莫热，腹莫饱，足莫凉"；法国谚语"饕餮害人，赛过利剑伤人"；西班牙谚语"冬季夏季，爱护肚皮"；阿拉伯谚语"吃饭留几分，疾病不缠身"。现今证明"节食长寿"，其道理在于保养脾胃功能，以维持全身五脏六腑功能健全，达到延年。

3. 长寿老人的调查报告

看各地长寿老人的调查报告，武汉医学院（现为华中科技大学同济医学院）对武汉地区 90 岁以上长寿老人 50 例作了调查报告，认为"饮食有节，起居有常"是所有长寿者的共同特点，老人们主张吃饭要定时定量，反对暴饮暴食。一位吴锡寿老人说"饭量只吃七分饱"。涂云婆说："我吃东西，只吃八分饱。"老人的调查资料中都说"食不过饱，以七八分饱为足"。这是一个特点，同时指出这些老人很少有病，倘有肠胃疾患时，他们常采取停食或素食及时治疗。在广西壮族自治区都安瑶族自治县、巴马瑶族自治县长寿老人调查报告中说："长寿老人饮食无过饱或暴食，每天 2~3 餐。过去存在有时吃半饱，或偶受饥饿的情况。"可见，饮食不要过饱，对健康是有好处。科学院的老年学工作者于 1959 年在新疆访问 55 位 100 岁以上老人，他们的饮食都很适量，不过饱也不过饥。民间谚语"夜饭少吃口，活到九十九"，是同样的意思。日本"最长寿的男性"木村次郎（116 岁）的座右铭是"吃得少，活得久"。

苏联鲍哥莫列茨的《与衰老作斗争》中说："消化作用对于衰老也很重要，食物应该富有营养而简单，有许多医师主张老年人吃素，并介绍一位意大利人的学说，用半饥饿以减低新陈代谢的作用到最少限度办法去求长寿。认为食料不充足，只能使生物体格萎弱，但是饥饿对于某些新陈代谢疾病的治疗，倒是很有用处。”用节制饮食来延长寿命的资料，文献不少，有许多经过科学实验观察，例如果出 W. Goetch 研究池沼常见的扁平小虫，名叫片蛭，“在夏季产下的小动物分甲乙二组，甲组给以充分养料，乙组则任其饥饿，一点食料也不给，到了秋季，所有肚饱的个体，都在生殖了孩子后，祖体即归于死亡，无一遗漏。至于乙组里，那些终日不得一餐的个体，虽然瘦弱异常，但未尝生殖，又度过冬季”（朱洗《科学的生老病死观》）。科学实验观察，说明生命为繁衍后一代，生殖任务完成后便会归于死亡，至于节制饮食的一组，本身得不到饱食，根本谈不上生殖后代，所以能延年，这很有哲学道理。

中医的养生法对色欲和食欲有别出的认识。嵇康《养生论》说“饮食不节，以生百病；好色不倦，以致乏绝”。主张怡养寡欲及茹淡节食，现代学者也有相同的看法。脾肾是人体的先后天之本，嗜食过度则伤脾，使脾胃功能疲于奔命；纵情色欲则伤肾，使肾精丧失无度。人身之本损伤会危及生命。如《佛经》言“沉溺于欲海”，食欲色欲过度，耗竭其精，一朝得病，徒恃药物乌能有效？《内经》亦有类似的记载。现今分析英年早逝，大都过度疲劳，忽视保养脾肾为根本内因。

4. 慢性便秘与衰老

慢性便秘关乎衰老问题，大家都知道大便秘结，食物在肠中发酵分解产生毒素，因此西医学对养生提出，须重视排泄体内分解代谢的残物，叫作“负营养”。正营养乃指摄入营养物质。负营养就是排泄的废物，以防范危害健康。大便秘结而食物渣滓在肠道中与细菌在一起发酵腐化分解成毒素，会发生肠中自体毒素中毒症，导致身体功能的衰退。历代抗衰老的记载，学说纷纭，其中以通畅肠道为养生的说法较多，如汉代王充说“欲得长生，肠中常清，欲得不死，肠中无滓”。保持大便通畅，能益寿延年，葛洪《抱朴子》说：“若要衍生，肠胃要清。”粪便停积肠中，日久腐败发酵，形成有毒物质吸收入体内，即自身中毒。所以长期便秘会引起慢性肠道自体中毒，影响人体健康。民间相传服蒸制何首乌能延缓衰老，何首乌抗衰老的功效是多方面的，其中之一可能与其有缓泻作用，能经常排出肠中糟粕有关。但是服用何首乌可能会有肾损伤，不宜久服，需在医生指导下服用。

大便是否通畅，在养生学上是个重要问题。俄国麦奇尼可夫（Elicmcf-chniAoef）《长生论》说：“由于大肠内存在大量细菌活动所形成，据微生物学家研究,一个人每天随大便排出的细菌在一百万亿以上,占粪便体积三分之一。这些细菌对大肠内的食物残渣通过发酵与腐败而分解产生酚、吲哚等有毒物质。这些有毒物质经常不断地输入机体,造成机体的慢性中毒,而肌肉与神经对毒素的作用表现得异常敏感。受毒素作用结构与功能逐渐萎缩与衰退,而神经细胞萎缩对衰老变化又起着主要作用。”麦奇尼可夫说自体的慢性中毒是人体过早衰老及血管硬化的原因,并说:“人类的自然死非常不可思议,一个名叫汤麦司巴的人活到152岁零9个月,还是死于肠病。”麦奇尼可夫记述,曾采访一位106岁的罗宾诺夫人,她亲属说,能享高寿的有关特殊情形,就是“在最近50年来,她的身体上发生的轻微的变动,与此老人的寿命延长有关。就是虽不能认为她有腹泻的疾病,但她常须大解。”根据麦奇尼可夫观察老人“身体上最显著的特征为毫无动脉硬化的痕迹。我有一位老同事,其情形则极相反,自然的大便每星期只有一次,若大便的次数增多,则为疾病的征象,他的动脉硬化极为显著,竟因此而致死,死时年龄不到50岁。由上述的事实,可知动脉硬化和消化管的作用,二者之间有密切关系”。关于便秘与衰老,井上兼雄根据人工肠管闭塞的实验,也认为“未老先衰的患者几乎都有便秘的疾患”。由于大便秘结而促使人们衰老,是肠中毒素引起脑功能障碍的缘故。他说:“每次便秘由于那毒素而引起的脑出血,因那出血而死的脑细胞不会复原。这样几十年积累起来,达到所谓衰老状态。要而言之,不问其他原因如何,可以认为脑出血如反复发生就会衰老起来。”(《养生学要论》)可见肠道的自家毒素为衰老的主要原因。麦奇尼可夫又研究动物的寿命,它与肠道的长短有关,如“鸟类无大肠的寿命特长,据说唯有鸵鸟足走不飞呢,此种肠特别发达,因此它的寿命远不如天鹅、鹦鹉”。

自然界任何事物,都有两面性。慢性便秘也同样,应当辩证地看问题。人体肠中产生的毒素作用是无限量的,而肝脏的解毒功能是有限度的,不能说肝脏有解毒作用,便可有恃无恐,要根据实际,不应否定妨碍健康的肠中毒素存在。在临床看,肠中毒素有二种:一种是急性,前面说过。二是慢性肠自体毒素中毒。胃肠的传导通降功能失职,食物渣滓逗留肠中较久,不能排出,会腐化发酵分解产生毒素。毒素再吸收入体内,会出现自体中毒现象,如头昏纳减,心烦易怒,夜卧不安,口臭苔腻等症状。这种自体中毒学说，很早有人提出，可是也有否认的，如美国 H.W. 戴文波特的《消化道生理学·自体中毒》说："在小肠或许也在结肠内，某些消化产物，是潜在毒性的，这些毒物包括由氨基酸氧化脱氧基和尿素水解形成的氨，组氨酸脱羧形成的组织胺，以及 5- 羟色胺的前身来自色氨酸的色胺，在正常人所有这些物质，都经过门静脉入肝脏后，而被解毒。" 这是正常的生理现象，蒲辅周也说过："有陈某年轻时 20 多天一次，上到 30 年纪七八天一次，活到九十多岁了而生活如恒。" 可见光是便秘没有痛苦，并不影响健康，肠中毒素可被肝脏解毒。中医认为便秘不一定是疾病。便秘的人多数是脾阳健运，肠吸收良好，若肝脏解毒功能健全(肝脏的解毒功能各人不同)，是健康的。从中医的正常生理功能来看是上虚下实，临床所见，凡亡阳虚脱者往往是大便泄泻。光是便秘不但不会导致亡阳虚脱，且是脾阳健运，肠吸收良好的象征。但是不可一概而论，中医是强调辨证与因人制宜的。

后　记

两千多年来的中国医学发展史，脾胃理论始终是贯穿其中的重心，也不断为临床实践所检验、所丰富，笔者从医毕生为之倾心。如果这本书对中医学的临床能有些用处的话，自然令人欣慰，更能慰藉先父生前对中医事业的拳拳之心。中医的哲理源于原始思维，中医学从基础理论到临床实践的研究转化，面临重重困难，若想有所突破，这样的大课题，需要多学科协力，需要团队协作。现代科学与中医发展的信息日月刷新，需要参阅的书刊汗牛充栋，遗憾的是个人精力、阅历与思路有限。书中也只是个人的观点，感觉存在许多不足之处，若能借此抛砖引玉，得以提高，乃我平生最大心愿。

中医学的特点是哲理加经验。所以中医的临床水平，是与经验积累有关，要勤于临证体验，接受老师的经验，多读书吸取先贤的经验，开阔治病思路。再是与思悟能力有关，理论、经验、思悟三者不可缺一。中医药的研究内容很多，现今极有利条件是当前先进的科学技术，比如采用现代科技互联网技术，增加跨区域大范围多学科协作，对中医的八纲辨证与脏腑理论进行实质性探究；如利用AI大数据，可以实时全面收集古今医学相关资料和临床关注的医学健康动态，高效确定科研方向；又如利用AI学习反馈技术，选取严重威胁人类的疾病专题，对浩瀚的中医资料和庞杂的临床经验进行较快的验证、筛选，取其精华，找出规律，大幅度提高中医疗效的稳定性、可重复性，从而更有利于中医临床的传承与发展。当然这些工作需要大量的投入，更需要中医同道们的不懈努力，相信有现代先进技术的加持，中医这颗掩芒的明珠，将焕发出璀璨的光芒，熠熠生辉于世界医学之林。

本书初步成稿已经十几年，多半是由于工作原因给搁下了，现在翻将出来,书中许多资料显得落后,有些是20世纪撰写的文章。现在的更新与充实,多亏工作室的陈辰、刘艳丽、陈震萍、张艳等为之助力,封面山水画为王少华教授所作,书中图表为黄林国教授制作,特此表示感谢。

牟重临

2024年11月24日

主要参考文献

[1] 陈远能, 张涛, 黄适. 脾胃学说应用与创新- 疑难危重医案卷 [M]. 北京: 中国中医药出版社, 2021.
[2] 邓铁涛, 郑洪. 中医五脏相关学说研究: 从五行到五脏相关 [M]. 广州: 广东科技出版社, 2010.
[3] 邓伟民, 刘友章. 中医脾本质的现代研究 [M]. 北京: 人民军医出版社, 2010.
[4] 杜小利. 从脾胃论治妇科疾病 [M]. 北京: 中国中医药出版社, 2021.
[5] 杜莹, 陈丽娟. 从脾论治心脑血管疾病 [M]. 沈阳: 辽宁科学技术出版社, 2023.
[6] 李东垣. 兰室秘藏 [M]. 北京: 中国医药科技出版社, 2011.
[7] 李东垣. 内外伤辨惑论 [M]. 北京: 中国医药科技出版社, 2011.
[8] 李东垣. 脾胃论 [M]. 文魁, 丁国华, 整理. 北京: 人民卫生出版社, 2005.
[9] 刘完素. 素问玄机原病式 [M]. 北京: 中国医药科技出版社, 2011.
[10] 张子和. 儒门事亲 [M]. 邓铁涛, 赖畴, 吴伟, 整理. 北京: 人民卫生出版社出版, 2017.
[11] 李可. 李可老中医急危重症疑难病经验专辑 [M]. 太原: 山西科学技术出版社, 2002.
[12] 李郑生, 张正杰. 国医大师李振华临证精要 [M]. 北京: 人民卫生出版社, 2018.
[13] 路志正, 路京华. 大国医: 脾胃调和百病消 [M]. 长沙: 湖南科学技术出版社, 2018.
[14] 马萌. 八纲辨证, 疏于燥湿——燥湿阴阳辨证方法构建刍议 [J]. 中华中医药杂志, 2019, 34 (1): 54-58.
[15] 马天驰, 王彩霞. "治脾以安五脏" 学术思想探析 [J]. 中华中医药杂志, 2018, 33 (1): 39-41.
[16] 李中梓. 医宗必读 [M]. 天津: 天津科学技术出版社, 2012.
[17] 张介宾. 景岳全书 [M]. 李继明等, 整理. 北京: 人民卫生出版社, 2007.
[18] 黄元御. 四圣心源 [M]. 北京: 人民军医出版社, 2013.
[19] 李梴. 医学入门 [M]. 何永, 李怀杰, 田代华, 等整理. 北京: 人民卫生出版社, 2006.
[20] 石寿棠. 医原 [M]. 南京: 江苏科学技术出版社, 1983.
[21] 唐宗海. 血证论 [M]. 魏武英, 李佺, 整理. 北京: 人民卫生出版社, 2005.
[22] 吴塘. 温病条辨 [M]. 北京: 人民卫生出版社, 1963.
[23] 叶天士. 临证指南医案 [M]. 鲁兆麟, 点评. 北京: 北京科学技术出版社, 2014.

[24] 邱仕君. 邓铁涛医案与研究 [M]. 北京: 人民卫生出版社, 2009.
[25] 任应秋. 任应秋中医各家学说讲稿 [M]. 北京: 人民卫生出版社, 2008.
[26] 隋华, 战丽彬, 黄一卓. 脾阴学说发展中医文献源流探析 [J]. 中华中医药杂志, 2016, 31 (1): 39-42.
[27] 孙思邈. 千金方 (备急千金要方)[M]. 沈阳: 吉林人民出版社, 1994.
[28] 藤晶, 张爱莲. 难病奇方系列丛书: 桂枝汤 [M]. 北京: 中国中医药出版社, 2005.
[29] 杨佃会, 彭伟. 四君子汤 [M]. 北京: 中国医药科技出版社, 2009.
[30] 余明哲, 詹宽仁. 难病奇方系列丛书: 补中益气汤 [M]. 北京: 中国中医药出版社, 2005.
[31] 朱丹溪. 丹溪心法 [M]. 北京: 中国医药科技出版社, 2012.
[32] 张声生, 李乾构. 名医重脾胃: 北京中医医院名医脾胃病诊疗经验集 [M]. 上海: 上海科学技术出版社, 2014.
[33] 张锡纯. 医学衷中参西录 [M]. 石家庄: 河北人民出版社, 1957.
[34] 浙江省中医学会, 浙江省中医研究所. 近代名医学术经验选编: 叶熙春专辑 [M]. 北京: 人民卫生出版社, 1986.
[35] 中医研究院. 岳美中论医集 [M]. 北京: 人民卫生出版社, 1978.